HEFTE ZUR UNFALLHEILKUNDE

BEIHEFTE ZUR „MONATSSCHRIFT FÜR UNFALLHEILKUNDE
UND VERSICHERUNGSMEDIZIN"

HERAUSGEGEBEN VON PROF. DR. A. HÜBNER, BERLIN

=== HEFT 45 ===

BERICHT ÜBER DIE
UNFALLCHIRURGISCHE TAGUNG
AM 12. UND 13. JANUAR 1952 IN STUTTGART

Herausgegeben vom Landesverband
Südwestdeutschland der gewerblichen Berufsgenossenschaften in Mannheim.

MIT 47 ABBILDUNGEN

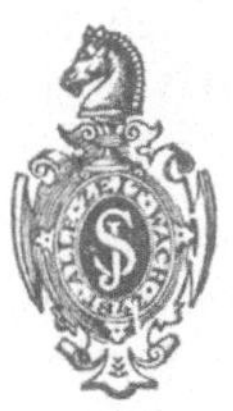

1953

Springer-Verlag Berlin Heidelberg GmbH

Hefte zur Unfallheilkunde

Beihefte zur „Monatsschrift für Unfallheilkunde und Versicherungsmedizin". Herausgegeben von Professor Dr. A. Hübner, Berlin.

Heft 34: Erkrankungen der inneren Organe und des Nervensystems nach elektrischen Unfällen. Von Dr. med. habil. **Siegfried Koeppen.** ehem. Chefarzt des Krankenhauses für innere Krankheiten, Greifenberg i. P., leitender Arzt der inneren Abteilung des Städtischen Krankenhauses Wolfsburg. Zweite, erweiterte Auflage. Mit 49 Abbildungen. VI, 172 Seiten. 1953. DM 24.80

Heft 39: Über die großen Amputationen an den Extremitäten und die prothetische Versorgung der Amputierten. Von Dr. **Fritz Jenny,** Privatdozent für Unfallmedizin an der Universität Zürich, Arzt in der Zentralverwaltung der schweizerischen Unfallversicherungsanstalt Luzern. Mit 82 Abbildungen. VI, 166 Seiten. 1950. DM 18.—

Heft 40: Ergebnisse der Marknagelung (1939 bis 1. 12. 1949). Von Professor Dr. med. **Richard Maatz,** Oberarzt der Chirurgischen Universitätsklinik, Kiel, Professor Dr. med. **Heinz Grießmann,** Dozent Dr. med. **Heinz Junge,** Dr. med. **Hans-Joachim Hoppe,** Dr. med. **Wilhelm Schüttemeyer** aus der Chirurgischen Universitätsklinik, Kiel, Dr. med. **Helmut Lempert,** Facharzt für Chirurgie, Obervertrauensarzt der Schleswig-Holstein. Landwirtschaftlichen Berufsgenossenschaft. Mit 30 Abbildungen. VIII, 103 Seiten. 1951. DM 12.60

Heft 41: Grundlagen der Beurteilung von Wirbelsäulenverletzungen und -Erkrankungen. Von Professor Dr. **Max Lange,** Chefarzt des Staatlichen Orthopädischen Versehrten-Krankenhauses, Bad Tölz/Obb. Mit 27 Abbildungen. IV, 36 Seiten. 1951. DM 5.80

Heft 42: Verhandlungen der Deutschen Gesellschaft für Unfallheilkunde, Versicherungs- und Versorgungsmedizin. XIV. Tagung am 20. und 21. Oktober 1950 in Bochum (1. Tagung nach Wiedererrichtung der Gesellschaft 1950). Im Auftrage des Vorstandes herausgegeben von Professor Dr. **H. Bürkle de la Camp,** Bochum. Mit 57 Abbildungen. IV, 253 Seiten. 1951. DM 37.80

Heft 43: Verhandlungen der Deutschen Gesellschaft für Unfallheilkunde, Versicherungs- und Versorgungsmedizin. XV. Tagung am 26. und 27. Oktober 1951 in Bonn. Im Auftrage des Vorstandes herausgegeben von Professor Dr. **H. Bürkle de la Camp,** Bochum. Mit 78 Abbildungen. IV, 240 Seiten. 1952. DM 37.80

Heft 44: Verhandlungen der Deutschen Gesellschaft für Unfallheilkunde, Versicherungs- und Versorgungsmedizin. XVI. Tagung am 22. und 23. September 1952 in Oldenburg. Im Auftrage des Vorstandes herausgegeben von Professor Dr. **H. Bürkle de la Camp,** Bochum. Mit 58 Abbildungen. IV, 232 Seiten. 1953. DM 32.80

Die Abonnenten der Monatsschrift für Unfallheilkunde erhalten die Hefte für Unfallheilkunde zu einem gegenüber dem Ladenpreis um 20% ermäßigten Vorzugspreis.

HEFTE ZUR UNFALLHEILKUNDE

BEIHEFTE ZUR „MONATSSCHRIFT FÜR UNFALLHEILKUNDE UND VERSICHERUNGSMEDIZIN"

HERAUSGEGEBEN VON PROF. DR. A. HÜBNER, BERLIN

HEFT 45

BERICHT ÜBER DIE UNFALLCHIRURGISCHE TAGUNG AM 12. UND 13. JANUAR 1952 IN STUTTGART

Herausgegeben vom Landesverband Südwestdeutschland der gewerblichen Berufsgenossenschaften in Mannheim.

MIT 47 ABBILDUNGEN

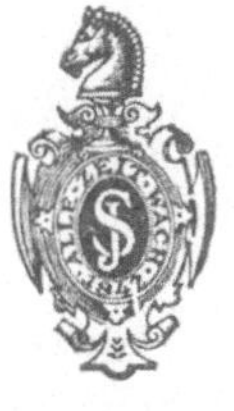

1953

Springer-Verlag Berlin Heidelberg GmbH

Vorsitzende: Professor Dr. W. Hergt, Ludwigshafen a. Rh., und
Professor Dr. L. Zukschwerdt, Bad Oeynhausen

ISBN 978-3-662-30300-9   ISBN 978-3-662-30333-7 (eBook)
DOI 10.1007/978-3-662-30333-7

Inhaltsverzeichnis

HERGT, W., Ludwigshafen: Eröffnungsansprache des Vorsitzenden 1

ZUKSCHWERDT, L., Göppingen: Ansprache 4

BÖHLER, L., Wien: Fehler bei der Behandlung von Unterschenkelschaftbrüchen 6

Aussprache: REICHLE, Stuttgart S. 14 — USADEL, Freudenstadt S. 15 —
BAUMANN, Stuttgart S. 18 — HOHLWEG, Stuttgart S. 18 — KASPAR,
Stuttgart S. 18 — RUEF, Pforzheim S. 19 — BÜRKLE DE LA CAMP, Bochum
S. 20 — BÖHLER, Wien S. 21

PAUWELS, F., Aachen: Spätfolgen der Schenkelhalsfraktur. Mit 33 Abb. 22

Aussprache: BAUMANN, Stuttgart S. 45 — OBERDALHOFF, Mannheim S. 46 —
KREUZ, Tübingen S. 47 — BÖHLER, Wien S. 48

BROCHER, J. E. W., Genf: Die Wirbelverschiebung in der Lendengegend . . . 49

BÜRKLE DE LA CAMP, H., Bochum: Auswirkung der Fortschritte der Chirurgie
auf die Unfallchirurgie. Mit 1 Abb. 56

Aussprache: EBHARDT, Pforzheim. Mit 4 Abb. S. 65

HÄBLER, C., Hannover: Indikation und Gegenindikation zur Marknagelung.
Mit 1 Abb. 68

Aussprache: RAISCH, Stuttgart S. 78 — BÖHLER, Wien S. 79 — BÜRKLE DE
LA CAMP, Bochum S. 80 — HOFMEISTER, Nagold S. 80 — HÄBLER, Hannover S. 80

MUELLER, B., Heidelberg: Unterschiedliche Gesichtspunkte bei der Begutachtung ärztlicher Kunstfehler im Straf- und Zivilrecht 81

KÖSTLIN, H., Stuttgart: Arzt- und Haftpflicht. Mit 1 Abb. 89

Aussprache: BÖHLER, Wien S. 100

NEUBAUER, G., Tobelbad bei Graz: Erfahrungen über die Wiedereingliederung
Körperbehinderter in England 101

TÖNNIS, W., Köln: Die Behandlung der gedeckten traumatischen Hirnschädigung 111

Aussprache: BÜRKLE DE LA CAMP, Bochum. Mit 2 Abb. S. 117 — BÖHLER,
Wien S. 120

Buff, H. U., Zürich: Fortschritte der Chirurgie der Hand 121

Rostock, P., Bayreuth: Probleme der Begutachtung 129

Aussprache: Schmidtmann, Stuttgart S. 136

Warner, F., Mannheim: Manuskript nicht eingegangen.

Aussprache: Demiani, Mannheim S. 137

Glauner, R., Stuttgart: Fehler und Irrtümer in der Begutachtung unfallchirurgischer Röntgenbilder. Mit 5 Abb. 139

Sitzungsbericht.

W. Hergt, Ludwigshafen: **Eröffnungsansprache des Vorsitzenden.**

Meine sehr verehrten Damen und Herren! Als Vorsitzender des Landesverbandes Südwestdeutschland berufsgenossenschaftlicher Verwaltungen habe ich die Ehre, Sie auf unserer heute und morgen stattfindenden Unfallchirurgischen Tagung begrüßen zu dürfen. Ich freue mich, daß Sie unserer Einladung so zahlreich Folge geleistet haben und hoffe, daß Sie für Ihre berufliche Arbeit manche Anregung mit nach Hause nehmen werden.

Mein besonderer Gruß gilt den Herren Regierungsrat Teitge vom Württb.-Bad. Arbeitsministerium, Oberregierungsrat Kopf, dem Vertreter des Arbeitsministeriums Württb.-Hohenzollern, Präsident Elwert vom Landesversicherungsamt Württb.-Baden, Direktor Schramm, dem Leiter des Hauptverbandes der gewerblichen Berufsgenossenschaften, Kollegen Burghardt, dem Vertreter der Ärztekammer Nord-Württemberg, und dem Beigeordneten Schumm, der in Vertretung des Herrn Oberbürgermeisters Dr. Klett hier erschienen ist.

Eine ganz besondere Freude bedeutet es mir, auch Herren aus Österreich und der Schweiz auf dieser Tagung begrüßen zu dürfen, insbesondere die Professoren Dr. Brocher, Genf, Dr. Buff, Zürich, Dr. Böhler, Wien, Chefarzt Dr. Holtner von Graz-Tobelbad, die aus ihrem Arbeitsgebiet berichten werden, sowie Hofrat Dr. Karplus, den Generaldirektor der Allgemeinen Unfallversicherungsanstalt in Wien, Dr. Jörg Neubauer in Linz (Donau), ferner die Chefärzte Dr. Schalle, Valduna und Dr. Böckle, Bregenz.

Ich glaube, meine Damen und Herren, wir haben allen Grund, ganz besonderen Dank zu sagen Herrn Professor Zukschwerdt, der in selbstloser Weise die wissenschaftliche Leitung dieser Tagung übernommen hat, sowie den Herren, die sich zu Vorträgen und Referaten zur Verfügung gestellt haben. Auch möchte ich nicht versäumen, an dieser Stelle all denjenigen Herren zu danken, die das Zustandekommen dieser Tagung ermöglicht und die Vorbereitungen für ein gutes Gelingen getroffen haben, und zwar vor allem unserem verehrten Geschäftsführer des Landesverbandes, Direktor Schmidt, und dem bewährten Geschäftsführer der Südd. Holzberufsgenossenschaft in Stuttgart, Dr. Wiedenfeld.

Meine Damen und Herren! Die heute und morgen stattfindende Tagung ist der *4. Unfallchirurgische Fortbildungskurs,* oder sagen wir besser, die 4. Unfallchirurgische Tagung, die der Landesverband Südwestdeutschland der gewerblichen Berufsgenossenschaften seit dem Kriege abhält. Aus der Tatsache, daß Sie unseren Einladungen immer in so großer Zahl Folge leisten, glauben wir schließen zu dürfen, daß sie Ihrem Wunsche entsprechen und auch Sie von ihrem Wert überzeugt sind. Solche Tagungen sind auch wie kaum etwas anderes geeignet, die für das berufsgenossenschaftliche Heilverfahren so notwendige Zusammenarbeit zwischen den Unfallmedizinern und den berufsgenossenschaftlichen Verwaltungsbeamten zu vertiefen. Aus diesem Grunde pflegen wir zu unseren Veranstaltungen auch immer möglichst viel berufsgenossenschaftliche Angestellte hinzuzuziehen. Denn je enger die Zusammenarbeit gestaltet wird, um so eher wird es für die Berufsgenossenschaften wie für die Ärzteschaft möglich sein, ihr gemeinsames Ziel zu erreichen, nämlich die Unfallverletzten weitgehendst wiederherzustellen und als vollwertige Glieder der menschlichen Gesellschaft in das Erwerbsleben zurückzuführen. Ich glaube sagen zu dürfen, daß diese Gemeinschaftsarbeit zwischen den Ärzten und den Berufsgenossenschaften innerhalb des berufsgenossenschaftlichen Heilverfahrens für die Verletzten und die Allgemeinheit schon soviel geleistet hat, daß die Notwendigkeit des besonderen Unfallheilverfahrens, des D-Arzt- und Verletzungsarten-Verfahrens sowie der Unterbringung der Schwerstbeschädigten in Sonderstationen zur Heil- und Berufsfürsorge, kaum noch bestritten wird. Trotzdem müssen wir leider immer wieder feststellen, daß besonders von manchen praktischen Ärzten gegen diese Maßnahmen des berufsgenossenschaftlichen Heilverfahrens Sturm gelaufen wird. Das scheint mir aber lediglich ein Schönheitsfehler zu sein, den wir hier nicht besonders zu unterstreichen brauchen, denn letzten Endes wird es Sache des Landesverbandes sein, in dieser Hinsicht aufzuklären und Differenzen auszugleichen. Jedenfalls möchte ich auf die Durchführung des berufsgenossenschaftlichen Heilverfahrens hier nicht näher eingehen. Fragen, die mehr oder weniger verwaltungstechnischer Art sind, gehören in den Rahmen dieser rein ärztlichen Fragen gewidmeten Veranstaltung nicht hinein. Wir halten aber auch auf diesem Gebiet eine Aussprache mit unseren Unfallärzten für dringend erforderlich und haben die Absicht, in den nächsten Monaten die Ärzteschaften kleinerer Bezirke zu kurzen Arbeitstagungen zusammenzubitten, auf denen nicht nur einführende Referate über das berufsgenossenschaftliche Heilverfahren gehalten werden sollen, sondern auf denen auch Ihnen als Unfallärzten Gelegenheit gegeben sein wird, alle das berufsgenossenschaftliche Heilverfahren betreffenden Fragen zu diskutieren.

Ich darf Ihnen heute schon sagen, daß wir im nächsten Monat damit beginnen wollen und zum 16. Februar dieses Jahres die in Nordbaden ansässigen Unfallärzte zu einer Sitzung nach *Heidelberg* einladen werden. Eine besondere Einladung über Zeit, Ort usw., werden die beteiligten Herren noch erhalten. Im Laufe der nächsten Monate sind dann entsprechende Tagungen in *Freiburg* und *Tübingen* vorgesehen. Wir hoffen, Ihnen hierdurch Ihre Arbeit, soweit sie insbesondere die Handhabung des Verfahrens betrifft, wesentlich erleichtern zu können.

Zum Schluß gestatten Sie mir noch, auf die für den Verletzten und die Berufsgenossenschaften so besonders wichtige *gutachtliche* Tätigkeit hinzuweisen. Es bereitet dem Arzt oft Schwierigkeiten, die Frage, ob und wieweit ein eingetretener Körperschaden Unfallfolge ist, zu entscheiden. Auch die Festsetzung der Erwerbsminderung ist nicht immer ganz einfach. Sie erinnern sich der Worte des Justizministers DEHLER, der jüngst zum Ausdruck gebracht hat, daß mindestens ein Drittel der Renten zu Unrecht bezogen würden. Mit dieser Feststellung ist nicht zuletzt ein gewisser Vorwurf auch für uns Ärzte verbunden, und wenn man auch derartige Worte nicht auf die Goldwaage legen soll, so scheint sie mir doch geeignet zu sein, uns Ärzten die Pflicht aufzuerlegen, auf gutachtlichem Gebiet möglichst kritisch vorzugehen, denn hier sind wir ja schließlich Treuhänder und Verwalter von Geldern, die der Allgemeinheit zugute kommen und die letzten Endes der Steuerzahler aufbringen muß. Aus diesem Grunde sind wir besonders Herrn Professor ROSTOCK dankbar, daß er sich bereit erklärt hat, im Rahmen dieser Tagung über Probleme der Begutachtung zu sprechen. Ich gebe gerne zu, es fällt dem Arzt, der seine vornehmste Pflicht darin sehen muß, dem Kranken und dem Verletzten ärztlich und menschlich zu helfen, oft schwer, seiner Aufgabe als Gutachter objektiv gerecht zu werden. Dabei wird immer und immer wieder die Erfahrung gemacht, daß selbst beste Ärzte oft genug mit Begutachtungsfragen nicht genügend vertraut sind. Wir halten es deshalb für unbedingt notwendig, daß schon die jungen Ärzte, insbesondere diejenigen, welche zu Fachärzten für Chirurgie ausgebildet werden, nicht nur über sozialversicherungsrechtliche Probleme als solche, sondern darüber hinaus besonders auch über Begutachtungsfragen unterrichtet werden. Wir wissen, daß es sich hier um eine äußerst schwierige Angelegenheit handelt. Deshalb begrüßen wir es außerordentlich, daß nach den Vorschlägen des Deutschen Ärztetages, wie wir durch den Vorsitzenden der Ärztekammer Nord-Württemberg, Herrn Dr. NEUFFER, erfahren, versicherungsrechtliche Pflichtvorlesungen in das Medizinstudium eingebaut werden sollen. Außerdem aber wird es notwendig sein, an die jungen Ärzte, die sich in fachchirurgischer oder orthopädischer Ausbildung befinden, in spezieller Weise die Fragen und Probleme der Begutachtung heranzutragen. Von unserer Seite ist daher der Vorschlag gemacht worden, daß alle in Betracht kommenden Jungärzte während ihrer fachärztlichen Ausbildungszeit drei Monate bei einer berufsgenossenschaftlichen Verwaltung mitarbeiten, um Einblick in alle im Rahmen der gesetzlichen Unfallversicherung auftretenden Fragen zu gewinnen. Wir sind Herrn Kollegen NEUFFER zu Dank verpflichtet, daß er unsere Vorschläge in dem geschäftsführenden Vorstand des Deutschen Ärztetages zur Erörterung bringen will, und wir möchten hoffen, daß es auf diese Weise gelingen wird, dieses Anliegen zum Wohle der Verletzten zu verwirklichen. Bevor ich nun Herrn Kollegen ZUKSCHWERDT bitte, die Leitung der Tagung zu übernehmen, erlaube ich mir, Herrn Regierungsrat TEITGE das Wort zu erteilen.

L. Zukschwerdt, Göppingen:

Sehr verehrte Gäste! Meine Damen und Herren! Als der Landesverband Südwestdeutschland der gewerblichen Berufsgenossenschaften mich mit der wissenschaftlichen Leitung dieser Tagung betraute, stellte auch ich die Frage: Soll man die Inflation von Kongressen noch um einen vermehren? Wenn wir uns doch dazu entschlossen, so hat dies mehrere Gründe. Zunächst einmal erscheint mir bemerkenswert, daß hier ein Zweig der Sozialversicherung mit den Ärzten nicht nur friedlich an einem Tische sitzt, sondern auch *gemeinsam* nach Wegen sucht, den Unfallverletzten so bald und so weitgehend wie möglich wieder herzustellen. Die Pflicht der Berufsgenossenschaften, nicht nur für die Ausheilung einer Unfallverletzung zu sorgen, sondern auch die durch diese bedingte vorüberhende und dauernde Erwerbsminderung zu ersetzen, erleichtert offenbar die Zusammenarbeit zwischen Arzt und Sozialversicherung. Die Erfahrung hat beide Partner gelehrt, daß die *beste Behandlung* auf lange Sicht die *billigste* ist. Im Gegensatz zur Krankenversicherung ist daher bei der berufsgenossenschaftlichen Behandlung die Leistung der Sovialversicherung für den Verletzten *häufig die beste ärztlicherseits überhaupt mögliche.*

Für die Abhaltung der Tagung spricht auch die Tatsache, daß in unserem Wirtschaftsraum eine sehr *große Zahl von Chirurgen* berufsgenossenschaftlich tätig ist. Dies berührt eng die Frage der Stellung der Unfallchirurgie im Rahmen der gesamten Chirurgie und der Orthopädie. In Deutschland ist die Unfallchirurgie vielfach eng an das allgemein-chirurgische Krankenhaus gebunden. In anderen Ländern hat der allgemeine Zug zur Spezialisierung zur Ausbildung von *Spezialisten der gesamten Gliedmaßenchirurgie* einschließlich des chirurgischen und des orthopädischen Zweiges geführt. An anderen Stellen sind *reine Unfallkrankenhäuser* entstanden. Für alle diese drei Wege der Entwicklung sprechen einzelne Gesichtspunkte. Die wissenschaftliche und praktische Leistung des *reinen Unfallkrankenhauses* ist Ihnen in Deutschland durch die Arbeit z. B. von Magnus und Bürkle de la Camp, in Österreich durch Böhler und seine Schule bekannt. Andererseits ist aber auch verständlich, daß sich z. B. chirurgische Universitätskliniken gegen Abtrennung der Unfallchirurgie wenden, u. a. auch aus Gründen der Ausbildung des Studenten und auch des Assistenten. Den früher genannten Gesichtspunkt der Notwendigkeit möglichst breiter Ausbildung in Kriegschirurgie brauchen wir hoffentlich in absehbarer Zeit nicht in Rechnung zu stellen.

Die *regionale Verteilung der Industrie innerhalb eines Landes* spielt in dieser Frage eine erhebliche Rolle. Ist die Industrie an *Schwerpunkten* zusammengeballt, so ist die Forderung reiner *Unfallkrankenhäuser* selbstverständlich. Ist sie aber, wie gerade z. B. hier in Württemberg weitgehend *gleichmäßig über das Land verteilt*, so müssen auch die regionalen Krankenhäuser Unfallchirurgie ausüben. Allerdings sollten dann die Unfallverletzten, gleichgültig, wer Kostenträger ist, wenigstens in einer eigenen Station zusammengefaßt werden. Dies legt außerdem diesem verhältnismäßig großen Kreis von Chirurgen die Verpflichtung auf, sich mit den Fortschritten der Unfallchirurgie vertraut zu machen und Behandlungsverfahren, die an Unfallkrankenhäusern durch bessere ersetzt wurden, zu ändern, und diesem Zweck soll die Tagung dienen. Man muß aber auch seine Grenzen erkennen und komplizierte, nur selten behandelte Verletzungsfolgen, an spezialisierte Abteilungen abgeben oder einen Erfahreneren zuziehen. Nach meinen Erfahrungen hat noch kein Arzt hierdurch eine Minderung seines Ansehens erlitten, im Gegenteil. Aber auch bei gleichmäßiger Verteilung der Industrie über ein Land und bei weitgehender Heranziehung der städtischen und Kreiskrankenhäuser für die Versorgung von Unfallverletzten sind doch Zentren der Unfallchirurgie notwendig. Einmal sind dies die Sonderstationen der Berufsgenossenschaften, oder sie sollten es zum mindesten sein. Andererseits sollten mindestens in Städten von über 100 000 Einwohnern *selbständige unfallchirurgische* Abteilungen bestehen. Wo sich an großen städtischen Krankenhäusern chirurgische Mammutstationen mit 350 bis über 500 Betten entwickelt haben, müßte die Unfallchirurgie als selbständige Abteilung geführt werden. Aus den bekannten Gründen wird die Unfallchirurgie an solchen Riesenabteilungen leicht etwas stiefmütterlich behandelt, wenn der Chef nicht besonders an diesem Fach interessiert ist.

Die Unfallchirurgie hat aber nicht nur industrielle Verletzungen zu versorgen, sondern auch die immer mehr ansteigende Zahl der *Verkehrsverletzungen*. Gerade hieraus resultiert wiederum die Notwendigkeit möglichst breiter unfallchirurgischer Ausbildung.

Die erhebliche *Zunahme von Verkehrsverletzten* ist ein ernstes Problem, das auch zur Stellungnahme vom ärztlichen Gesichtspunkt aus zwingt. Die Erstversorgung Verkehrsverletzter — für das Endergebnis der Behandlung manchmal entscheidend — leidet an der häufig ungenügenden Ausbildung in erster Hilfe der Menschen, die den Verletzten auffinden. Bei der Häufigkeit des Autounfalls sind häufig Autofahrer die ersten, die den Verletzten finden. Man müßte daher die Aushändigung des *Führerscheins vom Nachweis der Ausbildung in erster Hilfe abhängig* machen. Häufig trifft die *Polizei* frühzeitig an Unfallstellen ein. Gegenüber den Anforderungen der ersten Hilfe ist sie aber oft wenig aktiv. In der Ausbildung der Verkehrspolizei müßte daher die Ausbildung in erster Hilfe besonders gründlich und wiederholt vorgenommen werden. Außerdem könnten die Ausbildungskurse des *Roten Kreuzes* in erster Hilfe eine stärkere Förderung von amtlichen Stellen gut ertragen. Das Mißverhältnis zwischen Straßenbreite und Steigerung des Autoverkehrs spielt auch nach unserer Erfahrung eine wesentliche Rolle in der Unfallhäufigkeit. Polizeiliche Maßnahmen können diese Schwierigkeit mindern und hierin wird sicherlich viel getan. Diese Bestrebungen haben aber offenbar ihre Grenzen. So ist interessant, daß KIRSCHNER anläßlich seines Referates über den *Verkehrsunfall* dessen *Häufigkeit in Paris und in Berlin* in Bezug auf Einwohnerzahl und auf die Zahl der zugelassenen Fahrzeuge feststellte. Trotz intensiver polizeilicher Maßnahmen in Berlin zeigte Paris eine erheblich geringere Unfallhäufigkeit. Steuerliche Maßnahmen mit dem Erfolg einer *Ableitung des Verkehrs von den Autobahnen* auf die überlasteten Landstraßen enthalten unweigerlich das Todesurteil einer Reihe von Verkehrsteilnehmern. Vom ärztlichen Gesichtspunkt aus wären Maßnahmen, die das Gegenteil bezwecken, viel eher begreiflich. Eine erhebliche Anzahl gerade der sehr schweren Verkehrsverletzungen steht nach unserer Erfahrung im Zusammenhang mit der Erlaubnis, zwei schwere Anhänger an einem Lastwagen zu führen. Soweit ich in Erfahrung bringen konnte, ist dies in allen Deutschland benachbarten Ländern verboten.

Meine Damen und Herren! Bei der Auswahl der Themen für die heutige Tagung habe ich mich bemüht, Probleme der Unfallchirurgie und der Begutachtung Unfallverletzter auf das Programm zu setzen, die gegenwärtig in Bewegung sind. Außerdem suchte ich *die* Referenten zu gewinnen, die über diese Fragen *das* kompetente Urteil haben.

Es ist mir ein aufrichtiges Bedürfnis, den Herren Referenten jetzt schon auf das Herzlichste für die so bereitwillige Übernahme der Vorträge, die für alle eine große zusätzliche Belastung zu ihrer Arbeit bedeuten, zu danken.

L. Böhler, Wien: **Fehler bei der Behandlung von Unterschenkelschaftbrüchen.**

Einleitung. Über Fehler kann man nur sprechen, wenn man zuerst festgestellt hat, was man selbst für richtig hält oder was andere für richtig halten. Die Ansichten über die zweckmäßigste Behandlung von Unterschenkelschaftbrüchen sind recht verschieden. Die einen sind für konservative, die anderen für operative Methoden. Mir scheint jene Behandlung die richtige zu sein, welche die wenigsten Dauerstörungen ergibt, die zu einer Minderung der Arbeitsfähigkeit führen und welche dieses Ziel am raschesten erreicht.

Statistik. Die Frage nach der zweckmäßigsten Behandlungsart kann nur durch eine einwandfreie lückenlose Statistik beantwortet werden, welche sich über eine sehr große Zahl von Fällen erstreckt, die durch viele Jahre oder durch Jahrzehnte beobachtet worden sind und von welchen nicht nur die manchmal subjektiv gefärbten Angaben des behandelnden und des nachuntersuchenden Arztes vorliegen, sondern auch Gutachten zur Festsetzung von Renten bei versicherten Betriebsunfällen. Diese geben ein annähernd richtiges Bild, da jeder, der mit seiner Einschätzung nicht zufrieden ist, das Schiedsgericht anrufen kann.

Jede Statistik soll so aufgebaut sein, daß geschlossene und offene, frische und alte Brüche sowie in ungünstiger Stellung geheilte und Pseudarthrosen getrennt verarbeitet werden. Das Alter und der Gesamtzustand des Verletzten muß besonders beachtet werden. Die Todesfälle und die Amputationen dürfen nicht vergessen werden. Die Ergebnisse der verschiedenen Behandlungsmethoden können dann miteinander verglichen werden. Ich glaube, über die Behandlung und die dabei vorkommenden Fehler sprechen zu können, weil ich im Unfallkrankenhaus Wien seit 1926 über 2000 Schaftbrüche des Unterschenkels und in den zwei Weltkriegen auch annähernd 2000 behandelt habe. Außerdem habe ich als beratender Chirurg der Berufsgenossenschaften und bei der Wehrmacht sowie auf vielen Reisen im In- und Ausland diesseits des Ozeans von Oslo bis Palermo und von Spanien bis zum Kaukasus und jenseits desselben viele Tausende von Fällen gesehen.

Von allen im Unfallkrankenhaus seit 1926 behandelten Verletzten liegen genaue Krankengeschichten und die Röntgenbilder vor und von den versicherten Betriebsunfällen sind die Akten sofort erreichbar, weil die Unfallversicherung und das Unfallkrankenhaus im gleichen Gebäude untergebracht sind.

Folgen von Unterschenkelschaftbrüchen. Als üble Folgen findet man: I. Den Verlust des Lebens. II. Den Verlust des Beines. III. Den Verlust der vollen Gebrauchsfähigkeit des Beines.

Zu I: Verlust des Lebens. 1. Tod ohne örtliche Infektion kann durch a) Verblutung, b) Fettembolie, c) Lungenembolie, d) Pneumonie, e) Delirium tremens, f) senilen Marasmus eintreten. Alle diese Todesursachen sind bei Brüchen des Unterschenkels allein selten. Verblutung und Fettembolie sieht man in der Regel nur bei mehrfachen Verletzungen. Tödliche Embolien sind seit der Einführung der Antibiotica anscheinend häufiger geworden.

2. Tod durch örtliche Infektion kann vorkommen a) bei offenen Brüchen, b) nach Operation geschlossener Brüche, c) bei Verwendung von Extensionsdrähten, Nägeln und Klammern, d) nach Druckgeschwüren infolge unzweckmäßig angelegter und besonders schnürender Verbände. Auch diese Todesfälle sind seit der Einführung der Antibiotica selten.

Zu II: Verlust des Beines. Er kann vorkommen a) durch die Schwere der Verletzung, b) durch Infektion nach offenen Brüchen, c) durch Infektion nach operierten, geschlossenen Brüchen, d) durch Infektion ausgehend von Extensionsdrähten, Nägeln und Klammern, e) durch schnürende Verbände, z. B. durch ungepolsterte Gipsverbände, die gleich nach der Verletzung angelegt und nicht sofort gespalten wurden. Auch diese Zwischenfälle sind glücklicherweise selten.

Zu III: Verlust der vollen Gebrauchsfähigkeit des Beines entsteht 1. durch örtliche Infektion der Bruchstelle. Diese kommt vor a) durch Infektion nach offenen Brüchen mit Abstoßung von Sequestern und Fistelbildung, b) durch Infektion mit Abstoßung von Sequestern und Fistelbildung nach Operation geschlossener Brüche, c) durch Infektion nach Druckgeschwüren durch Heftpflaster-, Schienen- oder Gipsverbände, d) durch Infektion nach Nagel-, Klammer- oder Drahtzug, e) durch sekundäre Hämatomvereiterung. Diese Zwischenfälle sind seit der Anwendung der Antibiotica viel seltener geworden.

2. Durch verzögerte Kallusbildung und Pseudarthrosen. Sie sind seit der Einführung des direkt am Knochen angreifenden Dauerzuges erschreckend häufig geworden, weil dazu sehr oft zu große Gewichte verwendet werden. Man sieht sie auch häufig nach offenen Brüchen und nach der Operation geschlossener Brüche mit und ohne Infektion.

3. Durch schlechte Stellung der Bruchstücke und zwar a) Verkürzungen, b) Verbiegungen, c) Verdrehungen. Verkürzungen sind am Unterschenkel gewöhnlich gering, Verbiegungen und Verdrehungen wirken sich schwer aus.

4. Durch Gelenkschäden. Hüft- und Kniegelenkschäden sind selten, Einschränkungen der Beweglichkeit des oberen und noch mehr des unteren Sprunggelenkes sind ziemlich häufig, Bewegungseinschränkungen der Zehen sieht man nach Anwendung eines übermäßig starken Dauerzuges und nach Infektionen.

5. Durch Nervenstörungen motorischer und sensibler Art. Sie sind bei geschlossenen Brüchen selten.

6. Durch Gefäßstörungen: a) Ischämie, b) Thrombose und Embolie, c) Ödem, d) Cyanose.

Ischämien sieht man nach schnürenden Verbänden. Thrombosen und Embolien sind seit der Einführung der Antibiotica auffallend häufiger geworden. Ödeme und Cyanose entstehen nach geschlossenen Brüchen, besonders durch zu starken Dauerzug und dann nach offenen und infizierten Brüchen. Pykniker und Leute mit varikösem Symptomkomplex neigen besonders dazu.

7. Durch Muskelschwund. Den stärksten Muskelschwund sieht man bei geschlossenen Brüchen, wenn ein übermäßig starker Dauerzug verwendet wurde. Nach offenen Brüchen kann er auch durch die Verletzung als solche bedingt sein.

8. Durch Druckgeschwüre und Narben. Bei geschlossenen Brüchen kann man sie am häufigsten über der Achillessehne nach unzweckmäßig angelegten Verbänden sehen. Nach offenen Brüchen sind sie meist durch primäre Hautschädigung bedingt.

Häufigkeit der üblen Folgen. Wenn man die ganzen üblen Folgen, die nach Unterschenkelschaftbrüchen auftreten können, überblickt, sieht man, daß nach geschlossenen Brüchen Todesfälle, Amputationen und Pseudarthrosen am häufigsten nach der operativen Behandlung auftreten. Auch bei offenen Brüchen ist die Zahl dieser Zwischenfälle nach der Osteosynthese viel größer als ohne sie. Aus diesen Erfahrungen sollte man den Schluß ziehen, die Osteosynthese möglichst einzuschränken.

Pseudarthrosen. In Bezug auf den Knochen allein ist die Pseudarthrose die unangenehmste Folge eines Knochenbruches. Sie entsteht bei geschlossenen Brüchen, wenn man den Bruchstücken keine Gelegenheit gibt, aneinander zu rücken, so daß der gebrochene Knochen sich nicht verkürzen kann.

Die wichtigste Aufgabe der Knochenbruchbehandlung besteht darin, eine entsprechende Verkürzung zu erzeugen, weil nach allen Knochenbrüchen von jedem Bruchende ein Stück von 0,5 bis 3 mm abstirbt und aufgesaugt wird. Man muß deshalb den Bruchstücken Gelegenheit geben, nach der Resorption die Bruchenden zusammenzurücken, bis sie sich wieder berühren, damit keine Lücke bleibt. Es muß also unser Bestreben sein, nach jedem Knochenbruch eine Verkürzung von 1 bis 10 mm zu erzielen und unter keinen Umständen eine Verlängerung. Dies klingt überraschend, weil wir bisher immer bestrebt waren, jede Verkürzung zu beseitigen. Die angestrebte Verkürzung soll aber in der Regel 1 cm nicht überschreiten.

Nach dieser neuen Erkenntnis müssen wir die einzelnen Behandlungsmethoden überprüfen, wieweit sie der Forderung nach der Möglichkeit einer Verkürzung gerecht werden oder wieweit sie dieselbe verhindern. Das zur raschen knöchernen Heilung notwendige Zusammenrücken der Bruchstücke wird bei Unterschenkelbrüchen häufig verhindert. 1. Durch die Osteosynthese mit Platten und Schrauben, durch festanliegende Drähte und durch den Marknagel.

2. Durch die Transfixation, wenn vor derselben keine bewußte Verkürzung erzeugt wurde.

3. Durch übermäßig starken Dauerzug. Dieser ist derzeit die häufigste Ursache der Pseudarthrosen.

Weitere Schädigungen durch übermäßig starken Dauerzug. Wenn die Bruchstücke durch übermäßig starken Dauerzug oder auf andere Art (Osteosynthese, Transfixation, Entsplitterung) am Zusammenrücken verhindert werden, entsteht ein Reiz, der zu Gefäßkrämpfen und damit zu chronischen Durchblutungs- und Ernährungsstörungen führt. Die Folge ist eine Dystrophie des ganzen Gliedes. Die Gefäßkrämpfe sind die Ursache von schlechter Blutversorgung im Bruchgebiete, geringer Reaktionskraft und Ausbleiben der Umwandlung von Bindegewebe in Knorpel und Knochen.

Die Folgen des zu starken Dauerzuges sind:

Verzögerte Kallusbildung und als Ergebnis häufig die Bildung von eburnisierten, mechanisch minderwertigen Kallusbrücken und deshalb von Refrakturen (Abb. 3372—3383, 3408—3415 und 3416—3419 5.—11.)[1] oder von

Pseudarthrosen. Ich habe mit meinen Assistenten seit 1946 115 Unterschenkelpseudarthrosen operiert. Die meisten sind durch übermäßig starken Dauerzug entstanden. Sie sind auswärts behandelt worden.

Schmerzen, Blau- und Kühlwerden des Beines, Neigung zu Schwellungen, starker Muskelschwund und Schrumpfung der Kapseln und Bänder, rasche Abnahme des Kalkgehaltes der Knochen, Auftreten von Hautschrumpfung, Hornhautbildung und Glanzhaut, Kleinerwerden der betroffenen Hände und Füße auch bei Erwachsenen. Es treten Bilder auf, wie man sie als Folge der akuten Ischämie leichteren Grades findet (Abb. 3401, 3406/5.—11.).

Bei offenen Brüchen sieht man durch den übermäßig starken Dauerzug neben diesen Störungen, das Auftreten heftiger Entzündungserscheinungen mit starker Eiterung und mit Abstoßen von großen Sequestern. Nicht selten muß dann amputiert werden (Abb. 3408 bis 3415/5.—11.).

Dauerzugbehandlung der Unterschenkelbrüche. Bei den meisten Unterschenkelbrüchen kommt es durch die Gewalteinwirkung und durch den Muskelzug zu einer Verkürzung, Verbiegung und Verdrehung. Die zu

---

[1] Die Abbildungsnummern beziehen sich auf Lonenz BÖHLER: Technik der Knochenbruchbehandlung, 5.—13. Auflage, Maudrich, Wien.

starke Verkürzung kann durch einen entsprechenden Zug beseitigt oder in den gewünschten Grenzen gehalten werden. Im Schienen- und Gipsverband pflegt die Verkürzung gewöhnlich nicht groß zu sein.

Ich habe die verschiedensten Behandlungsmethoden versucht. In der Regel habe ich seit 1916 den Nagel- und Klammerstreckverband in der Form angewendet, wie ich ihn 1918[1] beschrieben habe.

Nach der allgemeinen Untersuchung und Anwärmung des Verletzten wird die Bruchstelle und das Fersenbein örtlich betäubt. Dann werden die Röntgenaufnahmen gemacht. Sobald sie fertig sind, wird der Verletzte in das inzwischen vorbereitete und angewärmte Bett gelegt. Das Bein wird auf eine entsprechend gewickelte Unterschenkelschiene gelagert. Die Matratze muß fest und eben sein, so daß die Schiene gerade steht. In die Ferse wird eine Klammer oder seit 1929 wieder ein Steinmann-Nagel eingesetzt. Man kann auch einen Draht verwenden. An diesem wird ein Zug von höchstens 3 kg ausgeübt. Bei offenen Brüchen und bei muskelschwachen Verletzten genügen 2 und manchmal sogar 1 kg. Querbrüche mit seitlicher Verschiebung und Verkürzung werden vor dem Anlegen des Dauerzuges aufeinandergestellt. Bei Achsenknickungen wird im Bedarfsfall ein Seitenzug verwendet. Der Vorfuß wird mit einem Heftpflaster- oder Zinkleimzug aufgehängt. Mit diesem kann man den Spitzfuß und Verdrehungen vermeiden. Der Fuß hat die richtige Drehung, wenn der innere Fußrand genau senkrecht steht. Durch das Aufhängen des Fußes kann man auch Druckgeschwüre an der Ferse immer vermeiden. Außerdem kann man durch Heben und Senken desselben Achsenknickungen im Sinne der Antekurvation und Rekurvation beseitigen. Der Fuß darf nie in Hakenfußstellung stehen. Dieser ist in der Regel das Zeichen, daß der Zug zu stark ist. Das Fußende des Bettes wird 30 cm hoch gestellt. Als Gegenhalt für den gesunden Fuß wird ein Kistchen eingelegt.

Das Anlegen des Streckverbandes nimmt nur wenige Minuten in Anspruch, wenn alles entsprechend vorbereitet ist.

Nach 3 bis 4 Wochen wird ein ungepolsterter Oberschenkelgipsverband angelegt, der in der Regel 5 bis 8 Wochen liegen bleibt. Mit diesem können die Verletzten am nächsten Tag herumgehen und in ambulatorische Behandlung entlassen werden. Nach der Entfernung des Gipsverbandes bekommen sie einen Zinkleimverband von den Zwischenzehenfalten bis zum Knie.

Operative Behandlung geschlossener Unterschenkelschaftbrüche mit Platten und Schrauben. Bei Unterschenkelbrüchen wird diese Osteosynthese von vielen verwendet. Man sieht danach häufig verzögerte Kallusbildung und Pseudarthrosen, weil die Bruchstücke nicht aneinanderrücken können. Ich habe sie deshalb nie verwendet.

Operative Behandlung geschlossener Unterschenkelschaftbrüche mit straffen Drahtnähten. Auch diese verhindern das Zusammenrücken der Bruchstücke. Deshalb sieht man auch nach ihrer Anwendung verzögerte Kallusbildung und manchmal Pseudarthrosen. Ich habe sie deshalb bei geschlossenen Brüchen nie verwendet (Abb. 3937—3942a/5.—11.).

---

[1] Münchn. med. Wschr. **1918,** 68.

Operative Behandlung geschlossener Unterschenkelschaftbrüche mit der lockeren Drahtnaht. Seit 1948 haben wir bei einigen geschlossenen Unterschenkeldrehbrüchen die lockere Drahtnaht angewendet. Die Ergebnisse waren gut, weil sie den Bruchstücken die Möglichkeit gibt zusammenzurücken. EGGERS verwendet geschlitzte Platten, damit die Bruchstücke zusammenrücken können.

Operative Behandlung geschlossener Unterschenkelschaftbrüche mit dem Marknagel. Von 1941 bis 1943 haben wir bei 66 geschlossenen Unterschenkelbrüchen die Marknagelung verwendet. Ein Verletzter mußte wegen Infektion amputiert werden, einmal entstand eine Pseudarthrose und zweimal eine verzögerte Kallusbildung. Die Ergebnisse sind also viel schlechter als bei konservativer Behandlung. Ich habe die Marknagelung des Unterschenkels deshalb bald wieder verlassen.

Operative Behandlung geschlossener Unterschenkelschaftbrüche mit Verschraubung. Ich habe sie nur zweimal bei Drehbrüchen verwendet. Das Ergebnis war bei einem Fall eine sehr stark verzögerte Kallusbildung. Ich habe sie deshalb nicht mehr angewendet.

Ablehnung der operativen Behandlung frischer geschlossener Unterschenkelschaftbrüche. Ich bin gegen die operative Behandlung, weil sie nicht nur die Gefahr der Infektion und der Pseudarthrose in sich birgt, sondern weil sie einen verhältnismäßig großen Aufwand an Zeit und Personal verlangt und weil die anderen Verletzten, die weniger interessant sind, inzwischen unversorgt bleiben und häufig auch später nur unzulänglich behandelt werden, weil sich möglichst viele bei der interessanten Operation beteiligen oder wenigstens zuschauen wollen. Dies war besonders bei der Marknagelung der Fall.

Behandlung der frischen offenen Unterschenkelbrüche. Die Wunden werden in örtlicher Betäubung ausgeschnitten und nach dem Einlegen eines Drains ohne Spannung genäht. Wenn Hautverluste vorhanden sind, wird 6 bis 7 cm von der Wunde entfernt ein entsprechender langer Hautschnitt angelegt und die Haut, ohne sie abzulösen, verschoben. Der so entstandene neue Hautdefekt wird nach 5 bis 6 Tagen mit einem Dermatomlappen gedeckt. Die Wunden werden mit einem 8fach gelegten sterilen Tupfer bedeckt, der die Wunde nur 1 cm überragen soll. Wenn man größere Tupfer nimmt, drängt das zentrale Bruchstück gegen die meist geschädigte Haut und bringt sie zum Absterben. Dadurch kann es zu Sekundärinfektionen kommen. Dann wird ein Fersenbeinnagel geschlagen und das Bein im Schraubenzugapparat eingehängt. Über einer auf die Haut gelegten Schnur wird ein ungepolsterter Oberschenkelgipsverband angelegt, der sofort bis auf den letzten Faden gespalten wird. Über der Wunde wird ein möglichst kleines Fenster für die verbandlose Wundbehandlung ausgeschnitten. Das Bein wird auf eine schiefe Ebene gelagert. Gewöhnlich wird ein Zug mit 3 bis 6 kg angelegt. Querbrüche bleiben in der Regel ohne Zug.

Die damit bei uns erzielten Ergebnisse bei offenen Unterschenkelbrüchen sind von EHALT[1], [2] in seinem Buch genau beschrieben wor-

---

[1] EHALT: Die offenen Brüche der langen Röhrenknochen, Wien, Maudrich, 1938.

[2] EHALT: Tratamiento de las fracturas abiertas, Barcelona, Editor Labor, 1940.

den. Es ist kein Fall an Sepsis gestorben und es mußte auch keiner wegen Sepsis amputiert werden.

Von 1941 bis 1943 wurde von meinen Assistenten die *Marknagelung* versucht. Die Ergebnisse waren bei offenen Brüchen erschreckend schlecht. Infektionen und Pseudarthrosen waren dreimal so häufig als früher. Bei den geschlossenen waren die Ergebnisse auch schlechter als im Dauerzugverband.

Feste Drahtnaht bei offenen Unterschenkelbrüchen. Von 1947 bis 1948 haben wir bei offenen Brüchen die straffe Drahtnaht versucht, um die Verschiebung der Bruchstücke zu verhindern, welche oft zur Nekrose der geschädigten Haut und zur Sekundärinfektion führt. Die Ergebnisse waren schlecht, weil die fest angelegten Drähte das Aneinanderrücken der Bruchstücke verhinderten. Dadurch entstanden verhältnismäßig oft Verzögerungen der Kallusbildung und Pseudarthrosen (Abb. 3933 bis 3942a/5.—11.).

Lockere Drahtnaht bei offenen Unterschenkelbrüchen. Um die Schäden der straffen Drahtnaht zu vermeiden, legen wir seit 1949 bei manchen offenen Unterschenkelbrüchen nur mehr eine ganz lockere Drahtschlinge an, wenn wir eine Osteosynthese machen wollen. Um zu verhindern, daß die Drahtschlinge zu straff liegt, wird vor dem Knüpfen derselben ein abgebogener Steinmann-Nagel zwischen Knochen und Draht gelegt. Er wird nach dem Zusammenknüpfen der Drähte herausgezogen. Dadurch liegt die Drahtschlinge so locker, daß die Bruchstücke nach der Resorption der Bruchenden zusammenrücken können. Eine nennenswerte Seitenverschiebung ist dann nicht mehr möglich.

Platten und Schrauben bei offenen Unterschenkelbrüchen habe ich nie gebraucht. Bei ihrer Verwendung sind Pseudarthrosen ebenfalls häufig, weil auch sie das Zusammenrücken der Bruchstücke verhindern. Geschlitzte Platten, wie sie Eggers angegeben hat, verklemmen sich manchmal und können dann ihren Zweck auch nicht mehr erfüllen.

Von den Osteosynthesen ist die lockere Drahtnaht die ungefährlichste Methode, obwohl es auch bei ihr zur Infektion kommen kann.

Es kann gesagt werden, daß eigentlich alle Methoden, welche das Zusammenrücken der Bruchstücke verhindern, zu den *Fehlern* zu rechnen sind. Hierher gehört der übermäßig starke Dauerzug und alle operativen Verfahren mit Ausnahme der lockeren Drahtnaht und der geschlitzten Platten. Für den Dauerzug darf nie mehr als 3 kg verwendet werden, oft kommt man mit 2 kg und sogar mit 1 kg aus.

Die *Folgen des übermäßig starken Dauerzuges* mit mehr als 1 bis 3 kg sind bei geschlossenen Brüchen verzögerte Kallusbildung und Pseudarthrosen und alle Schäden, die auf Seite 9 angeführt sind. Bei offenen Brüchen kommt es außerdem häufig zum Aufflackern der Infektion mit Todesfällen und Amputationen. Der übermäßig starke Dauerzug wütet auf der ganzen Welt wie eine bösartige Seuche. Bisher waren alle Versuche, dagegen anzukämpfen, vergebens. Ich habe früher bei jeder Bruchform geschrieben, daß man nicht zuviel Gewichte zum Dauerzug verwenden soll, damit keine Distraktion mit allen ihren Folgen entsteht. Ich habe damit keinen Erfolg gehabt. 1940 habe ich als beratender Chirurg der Berufsgenossenschaften 52 Krankenhäuser besucht. Ich habe nur vier Chirurgen gefunden, welche bei Unterschenkelbrüchen 3 kg zum Dauerzug verwendeten, 48 Chirurgen hingegen hängten 4 bis 15 kg dazu an. Ich habe deshalb in der 12. deutschen Auflage meines Buches bei jedem einzelnen Kapitel geschrieben: „*Die wichtigste Aufgabe der Knochenbruchbehandlung ist die Erzeugung einer entsprechenden Verkürzung.*"

Bei der Durchführung der Extensionsbehandlung muß noch auf viele Einzelheiten geachtet werden. Es können trotz Verwendung von niedrigen Gewichten für den Dauerzug durch verschiedene Umstände, welche ich in meinem Buche angegeben habe, Mißerfolge entstehen.

Ergebnisse bei der Behandlung von geschlossenen Schaftbrüchen des Unterschenkels. Ich habe in den 25 Jahren, vom 1. 1. 26 bis 31. 12. 50, 1130 Fälle behandelt.

Todesfälle 15, und zwar 11 an schweren anderen Verletzungen innerhalb der ersten 8 Tage, 1 an Encephalitis am dritten Tage, 2 an Lungenembolie und 1 an Pneumonie. Es sind also nur 3 als direkte Folge eines geschlossenen Unterschenkelbruches gestorben.

Amputationen 2, und zwar 1 wegen Gangrän infolge Zerreißung beider Unterschenkelarterien und 1 wegen schwerer Infektion nach gedeckter Marknagelung.

Pseudarthrosen 1 bei einem Stückbruch, obwohl nur 3 kg durch 16 Tage zum Dauerzug verwendet worden sind. Man hätte noch weniger nehmen sollen.

Verzögerte Kallusbildung 5.

Durchschnittliche Behandlungsdauer: 140 Tage, davon 29,65 Tage stationär.

Von den 1130 Verletzten waren 554 versicherte Betriebsunfälle.

Dauerrentner: 49 = 8,84%.

Von diesen 49 Dauerrentnern waren 31 über 50 Jahre alt.

Die meisten anderen hatten irgendwelche schon vorher bestandenen Störungen, wie Varizen, Plattfüße, Arthrosen, Kinderlähmung usw.

Vergleichsstatistiken. Es wäre interessant, wenn die Berufsgenossenschaften ähnliche Untersuchungen machen lassen würden, um festzustellen, welche Ergebnisse bei ihnen erzielt wurden. Man könnte dadurch erfahren, wieviel Zwischenfälle vorkommen und wieviel Dauerrentner es gibt. Man könnte dann den Ursachen nachforschen und wenn man sie gefunden hat, könnte man Mittel und Wege suchen, um sie zu beseitigen.

Verbesserungen des Unterrichtes und der Organisation. Nach meiner Ansicht entstehen die meisten Mißerfolge durch Mängel des Unterrichtes und der Organisation. Sie werden erst verschwinden, wenn man die Unfallchirurgie selbständig macht. Die Chirurgie ist so umfangreich geworden, daß ein Einzelner sie nur mehr schwer übersehen kann. Außerdem sind viele chirurgische Abteilungen zu groß, wie unser Vorsitzender, Prof. ZUKSCHWERDT, schon betont hat.

Wir brauchen in den Großstädten und in Bergwerksbezirken eigene Unfallkrankenhäuser und in den kleineren selbständige unfallchirurgische Abteilungen in den allgemeinen Krankenhäusern mit eigenem Operationssaal, eigenem Röntgen, eigenen Betten und eigenen Räumen für die Nachbehandlung und Begutachtung. Sie müssen unter der Leitung von Fachärzten für Unfallchirurgie[1,2] stehen, die vom Chirurgen vollständig unabhängig sind, so wie ich es schon 1942 beschrieben habe.

In Österreich gibt es seit dem 30. 3. 1951 einen *Facharzt für Unfallchirurgie,* der eine mindestens 6jährige Ausbildung braucht, und zwar 3 Jahre Unfallchirurgie (davon 2 Jahre als Oberarzt), 2½ Jahre Allgemeinchirurgie und 6 Monate Orthopädie.

Man braucht für 1000 Einwohner 1 Unfallbett. Österreich z. B. braucht 7000. Derzeit bestehen schon 1600 selbständige Unfallbetten und in der nächsten Zeit werden noch mehr dazukommen.

In absehbarer Zeit wird es auch auf jeder Universität eine selbständige Klinik für Unfallchirurgie und Begutachtung geben.

Zusammenfassung. Nach unserer Erfahrung ist der Dauerzug mit dem Fersenbeinnagel oder Draht auf der Unterschenkelschiene mit einer Belastung von höchstens 3 kg mit anschließendem Gehgipsverband die einfachste und ungefährlichste Methode zur Behandlung von Unterschenkelbrüchen. Alle Behandlungsarten, welche eine Distraktion erzeugen, können zu Mißerfolgen führen. Es sind dies besonders der Dauerzug mit mehr als 3 kg und die meisten Formen der Osteosynthese.

Die Erfolge werden schlagartig besser werden, sobald dieUnfallchirurgie selbständig gemacht ist und sobald selbständige Behandlungsstätten für Unfälle und selbständige Universitätskliniken für den Unterricht in der Unfallchirurgie und Begutachtung geschaffen worden sind.

REICHLE, Stuttgart: Es ist nicht ganz leicht, nach den umfassenden Darlegungen von Herrn BÖHLER über die Behandlung von Unterschenkelbrüchen, zur Diskussion zu sprechen; ich bekenne mich selber als Anhänger der BÖHLERschen Methode, die wir seit vielen Jahren ausüben und bei ihm selber gelernt haben. Das BÖHLERsche Buch über die Frakturenbehandlung ist ja eine Art Bibel für den Unfallchirurgen geworden; heute haben wir nun von der „neuen Heilslehre" Kenntnis genommen, wir müssen also umlernen. Verkürzung ist das neue Motto. Sicher ist daran viel Richtiges und ich möchte das Wesentliche an den Ausführungen von Herrn BÖHLER nach dieser Richtung hin darin sehen, daß wir wieder den Mut und die Berechtigung haben dürfen, auch ein nicht ganz ideal aussehendes Röntgenbild bei einer guten Funktion als durchaus erträglich zu halten. Wenn man in den letzten Jahren in andere Krankenhäuser kam, sah man überall Rö-Bilder hängen mit Marknagelung, mit Drahtumschlingung und oft hat man sich an den Kopf gegriffen, warum bringe ich diese wunderbare Stellung in dieser anatomisch richtigen Form nicht auch zustande, wenn ich nicht operiere. Die BÖHLERschen Prinzipien sind m. E. genügend begründet; wichtig scheint mir zu sein, einen Gehgipsverband sobald es möglich ist, anzulegen. Denn gerade im Gehgipsverband erreichen wir das, was BÖHLER will, nämlich eine Stauchung der Fraktur, ein Zusammenrücken der Fragmente und dadurch eine gute Kallusbildung. An unserem Krankenhaus ist es verboten, eine geschlossene Fraktur ohne strenge Indikation in eine offene zu verwandeln. Andererseits habe ich aber in den letzten Jahren gesehen, daß die ungepolsterten Gehgipsverbände z. T. recht mangelhaft ausgeführt werden. Wesentlich ist, daß wir die BÖHLERsche Technik genau beachten, und ich bin erstaunt, daß z. B. auch an Wintersportplätzen, und zwar nicht nur in Deutschland, gelegentlich recht wenig liebevolle Gipsverbände angelegt werden.

Herr BÖHLER hat sich über die Transfixation der Unterschenkelbrüche nicht näher ausgesprochen. Wir haben sie im Ganzen noch beibehalten. Natürlich hin-

---

[1] Lorenz BÖHLER: Arch. orth. u. Unfallchir., **42,** 5, (1942).

[2] Lorenz BÖHLER: Technik der Knochenbruchbehandlung im Frieden und im Kriege. 9. bis 11. Aufl. S. 1485, Wien, Maudrich.

dert die Transfixation in gewissem Sinne das Zusammenrücken der Fragmente; es erlaubt aber auf der anderen Seite eine frühzeitige Belastung im Gehgips.

Da über die Knöchelbrüche nicht gesprochen wurde, möchte ich mich auch über dieses Thema nicht äußern.

Darf ich zum Schluß noch zwei Rö-Bilder zeigen, die das illustrieren, was Herr Böhler vorher als „Fehler" bezeichnet hat:

1. Motorradunfall, Flötenschnabelbruch Unterschenkel: Sofort nach dem Unfall wurde eine Drahtumschlingung auswärts ausgeführt. Sie ist aber technisch falsch durchgeführt worden, denn lediglich das obere Frakturstück wurde mit einem ausgesprengten kleinen Fragment verbunden. Der eigentliche Bruch blieb durch die Drahtumschlingung völlig unberührt. Nach Abnahme des Gipsverbandes heftige Schmerzen. In diesem Zustand kam der Pat. zu uns. Es handelte sich um eine Pseudarthrose, die nach Osteotomie der Fibula 6 Wochen später fest war.

2. Ski-Unfall mit Torsionsfraktur des Schienbeins: Sofort Marknagelung und Drahtumschlingung; 8 Tage später kam Pat. mit einer fistelnden Wunde zu uns. Wir mußten den Draht entfernen, später noch dreimal sequestrotomieren. Es kam zu einer sehr schweren Osteomyelitis, die nach Entfernung des Nagels und Anwendung von Aureomycin abheilte. Die Fraktur ist jetzt nahezu fest. Ich glaube, daß der Pat. ohne Marknagelung und ohne operative Frakturbehandlung mit wesentlich weniger Schmerzen und erheblich kürzerer Zeit gehfähig geworden wäre. Die konservative Frakturbehandlung darf deshalb keinesfalls zugunsten der blutigen Osteosynthese vernachlässigt werden.

Usadel, Freudenstadt: Im Jahre 1937 auf der Tagung der Deutschen Gesellschaft für Unfallheilkunde in Würzburg, berichtete Fr. König, daß die Berufsgenossenschaften sich gegenüber der operativen Behandlung der Knochenbrüche auf Grund trüber Erfahrungen ablehnend verhielten. Dies traf auch für eine nicht kleine Anzahl der Fachärzte zu. Ich setzte mich aber schon damals auf Grund guter Erfahrungen für die operative Behandlung der unkomplizierten Schräg- und Spiralfrakturen der Tibia, für die Drahtzerclage ein, und zwar aus folgenden Gründen:

1. Eine anatomisch ideale Stellung der Tibiafragmente gerade bei dieser Fraktur ist mit Nachdruck zu fordern, weil das Schienbein zwischen zwei hochwertigen Gelenken eingespannt ist, die nur allzu leicht bei in Fehlstellung verheilten Frakturen im Laufe der Zeit durch die Veränderung der statisch-dynamischen Beeinflussung funktionellen und schließlich organischen Schaden erleiden.

2. Die Erfahrung lehrt, daß die Dislokation der Tibiaschrägbruchfragmente oft größer ist, als die gewöhnlich in zwei aufeinander senkrecht stehenden Ebenen angefertigten Röntgenbilder zeigen. Bei der Durchleuchtung einer derartigen Fraktur findet man nicht selten nur bei einem ganz bestimmten Strahlengang eine unvermutet große Dislokation der Fragmente.

3. Selbst bei anfänglich guter oder befriedigender Stellung der Fragmente — insbesondere, wenn die Fibula intakt geblieben ist — kann man es recht häufig erleben, daß im Gipsverband eine nicht unerhebliche Dislokation ad axim gewöhnlich im Sinne der Rekurvation, ad latus und auch ad longitudinem eingetreten ist. Ursache hierfür ist Muskelzug bei stark angerissener Membrana interossea.

4. Die Drahtextensionsbehandlung scheint mir mit dem ihr leider zwangsläufig anhaftendem Nachteil der ungenügenden Fixierung gerade bei der leicht zur Ausbildung einer Pseudarthrose neigenden Tibiafraktur nicht die ideale Behandlungsmethode zu sein; ganz abgesehen davon, daß es nicht immer gelingt, eine erreichte gute Repositionsstellung der Fragmente aufrecht zu erhalten, weil eine Forderung an die Frakturbehandlung, nämlich die absolute feste Retention der Fragmente durch die Extensionsbehandlung — Drahtzug durch den Calcaneus — nicht gewährleistet wird.

Fragte ich früher im Staatsexamen nach den Hauptforderungen der Frakturbehandlung, so erhielt ich in der Regel die Antwort: a) Reposition der Fragmente, b) Fixation der Fragmente.

Bei der zweiten Forderung wird dann in den Begriff der Fixation auch die Vorstellung der Retention der Fragmente wohl mit einbezogen. Man sollte aber doch die Aufgabe der Retention der Fragmente bei der Knochenbruchbehandlung besonders betonen und hervorheben. Die Forderung lautet also: a) Reposition, b) Retention und c) Fixierung der Fragmente, wobei dem Begriff der Fixierung in der Hauptsache die Voraussetzung zur störungsfreien Knochenneubildung beizumessen wäre.

5. Natürlich kann man auch durch das Anlegen mehrfacher Drahtzüge und ihre Fixierung im Gips alle Forderungen der Frakturbehandlung erfüllen, wenngleich diejenige der Reposition bei der in Rede stehenden Fraktur nicht immer mit gesetzmäßigem Erfolg durchzuführen ist. Ein absolutes Hindernis ist bei den Frakturen im unteren Drittel der Tibia die Zwischenlagerung des Musk. Tibialis ant., der hier schon in ein starkes, flaches Sehnenbündel ausläuft und schräg über die Tibia hinwegzieht. Sie werden mir aber, meine Herren, auch zugeben, daß auch ohne das Vorliegen dieser soeben genannten Komplikation die Reposition nicht immer ganz einfach ist und zur Konstruktion recht komplizierter Apparate und Schienen geführt hat.

Aus all diesen Gründen scheint mit die offene, operative Freilegung der Tibiafragmente — die Fibula kann immer unbesichtigt bleiben —, ihre hierbei immer exakt zu erreichende anatomische Reposition, die Aufrechterhaltung dieser Stellung durch 2 oder bei Splitterbruch mit 3 und 4 V 2 a Stahldrahtringen und die Fixierung des Unterschenkels durch Gipsverband von den Zehen bis über die Mitte des Oberschenkels die beste Behandlung zu sein.

Selbstverständlich muß nicht jede Tibiaschräg- oder Torsionsfraktur operativ behandelt werden. Ist die Stellung der Fragmente einigermaßen befriedigend oder werden die Bruchstücke bei Jugendlichen durch den starken Periostschlauch relativ gut zusammengehalten, so wird lediglich ein Gipsverband angelegt. Zeigen später Röntgenkontrollaufnahmen, daß doch die Dislokation sich vergrößert hat, so kann man jederzeit die operative Stellung und Fixierung der Fragmente nachholen.

Welche Einwände kann man gegen diese operative Behandlung erheben? In erster Linie natürlich die Infektion. In den Jahren von 1934 bis 1939 habe ich keine erlebt. Von 1946 bis auf den heutigen Tag ist eine einzige Wundinfektion eingetreten. In der Zwischenzeit fiel für mich die klinische operative Tätigkeit aus.

Eine Infektion bei der Zerclage der Tibiafraktur fürchte ich bei Einhaltung der Forderungen der Asepsis nicht. Wer von Ihnen hat noch keine Infektion einer Hernienoperationswunde erlebt? Deshalb wird man die operative Behandlung der Hernien wohl nicht aufgeben! Außerdem gibt uns heute die prophylaktische Anwendung der Antibiotica eine jetzt nicht mehr anzuzweifelnde, zusätzliche Sicherung. Im übrigen erscheint mir das unter konservativer Therapie probierte Einführen und Liegenlassen von mehreren Extensionsdrähten eine nicht weniger große Infektionsgefahr in sich zu bergen, als der kurze, das Gewebe nicht wesentlich beleidigende Eingriff bei der Zerclage. Es kommt doch immer wieder vor, daß beim liegenden Extensionsdraht der Bohrkanal sich von außen infiziert und hierdurch eine Entfernung des Drahtes notwendig wird, obwohl er seine Aufgabe noch nicht erfüllt hat.

Außerdem hat auch die von MAGNUS entwickelte Methode der transcutanen Zerclage gezeigt, daß auch sie, obgleich letzten Endes hierbei regelmäßig eine geschlossene Fraktur in eine offene verwandelt wird, keine besondere Infektionsgefährdung in sich birgt.

Und schließlich hat die Erfahrung gelehrt, daß auch die Zerclage der offenen Tibiafraktur, die man aber durch Hautnaht in eine geschlossene Fraktur verwandeln kann, primär heilt. Aber auch bei größerem Weichteildefekt und bei Splitterfrakturen habe ich die Zerclage durchgeführt, die Wunde offen gelassen und die Zwirbelenden der Zerclagedrähte nach außen geleitet. Und auch diese Frakturen werden dann in guter Stellung fast immer ohne Ausstoßung von Knochenteilen fest. Die absolute Ruhigstellung der infizierten Knochenwunde — das haben uns doch die Kriegserfahrungen bis zur Evidenz bewiesen — ist eben der beste Schutz gegen die Ausbreitung der Infektion.

Die operative Durchführung der Tibiazerclage gestaltet sich folgendermaßen: Kommt der Verletzte sofort ins Krankenhaus, so wird am selben Tag oder nach

24 Stunden operiert. Ein starker Bluterguß ist kein Hindernis, sondern gerade eine Indikation zum schnellen Eingreifen. Sind schon einige Tage vergangen, und ist eine stärkere reaktive Schwellung und ödematöse Durchtränkung der Gewebe eingetreten, so wird bis zum Abklingen des Ödems gewartet.

Die Schmerzausschaltung richtet sich nach dem Alter des Patienten. Jugendliche werden in Äthernarkose, ältere in i. v. Evipannarkose oder in Spinalanästhesie operiert. Es wird keine Blutleere angelegt. Leicht bogenförmiger, etwa der Länge der Frakturfläche entsprechender Hautschnitt über der Vorderfläche der Tibia bis auf das Periost. Freilegung der Fragmente in der Regel subperiostal. GÖTZE legt Wert auf die Schonung des Periosts. Eine Benachteiligung der Heilung durch Ablösen des Periostschlauches habe ich nicht feststellen können. Mit Hohmannschen Hebeln werden die Fragmente umfahren, durch Zug am Fuß und durch Hebelwirkung lassen sie sich dann immer exakt reponieren. Mit den Knochendeschamps werden dann die Drähte um beide Fragmente geführt und mit Hilfe von 2 Götzeschen Drahtspannern zunächst fest gespannt. Man darf nicht einen Draht allein spannen und seine Enden gleich zusammendrehen. Dieser Drahtring pflegt dann nicht selten nach dem Spannen des zweiten Drahtringes sich zu lockern. Sondern beide Drähte werden gleichzeitig gespannt, und beim Zusammendrehen des ersten Drahtes muß die straffe Spannung des zweiten beibehalten werden. Nur so erzielt man eine wirklich feste Fixierung der Fragmente. Ist der Periostschlauch kräftig und wenig zerfetzt, dann wird er besonders genäht. Manchmal kann man nur die Fascia superficialis nähen. Schließlich wird die Haut genäht. Gipsverband. Gipswechsel gewöhnlich nach 14 Tagen oder 3 Wochen. Nach 8 bis 10 Wochen Gehgips.

Vorteile: Die Vorteile dieser Behandlung sind von seiten des Kranken, vom Standpunkt des Arztes und des Pflegepersonals aus gesehen und auch vom wirtschaftlichen Standpunkt aus betrachtet, m. E. nicht unerheblich. Der Verletzte ist praktisch am Tag nach der Operation schmerzfrei. Das Liegen bereitet im Vergleich zum Liegen im Drahtzug keine wesentlichen Unannehmlichkeiten. Da bei uns in Freudenstadt ein großer Prozentsatz der Tibiaschräg- und Torsionsfrakturen sich beim Skilaufen ereignet, so können die oft weitab wohnenden Patienten mit dem Gipsverband nach wenigen Tagen nach Hause transportiert werden. Der Arzt hat nach Durchführung der Zerclage und nach Anlegen des Gipsverbandes praktisch nichts mehr mit dem Kranken zu tun. Für die Schwestern ist die Pflege des Kranken erheblich leichter als beim Liegen auf der Drahtextensionsschiene.

Während bei der Extensionsbehandlung der Krankenhausaufenthalt bei dieser Frakturform mindestens 8 Wochen beträgt, kann er bei der Zerclagebehandlung jederzeit unterbrochen werden.

Ich habe allein während meiner Tätigkeit in Freudenstadt 50 Schräg- und Torsionsfrakturen der Tibia operativ mit Zerclage behandelt und kann sie auf Grund meiner guten Erfahrungen hiermit nur angelegentlichst empfehlen. Sie sind alle in idealer Stellung fest geworden. Eine Pseudarthrose habe ich nicht erlebt.

Auffallend ist die relativ geringe, auf dem Röntgenbild sichtbare Callusbildung, so daß man leicht zu der irrtümlichen Annahme gelangen könnte, der operative Eingriff als solcher beeinträchtige die Callusbildung. Es ist richtig, daß relativ wenig Callus gewachsen ist, aber es ist soviel Knochenneubildung erfolgt, als nötig ist. Die Natur hat der Tibia nun einmal eine gewisse Größe ihrem Durchmesser gegeben, mehr ist nicht nötig. Wenn also die Frakturfragmente ideal anatomisch gestellt und knöchern überbrückt sind, so ist eine spindelförmige Callusbildung gar nicht nötig. Dieser entsteht ja nur dann, wenn die Weichteile erheblich geschädigt und größere Zwischenräume knöchern zu überbrücken sind. Man kann also die Patienten nach 10 Wochen ohne Bedenken das Bein belasten lassen, es sei denn, daß ein starker reaktiver Knochenumbau im Sinne eines Sudeck vorliegt. Dieser tritt aber nach der operativen Behandlung nicht häufiger und nicht stärker auf, als bei nicht operativer Frakturbehandlung. Die Drahtringe brauchen später nicht entfernt zu werden.

Meine Herren, ich kann also mit gutem Gewissen die operative Behandlung der Tibiaschräg- und Torsionsfraktur mit der V2a Stahldrahtzerclage empfehlen. Ich stehe mit dieser Empfehlung nicht allein da. MAGNUS, GÖTZE, USADEL (Heilbronn), HÄBLER u. a. sind ebenfalls für sie eingetreten.

BAUMANN, Stuttgart: Ich habe es sehr begrüßt, daß Herr BÖHLER das Verfahren der konservativen Frakturbehandlung in Erinnerung gebracht hat. Für die primäre Marknagelung der Unterschenkelschaftbrüche ist nach meiner Erfahrung Zurückhaltung angezeigt. Die reponiblen Brüche — das ist die überwiegende Mehrzahl der frischen — werden reponiert und im Gips fixiert. Die langen Schrägbrüche und die häufigen Spiralbrüche sind, wenn sie nicht exakt reponiert werden können, mit der Drahtnaht am besten versorgt. Es bleiben für die Nagelung übrig die Brüche im mittleren Drittel, und die spätere Versorgung deform stehender Brüche im mittleren und unteren Drittel, namentlich aber im mittleren, bei denen andere Umstände als die Fraktur selbst für das mangelhafte Gelingen der Reposition verantwortlich sind. Sehr wesentlich ist die Formschlüssigkeit zwischen Nagel und Knochen, d. h. die Vermeidung jeder möglichen Federwirkung. Nachdem nun die Knöchelbrüche nicht zur Diskussion stehen, kann auf einen Beitrag zu dieser Fragestellung verzichtet werden. Ich möchte mit einem Wort auf den hinteren Verrenkungsbruch des Fußgelenkes, der meist in Kombination mit dem Pronationsbruch entsteht, und zur Abscherung des VOLKMANNschen Dreiecks führt, eingehen. Die Reposition des VOLKMANNschen Dreiecks gelingt meist, aber nicht immer, namentlich wenn sie mit der lateralen Luxation verbunden ist. Nicht selten sehen wir die Frakturen nach 1 bis 2 Wochen und nachdem die ersten Repositionsversuche ohne befriedigendes Ergebnis gemacht worden sind. In diesem Fall hat sich mir die Verschraubung des hinteren Fragmentes (Diapositiv) bewährt. Sie ist mit Rücksicht auf die Dauerbeschwerden bei der Stufenbildung im oberen Sprunggelenk, welche meist später zur Arthrodese oder zur relativ hohen Dauerrente führt, von erheblicher Bedeutung.

HOHLWEG, Stuttgart: Die Begrenzung des Themas von Herrn Professor BÖHLER lediglich auf Unterschenkelbrüche gestattet mir nur einen Unfallverletzten zu zeigen, bei dem es sich um einen Bruch im unteren Unterschenkeldrittel mit Beteiligung des Knöchelgelenks handelt. Es war bei dem Unfallverletzten zu einer direkten Gewalteinwirkung auf den Unterschenkel gekommen; ein hochgewundener Eisenträger war ihm aus ziemlicher Höhe gegen den Fuß geschlagen. Das Röntgenbild zeigt Ihnen zunächst einmal eine bis ins Knöchelgelenk reichende Schrägfraktur der Tibia. Abgesehen davon war aber auch noch ein weiteres seitliches Fragment ausgesprengt, das hier in seinen Umrissen gerade noch zu erkennen ist. Wir haben zunächst, nachdem manuelle Repositionsversuche mißlangen, dieses Fragment mit einem STEINMANN-Nagel angespießt und reponiert. Sie erkennen nun, daß in dem seitlichen Bild eine recht erhebliche Dislokation der vorderen Schienbeingelenkfläche noch vorhanden war; es wäre in diesem Falle zweckmäßig gewesen, primär einen Drahtzug durch das Fersenbein anzulegen. Das haben wir sofort anschließend noch getan und Sie sehen auf den nächsten beiden Abbildungen, daß nun durch den Fersenbeinzug, nachdem wir den STEINMANN-Nagel wieder entfernen konnten, eine recht gute Reposition, auch des vorderen Schienbeinbruchstückes erreicht worden war. Temporäre Reposition mit STEINMANN-Nagel und gleichzeitiger Drahtzug am Fersenbein haben sich also bei diesem Unfallverletzten bewährt.

Zum Abbruch des VOLKMANNschen Dreiecks möchte ich nur, nachdem Herr BAUMANN bereits darüber gesprochen hat, kurz auf zwei Gesichtspunkte hinweisen, die mir wesentlich erscheinen:

1. Das abgebrochene Fragment muß zum mindesten eine solche Größe besitzen, daß die Schraube in ihm genügend Halt findet, andernfalls sollte man die Verschraubung eher unterlassen.

2. Die Schraube muß auch die vordere Corticalis mitfassen, denn in der Spongiosa allein würde sie nur ungenügend festsitzen und damit eine ausreichende Verbindung der beiden Bruchflächen nicht gewährleisten.

KASPAR, Hohenaschau: Am Unfallkrankenhaus Hohenaschau haben wir an einem Stichtag der letzten Woche unter 76 stationär behandelten Unfallverletzten 23 Nachbehandlungen wegen Folgezustand nach Unterschenkelbruch gehabt. Die Ursache der Behandlungsbedürftigkeit war entweder die schwere Infektion der Bruchstelle oder die Verzögerung der Callusbildung. Bei 2 Verletzten ist der Unfall

erst 6 bzw. 8 Wochen zurückgelegen, so daß wir da noch nichts über den zu erwartenden Zeitpunkt der Konsolidation sagen können. In allen übrigen 21 Fällen
litten die Verletzten an Verzögerung der Callusbildung, und zwar an einer erheblichen Verzögerung von vielfach Jahren bis zu $3\frac{1}{2}$ Jahren. Die Ursache dieser
Verzögerung der Callusbildung war in drei Fällen die Infektion. Diese Infektion
ist zustande gekommen bei einem geschlossenen Unterschenkelbruch infolge Marknagelung, bei einem geschlossenen Unterschenkelbruch infolge Drahtumschlingung
mit gleichzeitigem Einschlagen einer Metallklammer und bei einem komplizierten
Unterschenkelbruch der mit Drahtnaht primär behandelt und infiziert wurde; als
man dann nach einigen Monaten feststellte, daß er nicht fest wurde, wurde ein
Sequester entfernt und anläßlich der Sequestrotomie eine KIRCHNERsche Auf-
splitterung vorgenommen. Sie ist auch nicht fest geworden. In allen übrigen 18 Fällen war die Ursache der bis mehrere Jahre ausbleibenden Konsolidation des Unterschenkelbruches die Distraktion. Das sind also 86% aller zur Nachbehandlung
gekommenen Unterschenkelbrüche. In diesen 18 Fällen ist die Distraktion entstanden: bei vier Fällen durch Marknagelung und bei den übrigen 14 Fällen durch
zu starke Gewichtsbelastung in den ersten Wochen der Frischbehandlung. Die
Belastung betrug in unseren Fällen bis zu 18 Pfund auf die Dauer bis zu sieben
Wochen. Meine Damen und Herren, ich wollte Ihnen nur diese Zahlen sagen. Nach
den Erfahrungen unseres Unfallkrankenhauses beruht also die ausbleibende Callusbildung bei den Unterschenkelbrüchen überwiegend, und zwar bei uns in 86%,
auf der Distraktion. Welche Bedeutung diese Unterschenkelbrüche prozentual im
Gesamtverletztengut einnehmen, sehen Sie daraus, daß an unserem Unfallkrankenhaus an einem Stichtag allein 30% wegen Folgeerscheinungen nach Unterschenkelbrüchen in Behandlung standen.

RUEF, Pforzheim: Zu dem Thema „Knochenbrüche des Unterschenkels" mit
seinen Schwierigkeiten der Heilung bis zur Pseudarthrosenbildung dürfte es nicht
unangebracht sein, wenn ich als alter LEXER-Schüler einige Bemerkungen mit ein-
flechte, nachdem sich gerade die LEXER-Schule um diesen Krankheitskomplex so
vielfach bemüht hat.

Aus früheren Kongressen ist Ihnen die gegensätzliche Ansicht von BIER und
LEXER über die Knochenbruchheilung noch in Erinnerung, wobei BIER der Meinung war, daß die Knochenheilung mehr über den Weg des „Blutgefühls" erfolgte,
während mein Chef LEXER den Standpunkt vertrat, daß vornehmlich das Periost
die Regeneration erzeuge. Inzwischen haben diese Auffassungen eine Erweiterung
erfahren.

Es ist kein Zufall, daß verzögerte Frakturheilungen des Unterschenkels, aber
auch des Unterarms, mit Neigung zur Pseudarthrosenbildung sich fast ausschließlich im distalen Drittel dieser Extremitäten abspielen, d. h. an den Stellen, wo
weder Muskelansätze noch Muskelüberbrückungen vorhanden sind.

Muskel, Periost und Knochen bilden eine physiologische Einheit. Im Experiment haben wir versucht, die Einwirkung der Muskulatur auf die Bruchheilungen
zu untersuchen. Dazu wurden die Tiere laminektomiert, die Wurzeln durchtrennt,
um die Muskeleinwirkung oder ihre Ausschaltung auf die gleichzeitig gesetzten
Frakturen verfolgen zu können. In entsprechenden Zeitabschnitten wurden die
Tiere getötet, das Gefäßsystem ausgewaschen, um dann mit einem Kontrastmittel
mittels Preßspritze aufgefüllt zu werden. Anschließend wurden die Extremitäten,
vornehmlich im Frakturbereich, weitgehend skelettiert und geröntgt. Es zeigte sich,
daß unter der aktiven Einwirkung der Muskulatur die periostale Gefäßsprossung
samt Regeneration viel rascher und reichlicher einsetzten als bei ihrer Ausschaltung.

Auf eine Anregung von REHN aus unserer Klinik, die Aktionsströme der Muskulatur dabei zu prüfen, wurden diese durch eingespannte Platinelektroden auf ein
Seitengalvanometer abgeleitet. Gerade in der Anfangszeit der Frakturheilung ergaben sich dabei Unruhekurven, die seismographischen Bildern wie bei der Regi-
stratur von Erdbeben ähnlich waren. Erst mit zunehmender Konsolidierung der
Bruchstellen beruhigten sich auch die Muskelzuckungen der nachbarlichen Muskel-
gruppen. Die genaue biologische Rolle der Muskulatur über den Stoffwechsel, über
die Hyperaemisierung oder über einen direkten physikalischen Effekt (Zug, Druck)
ist noch keineswegs geklärt.

Wenn sich im Laufe der Zeit die Auffassung über die Pathogenese der Arthrosen durch ROKITANSKY, AXHAUSEN und POMMER als eine Entzündung der spongiösen Substanz oder aseptischer Knorpelnekrosen dahin erweitert hat, daß nach GOOD, London, die chronischen Arthrosen primär eine Muskelerkrankung, eine peri- und paraarticuläre Myopathie sind, die sekundär zu den wohlbekannten pathologischen Veränderungen der Knochen führt, dann ist auch eine direkte Einwirkung der Muskulatur auf die Knochenbruchheilung nicht von der Hand zu weisen.

Einige weitere Schadenseinwirkungen an dieser (kahlen) Unterschenkelstelle seien noch kurz gestreift.

Bei Dislokation der Bruchstücke stimmen wir BÖHLER durchaus zu, daß die meist willkürlich bestimmte Zugbelastung gefährlich, ja schädlich ist und im allgemeinen zuviel Zuggewichte angehängt werden. Eine Muskelüberziehung führt zu dem gleichen, oft unkorrigierbaren Elastizitätsverlust der Muskulatur wie eine Verkürzung, ja sie unterstützt buchstäblich, daß ein Zustandekommen der Bruchstücke verhindert wird. REHN hat sich deshalb in der Freiburger Klinik um einen Meßapparat bemüht, um im Einzelfall die richtige Gewichtsbelastung für den Extensionszug zu bestimmen.

Weiter hinderlich für die Bruchheilung sind die großen Blutergüsse. Sie stören die Versorgung des Periosts und führen zu Peristahsen. Nicht umsonst verlangt LEXER bei seinen Knochenoperationen, daß der Schnitt bei Freilegung des Knochens in einem Zug durch die Weichteile samt Periost geführt wird, um jede Ablederung vom Periost zu vermeiden, und daß die Blutstillung sehr sorgfältig durchgeführt wird, die am sichersten durch Aufpressen heißer Kochsalzgazelagen erreicht wird.

Schließlich ist die Gefäßversorgung des Unterschenkelknochens im distalen Drittel schlecht. In seiner Habilitationsarbeit hat LEXER bei seinen Knochen-Gefäßbildern gezeit, daß in diesem Knochenabschnitt als einziges Versorgungsgefäß die Nutritia hineinragt und diese bei den Frakturen durchgerissen wird.

Wenn wir uns bei Unterschenkelknochenbrüchen ohne große lokale Veränderungen für konservative Maßnahmen mit langer Ruhigstellung im gutsitzenden Gips einerseits entscheiden, so haben wir uns doch auch andererseits daran gewöhnt, von Fall zu Fall die Indikation zu einer Operation zu erweitern. Bei Unterschenkelbrüchen, wo nur die Tibia betroffen, aber die Fibula intakt ist, erweist sich diese nicht mehr als Hilfsschiene, sondern geradezu als Hemmschuh, so daß die Bruchenden der Tibia nicht zusammenkommen. In solchen Fällen meiseln wir die Fibula schräg durch, um dadurch die Tibiabruchstücke fest ineinander zu passen.

Für die Fixierung der Bruchstücke erweisen sich uns die subperiostalen Drahtumschlingungen am vorteilhaftesten. Verschraubungen lehnen wir ab, da die Bohrlöcher unnötig große Knochennekrosen machen und der Organismus mit der Abräumung des zerstörten Gewebes im Bruchbereich samt Bluterguß schon vorbelastet ist.

Muß bei vorliegenden Pseudarthrosen eine Spanverpflanzung gemacht werden, dann ist es notwendig, daß der periostgedeckte Span wirklich kräftig genug ist und die bindegewebig verschlossenen oder eburnisierten Bruchenden bis ins Gesunde abgetragen werden.

Bei der Notwendigkeit der Materialbeschaffung bevorzugen wir nach wie vor das autoplastische Material in dem Wissen, daß der Körper, auf weite Sicht gesehen, auf alles alloplastische Material mit entzündlicher Abwehr antwortet. Dennoch bekommen wir Fälle zur Behandlung, wo uns die KÜNSCHER-Nagelung beim Unterschenkel erwünscht ist, besonders dann, wenn die den Knochen bedeckenden Weichteile schlecht versorgt sind durch Narbenbildung, Ekzeme, chronische Entzündungen oder Oedeme, so daß eine primäre Heilung gefährdet ist.

Als vorwiegende Schäden eines schlecht heilenden Unterschenkelknochenbruchs im distalen Drittel, das als locus minoris resistentiae anzusprechen ist, sind falscher Extensionszug, schlecht sitzende Gipsverbände und zu frühe Belastung zu nennen.

BÜRKLE DE LA CAMP, Bochum: Die Lehre von der Resorptionszone, die Herr BÖHLER heute morgen so schön besprochen hat, ist wirklich etwas Wichtiges in der Frakturbehandlung. Mein Lehrer ERICH LEXER hat auf diese Zone immer größten Wert gelegt und uns beigebracht, daß man in der Frakturbehandlung diese Zone berücksichtigen muß. Im Anschluß an den Knochenbruch werden die zerstörten Knochenzellen an den Bruchenden aufgesaugt, um später durch knochenbildendes Gewebe ersetzt zu werden. Wie wichtig diese Resorptionszone ist, sehen wir besonders schön an dem Beispiel des Schienbeinbruchs. Ist das Schienbein gebrochen, das Wadenbein aber unverletzt, wie wir das häufig bei Fußballverletzungen beobachten können, so ist zur Zeit der Resorption der geschädigten Zellen an den Bruchflächen das Schienbein in Wirklichkeit um 1 bis 3 mm kürzer als das Wadenbein. Wird nun in dieser Zeit der Knochenbruch im Gehgipsverband, der ja niemals ganz ruhigstellen kann, belastet, so erfolgen Bewegungen an den Bruchflächen. Diese Bewegungen sind nicht nur in der Längsachse im Sinne des Drucks, sondern bei jeder Entlastung auch im Sinne des Zugs und infolge des nun verhältnismäßig langen Wadenbeins auch drehende und scherende Bewegungen. Aber diese sind ja gerade schädlich für die Callusbildung. Ich könnte noch mehrere Beispiele dafür anführen, daß sich die Resorptionszone während der Callusbildung bemerkbar macht. Es ist also durchaus richtig, daß wir beim Knochenbruch die Verkürzung mit berücksichtigen müssen. Wenn wir beim Schienbeinbruch z. B. das unverletzte Wadenbein wegen verzögerter Callusbildung durch subperiostale Teilresektion verkürzen, so kommen wir ja damit dem Verkürzungsbestreben am Schienbeinbruch entgegen. Wir behandeln am „Bergmannsheil" gar keinen Unterschenkelbruch mit Gehgipsverband. Wir geben uns Mühe, den Unterschenkelbruch so gut und genau einzurichten, wie es uns möglich ist, und stellen ihn aber dann unbedingt ruhig bis zur endgültigen Heilung. Das entspricht ja auch den Forderungen, die wir in den hier aufgehängten Tabellen von Herrn BÖHLER sehen. Der Gehgipsverband aber wirkt dieser Forderung entgegen. In einem einzigen Jahr haben wir aus dem uns von der Bergbau-Berufsgenossenschaft zugewiesenen Verletztengut, das in anderen Krankenhäusern vorbehandelt worden ist, allein 42 Pseudarthrosen und verzögerte Bruchheilungen in Behandlung nehmen müssen, bei denen nur der Gehgipsverband als Ursache für die verzögerte Callusbildung und für die Entstehung der Pseudarthrose angeschuldigt werden mußte. Die Vorstellung, daß im Gehgips der Callus schneller entstehe durch den „funktionellen Reiz", ist m. E. falsch.

BÖHLER, Wien: Schlußwort. Soviel ich entnommen habe, ist die Mehrzahl der Diskussionsredner für die konservative Behandlung eingetreten, aber ein wenig operieren wollen sie doch, obwohl die meisten dabei Komplikationen, und zwar Infektionen und Pseudarthrosen gesehen haben. Nur USADEL gibt an, daß seine 50 Fälle mit Drahtumschlingung gut ausgegangen sind. BAUMANN tritt für den Marknagel ein, er sagt aber, daß er von auswärts Fälle bekommt, die 1 bis 2 Jahre bei ihm in Behandlung bleiben. REICHEL hat einen Markgenagelten gezeigt, der schon bald ein Jahr in Behandlung ist und gar nicht schön aussieht. Da frage ich, warum verwenden wir diese Methode noch weiter, wenn sie so häufig schwere Mißerfolge bringt? Wie viele Beine dürfen wir opfern und wie viele Mißerfolge dürfen wir erzielen, wenn wir eine einfache Methode haben, mit der man ohne Gefahren in verhältnismäßig kurzer Zeit gute Erfolge erzielen kann. Wir haben auch verschiedene Methoden versucht, aber sind immer wieder zu der alten einfachen zurückgekehrt.

Die jungen Assistenten haben von neuen Behandlungsarten gelesen, sie wollten sie auch versuchen und aktiver sein. Es ist ja höchst langweilig, wenn man nur einen Nagel durch das Fersenbein schlägt und ein Gewicht von höchstens 3 kg anhängt und dann wieder in die Erstuntersuchung gehen muß, um dort 20 bis 30 Aufnahmebefunde zu diktieren. Da ist es begreiflich, daß man etwas anderes machen will, besonders wenn man denkt, daß die Behandlung dadurch abgekürzt wird. Ich habe mich deshalb auf Neuerungen eingelassen, habe sie aber sofort wieder abgeschafft, wenn ich gesehen habe, daß dadurch Komplikationen auftraten, die wir früher nicht gekannt haben.

BÜRKLE DE LA CAMP läßt seine Unterschenkelbrüche im Gipsverband liegen, damit es beim Gehen durch den Zug desselben nicht zum Auseinanderweichen der Bruchstücke kommt, weil er 42 Pseudarthrosen gesehen hat. Ich glaube, daß die Distraktion durch den Gips nur in den ersten Tagen gefährlich sein könnte. In dieser Zeit können die Verletzten aber überhaupt noch nicht gehen. Wir lassen sie in der 4. Woche aufstehen und haben dabei unter 1130 Fällen nur eine Pseudarthrose nach einem Stückbruch gesehen. Am gefährlichsten ist die Distraktion in den ersten Tagen. Ich habe Pseudarthrosen bei Fällen gesehen, welche nur 48 Stunden mit 6 kg distrahiert worden sind. Ich möchte Herrn Bürkle de la Camp fragen, ob seine 42 Pseudarthrosen vor dem Anlegen des Gipsverbandes eine Extension hatten! (Zwischenruf: Sicher!)

Wir haben in den letzten 6 Jahren 125 Unterschenkelpseudarthrosen operiert. Ich lasse bei jedem einzelnen fragen, ob und wie lange er einen Streckverband hatte und wieviel Gewichte dazu verwendet wurden. Da stellte sich bei den meisten heraus, daß die Pseudarthrose durch Verwendung zu schwerer Gewichte entstanden ist.

Herrn Usadel möchte ich auffordern, später einmal noch über seine Ergebnisse zu berichten, sobald er 100 Fälle operiert und alle ohne Ausnahme nachuntersucht hat. Ich habe von vielen Wintersportplätzen des In- und Auslandes mit Drahtnähten versorgte Unterschenkeldrehbrüche bekommen. Nicht wenige hatten eine Pseudarthrose. Die Chirurgen, welche sie operiert haben, haben gewöhnlich behauptet, daß sie noch nie eine gesehen hätten.

Am aufschlußreichsten scheinen mir die Ausführungen von Kaspar zu sein, der in seiner Sonderstation mit 76 Betten 23 Unterschenkelpseudarthrosen liegen hat, die von verschiedenen Krankenhäusern bei ihm eingeliefert worden sind und die schon seit 1 bis 3 Jahren in Behandlung stehen. Drei sind durch Infektion entstanden, davon zwei nach der operativen Behandlung von geschlossenen Unterschenkelbrüchen und die meisten übrigen durch Verwendung eines zu starken Dauerzuges. Die Ursachen der Mißerfolge sind also überall die gleichen, und zwar Distraktion und Osteosynthese. Er hat die meisten mit Spanverpflanzung behandelt. Damit kann er den Knochen heilen, die gleichzeitige Dystrophie des ganzen Gliedes ist aber nicht mehr rückbildungsfähig.

Aus den Erfahrungen von Bürkle de la Camp und von Kaspar sieht man auch, daß die Distraktion am häufigsten die Ursache von Pseudarthrosen und anderen schweren Dauerstörungen ist. Ich schlage deshalb neuerlich das Erzeugen einer entsprechenden Verkürzung nach jedem Knochenbruch vor, damit die Bruchstücke nach dem Eintreten der Resorption der Bruchenden aneinanderrücken können.

F. Pauwels, Aachen: **Spätfolgen der Schenkelhalsfraktur. (Mit 33 Abb.)**

Die praktischen Erfahrungen haben bestätigt, daß der Schenkelhalsbruch in erster Linie ein mechanisches Problem ist. Deshalb bildet die Kenntnis der mechanischen Bedingungen am Hüftgelenk die Grundlage für das Verständnis des Heilungsverlaufes und für die Behandlung des frischen Schenkelhalsbruches und seiner Spätfolgen.

Da die mechanische Beanspruchung des coxalen Femurendes nicht allgemein bekannt ist und zum Teil auch erst durch neuere Untersuchungen geklärt wurde, muß ich zunächst auf die theoretischen Grundlagen, d. h. auf die Beanspruchung des Hüftgelenkes und coxalen Femurendes etwas näher eingehen. Ich werde mich aber bemühen, durch vereinfachte Darstellungen das Verständnis zu erleichtern.

Bei der Analyse der mechanischen Bedingungen am Hüftgelenk muß man von der Belastung des Schenkelkopfes während des Ganges ausgehen, weil der Schenkelkopf beim Gehen seine größte Belastung erfährt; denn während des Ganges hat ja ein Bein allein abwechselnd die ganze Körperlast zu tragen.

Während der Standbeinperiode wird das Becken in horizontaler Lage gehalten, obschon es nur einseitig exzentrisch durch das Standbein unterstützt ist. In die Zeichnung Abb. 1 sind die Kräfte eingetragen, welche auf den Schenkelkopf des Standbeines wirken. Der Körperschwerpunkt S liegt gegen das Hüftgelenk stark nach rechts verschoben. Auf der linken Seite des Hüftgelenkes wirkt die Spannung der seitlichen Hüftmuskeln, welche das Becken über dem Hüftgelenk in horizontaler Lage feststellen.

Das rechts vom Standbein wirkende Körpergewicht S trachtet infolge seiner exzentrischen Lage zum Hüftgelenk das Becken nach rechts zu kippen, wie durch den Pfeil angedeutet ist. Dieser Drehung wirkt die Spannung der seitlichen Hüftmuskeln auf der linken Seite des Hüftgelenkes entgegen, welche das Becken mit der gleichen Kraft nach links zu drehen streben. Das Becken wird also über dem Hüftgelenk durch Körpergewicht und Muskelkraft, also durch zwei in entgegengesetztem Sinne drehende Kräfte, im Gleichgewicht gehalten, ebenso wie der Balken einer Waage durch Last und Gegengewicht über dem Gelenk der Waage. Deshalb kann man am Schema einer Waage die Beanspruchung untersuchen, die Hüftgelenk

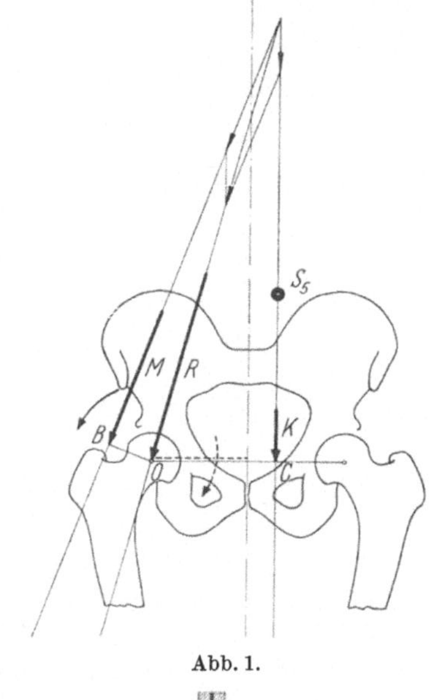

Abb. 1.

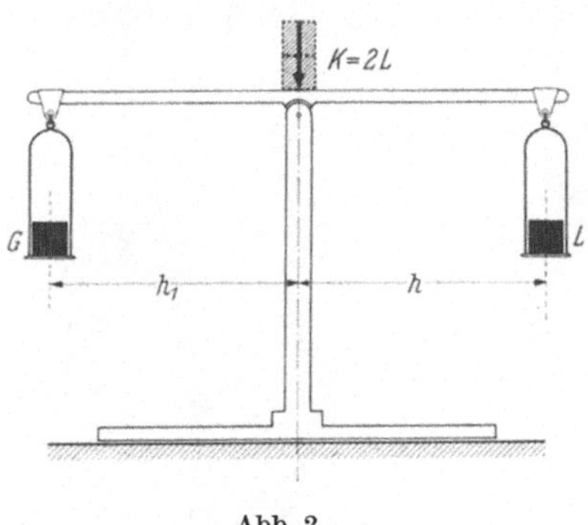

Abb. 2.

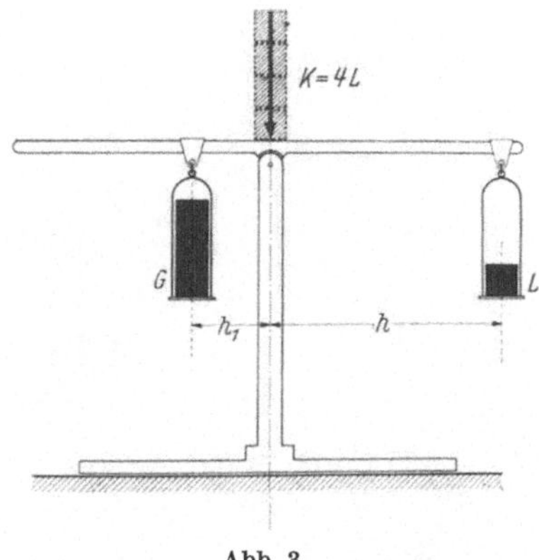

Abb. 3.

und Schenkelhals durch das Zusammenwirken von Körpergewicht und Muskelkraft erfahren. Diese Untersuchung muß sich erstrecken:

1. auf die Größe der Belastung, die auf den Schenkelkopf wirkt,
2. auf die Größe und Verteilung des Gelenkdruckes, der durch die Belastung bedingt ist und
3. auf die Art der Beanspruchung, die der intakte und der gebrochene Schenkelhals durch die Belastung des Schenkelkopfes erfährt.

Die Säule der Waage wird gleichzeitig durch die Last und das Gegengewicht belastet (Abb. 2). Die Belastung der Säule ist also zweimal so groß wie die Last. In der Zeichnung ist dies durch die Größe des auf die Säule gestellten Gewichtes dargestellt.

Wird, wie bei der Waage (Abb. 3), das linke Gegengewicht näher an die Säule herangeschoben und damit sein Abstand auf ein Drittel verkleinert, so muß es jetzt dreimal so groß sein, um der rechten Last das Gleichgewicht zu halten. Infolgedessen ist die Belastung der Säule jetzt viermal so groß wie die Last.

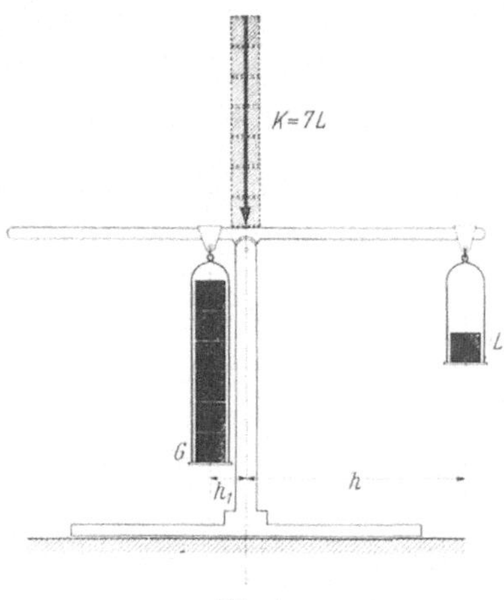

Abb. 4.

Auch beim Becken ist der Hebelarm des Gegengewichtes, also der Hebelarm der Muskelkraft, nur ein Drittel so groß wie der Hebelarm des Körpergewichtes (vgl. Abb. 1). Deshalb ist auch die Belastung des Schenkelkopfes viermal so groß wie das Körpergewicht. Hieraus ergibt sich, daß bei einem Gesamtkörpergewicht von 60 kg, von dem das Standbein etwa 50 kg trägt, auf den Schenkelkopf des Standbeines beim Gehen der enorm hohe Druck von 200 kg wirkt. Es ist also wohl verständlich, daß bei allen Affektionen des coxalen Femurendes die mechanische Beanspruchung eine große Rolle spielt.

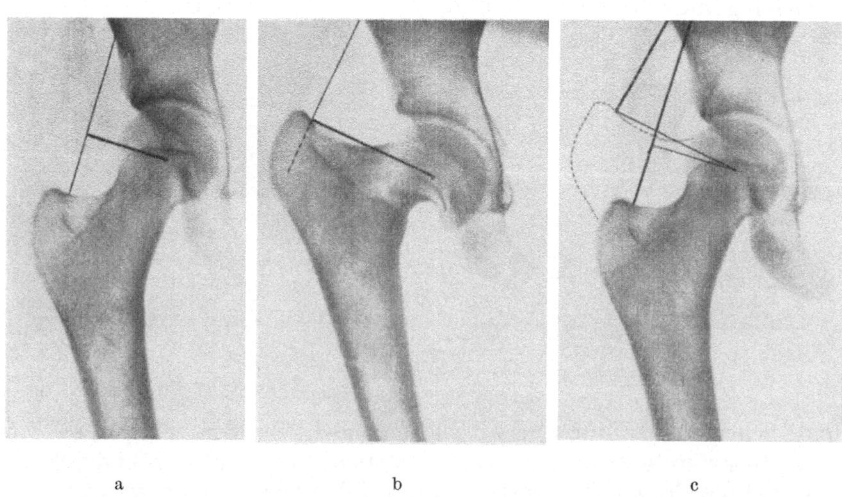

a   b   c

Abb. 5.

Bei der Waage (Abb. 4) ist das Gegengewicht noch näher an die Säule herangerückt, so daß sein Hebelarm, der an und für sich schon recht klein war, auf die Hälfte verkürzt ist. Infolgedessen muß das Gegengewicht, um der Last Gleichgewicht halten zu können, jetzt doppelt so groß sein wie bei der Waage Abb. 3. Durch diese kleine Verschiebung des Gegengewichtes wird also die Belastung der Säule fast doppelt so groß. Am Becken wird die Länge des Hebelarmes des Gegengewichtes, also die Länge des eingezeichneten Hebelarmes der Muskelkraft, durch den seitlichen Abstand des Trochanter major vom Becken bestimmt. Da dieser relativ kurz ist, so genügt schon eine absolut kleine Verschiebung des Trochanter major auf das Becken zu, um die Belastung des Schenkelkopfes sehr stark zu vergrößern. Andererseits wird durch eine Verschiebung des Trochanter major nach außen der Hebelarm der Muskelkraft länger und dadurch die Belastung des Schenkelkopfes verkleinert. Daraus ersehen Sie, daß für die Größe der Belastung des Schenkelkopfes der seitliche Abstand des Trochanter major vom Becken maßgebend ist.

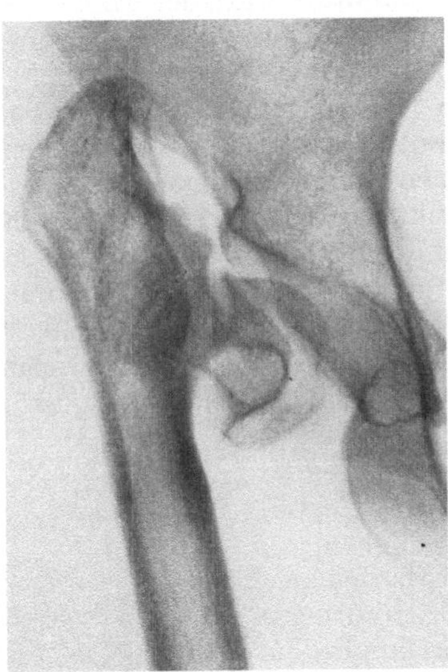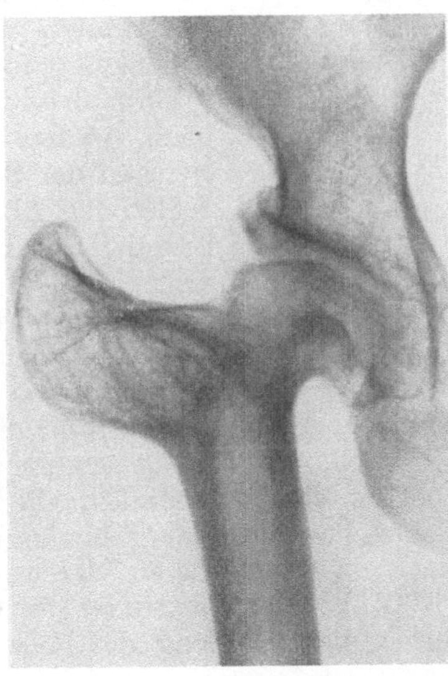

Abb. 6.

Bei Coxa valga ist der Hebelarm der Muskelkraft kürzer als normal, so daß die Belastung des Schenkelkopfes bei Coxa valga also größer ist als normal.

Umgekehrt ist bei Coxa vara der Hebelarm der Muskelkraft länger als normal. Die Belastung ist also bei Coxa vara kleiner als normal.

Auf den beiden Röntgenbildern (Abb. 5a und b) einer Patientin, die auf der einen Seite eine Coxa valga, auf der anderen Seite eine Coxa vara hatte, tritt die unterschiedliche Hebelarmlänge noch viel deutlicher zutage. Ein Vergleich der beiden Hebelarme auf der Abb. 5c läßt erkennen, daß bei der Coxa vara der Hebelarm fast doppelt so lang ist wie bei der Coxa valga.

Aus der Erkenntnis, daß man durch Vergrößerung des seitlichen Trochanterabstandes vom Becken die Belastung des Schenkelkopfes wesentlich verkleinern kann, ergibt sich eine Nutzanwendung für die operative Behandlung von Hüftdeformitäten.

Auf dem nächsten Bild (Abb. 6) sehen Sie links den Endzustand einer Coxa vara congenita mit einem kleinen gefährdeten Schenkelkopf. Wie das rechte Bild zeigt, wurde bei der Umlagerungsosteotomie darauf geachtet, daß die Trochanterspitze einen möglichst großen seitlichen Abstand vom Becken erhielt. Dadurch wurde die Belastung des Schenkelkopfes so stark verkleinert, daß sie auf die Dauer ohne Schaden ertragen werden konnte. Bei diesem Falle wäre es falsch gewesen, den Trochanter major nach abwärts zu verlagern, wie es immer wieder empfohlen wird, um die Spannung der Abduktoren wieder herzustellen. Denn durch die Verlagerung der Trochanter nach abwärts wird der Hebelarm des Abduktoren sehr kurz, also die Belastung des Schenkelkopfes stark vergrößert (Abb. 7).

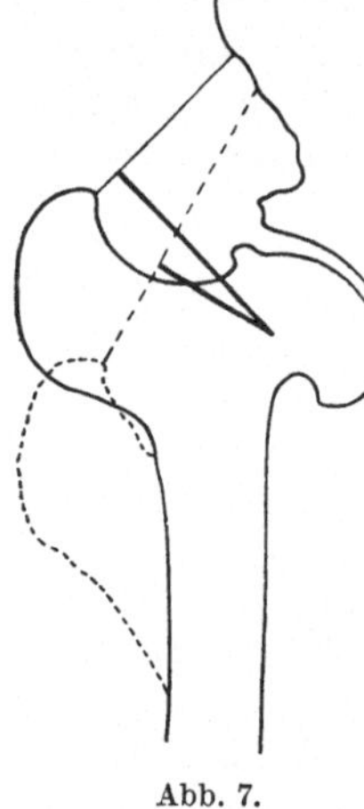

Abb. 7.

Deshalb ist eine Verlagerung des Trochanter major nach abwärts kontraindiziert bei allen Fällen, bei welchen der Schenkelkopf gefährdet ist.

Bei der Abduktionsfraktur des Schenkelhalses ist der Hebelarm der Abduktoren wesentlich kürzer als normal. Infolgedessen ist die Belastung des Schenkelkopfes sehr viel größer als normal. Es ist sehr wahrscheinlich, daß die stark erhöhte Belastung mit dafür verantwortlich ist, daß wir gerade bei der Abduktionsfraktur relativ häufig eine Nekrose des Schenkelkopfes beobachten. Deshalb ist es ratsam, bei der Abduktionsfraktur die volle Belastung des Beines möglichst lange hinauszuschieben.

Die zweite Frage, die zu klären ist, bezieht sich auf die Größe und Verteilung des Gelenkdruckes, der durch die Belastung des Schenkelkopfes hervorgerufen wird.

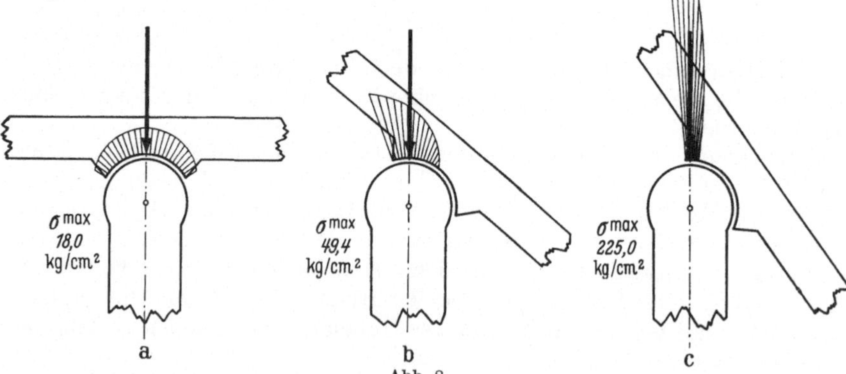

Abb. 8.

Für diese Ableitung ist das Gelenk der Waage in größerem Maßstab dargestellt (Abb. 8). Die Größe und Verteilung des Gelenkdruckes wird grundsätzlich bestimmt durch die Lage der Druckrichtung im Gelenk.

Wenn die Druckrichtung die Mitte des Gelenkes schneidet, wie im Schema Abb. 8a dargestellt ist, so ist der Gelenkdruck klein und nahezu gleichmäßig über die ganze Gelenkfläche verteilt, wie das Diagramm der Druckspannungen zeigt. Wenn die Druckrichtung gegen die Pfannenecke verschoben liegt (Abb. 8b), dann sind die Druckspannungen viel größer, steigen gegen die Pfannenecke an und sind nur auf einen Teil der Gelenkfläche verteilt. Wenn die Druckrichtung dicht an der Pfannenecke liegt (Abb. 8c), dann ist der Gelenkdruck allein auf die Pfannenecke konzentriert und infolgedessen außerordentlich groß, wie das Diagramm zeigt.

Im Röntgenbild des Hüftgelenkes findet die Größe und Verteilung des Gelenkdruckes ihren Ausdruck in der Form und Ausdehnung der Verdichtungszone des Knochengewebes im Pfannendach.

Bei der Subluxation des Schenkelkopfes, der Coxa valga luxans, ist die Druckrichtung bis an die Pfannenecke verschoben. Infolgedessen ist ein enorm großer Druck auf die Pfannenecke konzentriert.

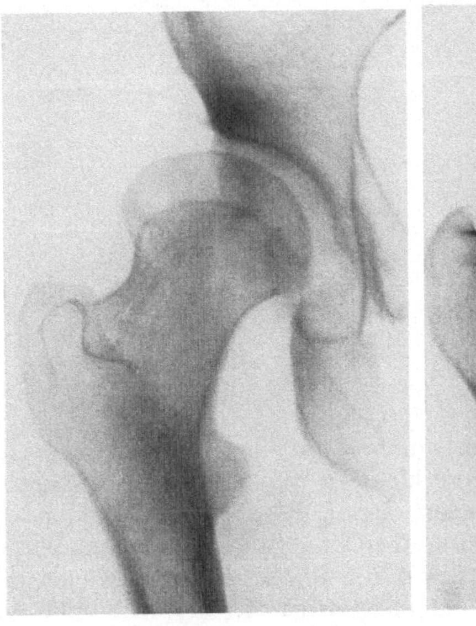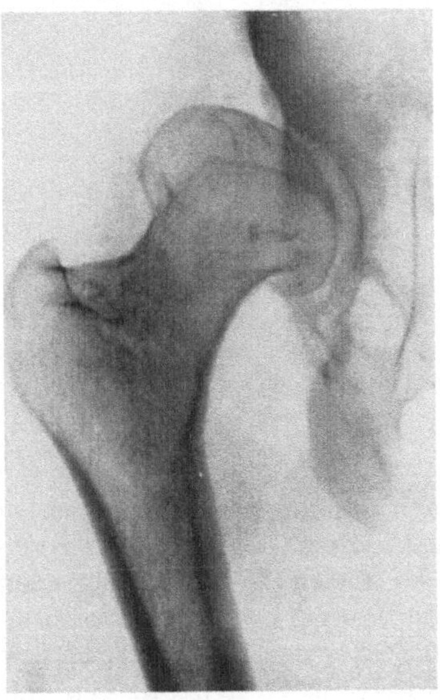

Abb. 9a.   Abb. 9b.

Diese Erkenntnis gibt die Erklärung für die Entwicklung des klinischen Krankheitsbildes und bildet auch die Grundlage für eine kausale Therapie, worauf ich heute nur kurz eingehen kann. Zunächst will ich Ihnen einmal die fortschreitenden Gelenkveränderungen im Röntgenbilde zeigen, die durch die Konzentration des anomal großen Druckes auf die Pfannenecke bedingt sind.

Das Röntgenbild Abb. 9a einer 21jährigen Patientin, die seit drei Jahren an zunehmenden Beschwerden litt, zeigt nur eine lokale Verdichtung des Knochengewebes an der Pfannenecke.

Das Röntgenbild Abb. 9b einer etwas älteren Patientin zeigt schon ein fortgeschritteneres Stadium, und zwar eine deutliche Verschmälerung des Gelenkspaltes an der Pfannenecke.

Auf dem Röntgenbild Abb. 10a sehen Sie als weiter fortgeschrittenes Stadium eine starke Verschmälerung des Gelenkspaltes in größerer Ausdehnung und beginnende Arthrose. Das Röntgenbild 10b zeigt ein Endstadium der Erkrankung mit völligem Schwund des Gelenkspaltes und hochgradigen arthrotischen Veränderungen.

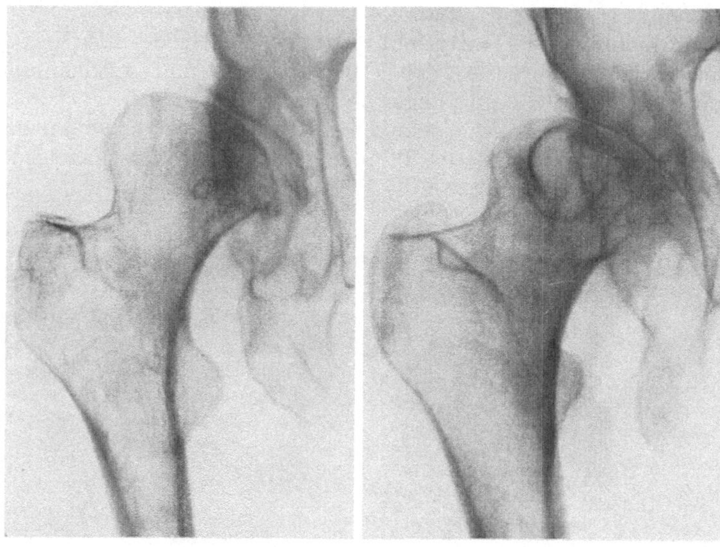

Abb. 10a.   Abb. 10b.

Nach den theoretischen Überlegungen hat eine kausale Therapie zur Aufgabe, den Gelenkdruck zu verkleinern und auf einen größeren Anteil der Gelenkfläche zu verteilen. Beide Forderungen werden erfüllt durch die operative Umwandlung der Coxa valga in eine mäßige Coxa vara. Dies geschieht praktisch durch die Resektion eines Keiles, dessen Lage und Größe in Abb. 11a eingetragen ist. In der Abb. 11b ist die durch die Keilosteotomie erreichte Veränderung der Beanspruchung dargestellt. Durch die Verlagerung des Trochanter major nach außen ist der Hebelarm der Abduktoren länger, also die Belastung des Schenkelkopfes kleiner geworden. Durch das Höhertreten des Trochanter major hat außerdem die Muskelkraft und damit die resultierende Druckrichtung eine stärkere Neigung erhalten. Hierdurch und durch das tiefere Hineinrücken des Schenkelkopfes in die Pfanne ist die Druckrichtung von der Pfannenecke gegen die Pfannenmitte verschoben worden. Durch die Verkleinerung der Belastung und die Verlagerung der Druckrichtung gegen die Mitte der Pfanne ist in dem gezeichneten Falle der Gelenkdruck von 130 kg/cm² auf 19 kg/cm², also auf 15% seiner ursprünglichen Größe erniedrigt und gleichzeitig auf einen großen Anteil der Gelenkfläche verteilt worden, wie ein Vergleich der Spannungsdiagramme erkennen läßt.

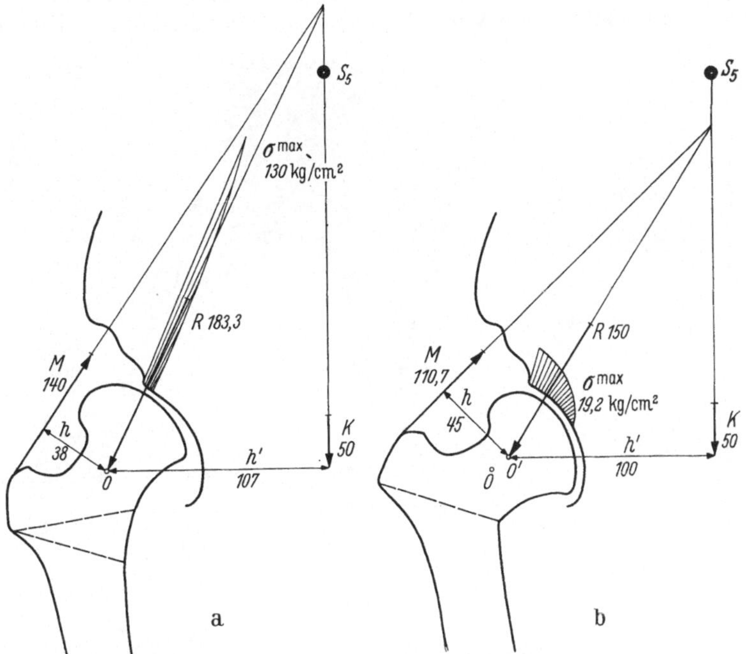

Abb. 11.

Außerdem ist der vorher außerhalb der Pfanne gelegene noch gesunde Anteil des Knorpelbelages des Schenkelkopfes jetzt unter das Pfannendach gerückt (Abb. 12).

Ich habe diese Adduktionsosteotomie bisher in über 100 Fällen ausgeführt, zum erstenmal vor 15 Jahren. Der Erfolg ist überraschend, zuverlässig und von Dauer. Auffallend ist, wie Sie noch sehen werden, die starke Verbreiterung des Gelenkspaltes nach dem Eingriff, die als Beweis

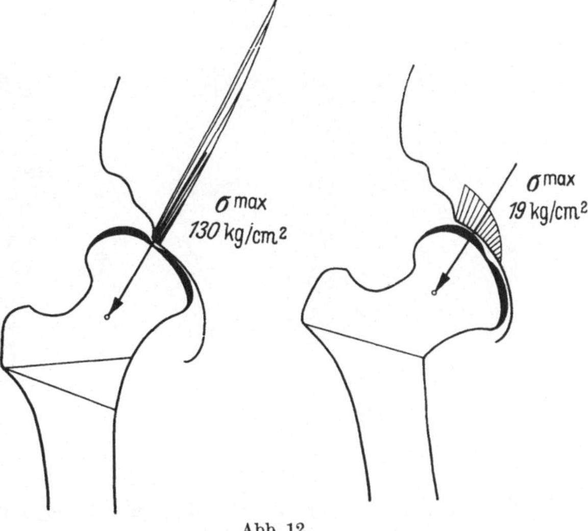

Abb. 12.

dafür angesehen werden kann, daß sich der Gelenkknorpel infolge der starken Reduzierung des Gelenkdruckes erholt bzw. neu gebildet hat.

Sie sehen hier zunächst die Röntgenbilder eines 16jährigen Mädchens, kurz vor der Behandlung, sechs Wochen nach der Operation und zwei Jahre nach der Adduktionsosteotomie (Abb. 13). Auffallend sind die osteochondropathischen Veränderungen am Schenkelkopf und die lokale

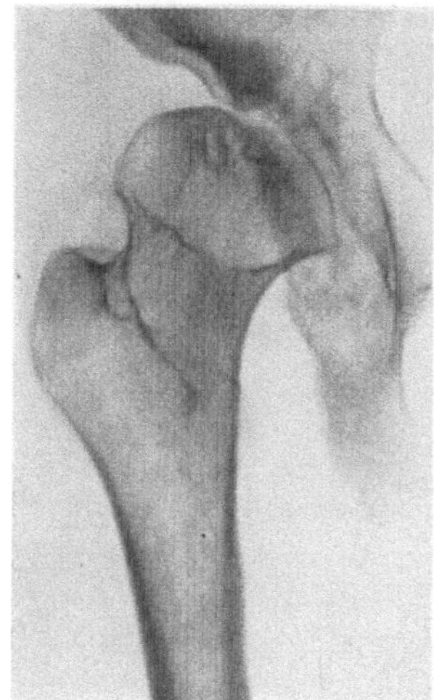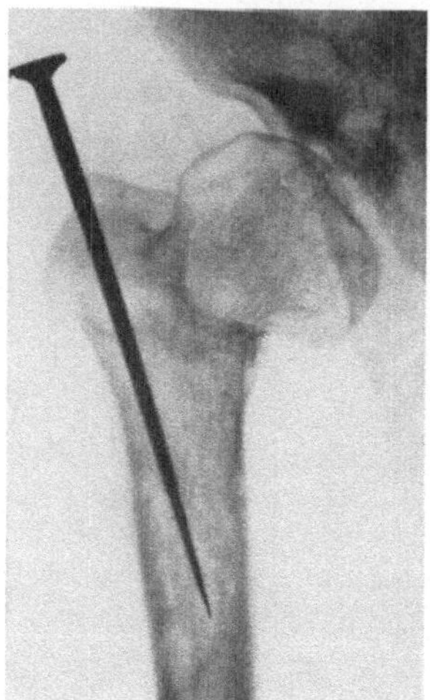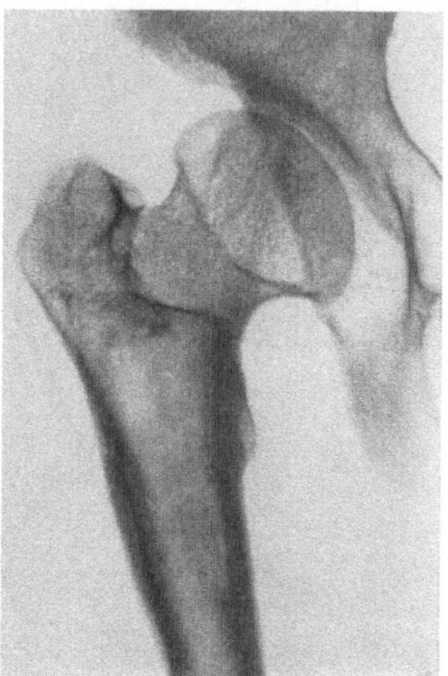

Abb. 13.

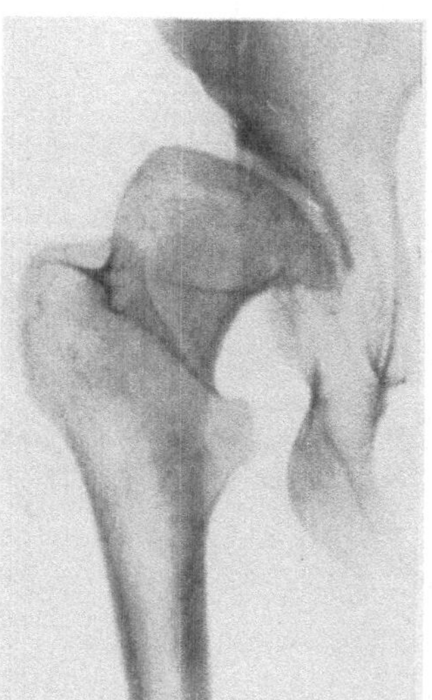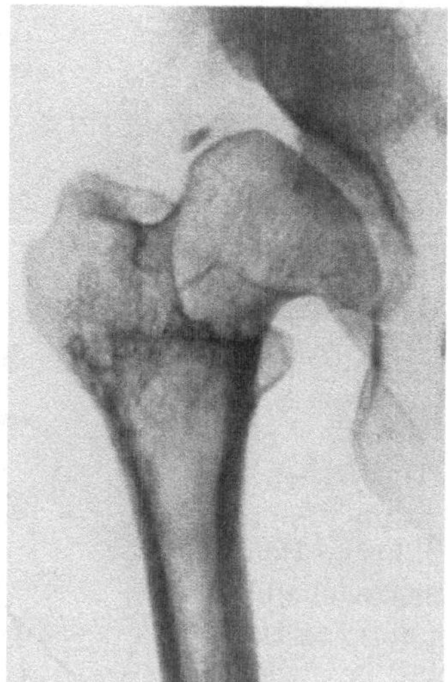

Abb. 14.

Verdichtung an der Pfannenecke, die durch die Konzentration des abnorm großen Druckes auf die Pfannenecke bedingt sind. Zwei Jahre nach dem Eingriff ist die osteochondropathische Erkrankung ausgeheilt. Die Kontur von Kopf und Pfanne hat sich geglättet. Die verdichtete Zone am Pfannendach erstreckt sich jetzt bis über die Mitte des Gelenkes, was ein Beweis dafür ist, daß nach der Adduktionsosteotomie der Gelenkdruck auf einen viel größeren Abschnitt des Gelenkes verteilt ist.

Bei den Röntgenbildern Abb. 14 handelt es sich um eine 30jährige Patientin, die seit 15 Jahren an zunehmenden Beschwerden litt. Die Schmerzen waren teils so hochgradig, daß sie in den letzten Jahren oft wochenlang zu Bett liegen mußte. Das rechte Röntgenbild, acht Jahre nach der Adduktionsosteotomie, zeigt eine ganz wesentliche Verbreiterung des Gelenkspaltes. Die Patientin ist auch heute noch völlig beschwerdefrei und hat Wegstrecken bis zu 20 km ohne Hinken und ohne besondere Ermüdung zurückgelegt. (Weitere Röntgenbilder von Operationsresultaten wurden gezeigt.)

Zum Schluß der theoretischen Überlegungen bleibt noch klar zu stellen, welche Beanspruchung der *Schenkelhals* durch die Belastung des Schenkelkopfes erfährt. Auch dies läßt sich am Schema der Waage demonstrieren.

Steht die Säule der Waage vertikal, wie in der Zeichnung Abb. 15a, so fällt die Druckrichtung mit ihrer Achse zusammen. In diesem Falle wird die Säule rein auf Druck beansprucht und die kleinen Druckspannungen haben im Querschnitt überall die gleiche Größe, wie Sie aus dem

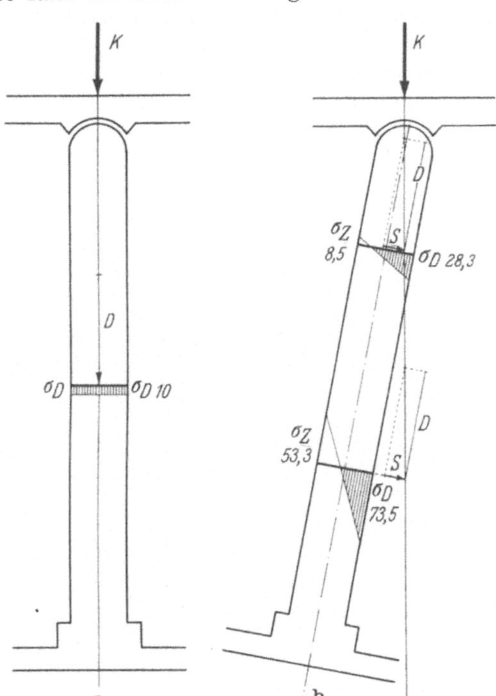
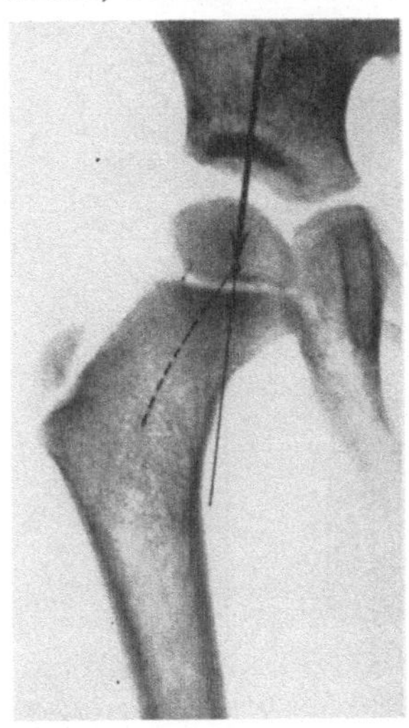

Abb. 15.

eingezeichneten Spannungsdiagramm ersehen. Steht die Säule dagegen geneigt, wie in der Zeichnung Abb. 15b, so verläuft die Druckrichtung schräg zur Säulenachse. Infolgedessen wird die Säule jetzt auch auf

Biegung beansprucht. Der Abstand der Druckrichtung von der Säulenachse nimmt von oben nach unten stetig zu. Deshalb wird auch ihre Biegebeanspruchung von oben nach unten immer größer und ist am unteren Ende am größten, wie ein Vergleich der Biegungsdiagramme zeigt. Im Röntgenbild Abb. 15c sehen Sie, daß auch beim Schenkelhals die Druckrichtung schräg zu seiner Achse verläuft. Der Schenkelhals wird also in der gleichen Art auf Biegung beansprucht, wie die Säule Abb. 15b. Am Trochanterende des Schenkelhalses ist die Biegebeanspruchung am größten, so daß bei der lateralen und pertrochanteren Schenkelhalsfraktur die Biegebeanspruchung die gefährliche Beanspruchung ist, welche die Fragmente zu verstellen strebt. Bei der pertrochanteren Fraktur muß also durch therapeutische Maßnahmen die Biegebeanspruchung ausgeschaltet werden, was durch Extensionsbehandlung erreicht werden kann. Da auch die Kallusbildung im Trochantergebiet schnell und reichlich erfolgt, ist die knöcherne Heilung nicht gefährdet. Wenn aber der Allgemeinzustand des Patienten es erfordert, daß er schnell außer Bett gebracht wird, so muß die Fixierung der Fragmente gegen Biegebeanspruchung auf andere Weise erfolgen. Hierzu ist der Dreilamellennagel nicht geeignet. Ich kann Ihnen einen instruktiven Fall zeigen, der dies beweist.

Sie sehen links die Pause einer pertrochanteren Fraktur bei einer 84-jährigen Patientin (Abb. 16a). Mit dem Trochanter minor war auch ein Stück aus dem Adambogen ausgesprengt. Nach der Reposition habe ich

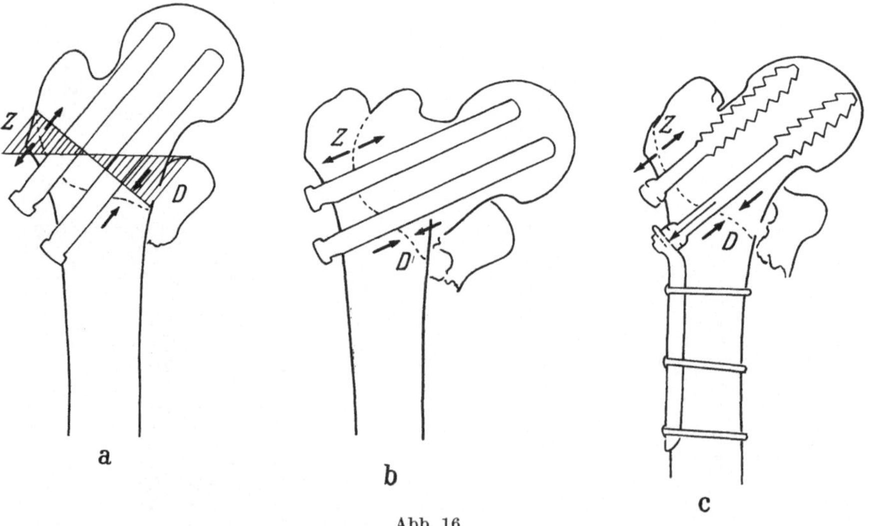

Abb. 16.

zunächst die Fragmente durch perkutane Doppelnagelung fixiert. Nach drei Tagen Bettruhe hatten sich die Fragmente, wie die Pause (Abb. 16b) zeigt, schon verschoben. Der obere Nagel war hierbei durch den Zug aus der Biegung weiter in die Kortikalis hineingezogen worden, wie Sie deutlich erkennen können. Der untere Nagel wurde durch den Biegungsdruck etwas aus der Kortikalis hinausgestoßen, weil das Kopffragment infolge des Defektes im Adambogen in der reponierten Stellung kein Auflager auf dem Trochanterfragment fand.

Ich habe dann, wie aus der Pause Abb. 16c ersichtlich ist, nach erneuter Reposition die beiden Nägel durch Schrauben ersetzt. Die obere Schraube leistet dem Zug aus der Biegung Widerstand und verhindert das Klaffen der Fragmente. Bei der unteren gelaschten Schraube nimmt die Lasche den Biegungsdruck auf und verhindert trotz des Defektes im Adambogen das Zusammenschieben der Fragmente. Mit dieser Verschraubung konnte die Patientin schon nach sechs Tagen außer Bett gebracht werden und das Bein belasten, ohne daß eine Verstellung der Fragmente eintrat. Die Fraktur heilte in idealer Stellung, wie spätere Röntgenaufnahmen bestätigten.

Ich habe Ihnen diesen Fall nur deshalb gezeigt, weil er in so eindeutiger Weise die unterschiedliche Wirkung von Nagel und Schraube bei einer stark auf Biegung beanspruchten Schenkelhalsfraktur erkennen läßt, ferner, weil diese Doppelverschraubung eine zuverlässige Methode ist, um den Patienten auch dann schnell auf die Beine zu stellen, wenn am Adambogen ein Stück ausgesprengt ist und dadurch an dieser Stelle das Auflager für das Kopffragment fehlt. In günstiger gelagerten Fällen kann bei der pertrochanteren Schenkelhalsfraktur die Fixierung der Fragmente auch auf andere Weise zuverlässig erfolgen. In manchen Fällen genügt eine einzige gelaschte Schraube oder der von SOEUR angegebene hakenförmige Küntscher-Nagel.

Zum Abschluß der theoretischen Überlegungen will ich Ihnen jetzt

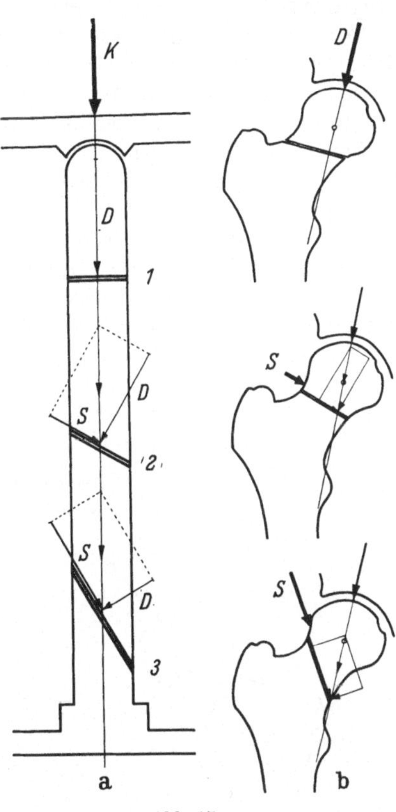

Abb. 17.

noch am Beispiel der Waage zeigen, welche Beanspruchung die mediale Schenkelhalsfraktur erfährt. Zu diesem Zwecke ist die Säule der Waage durch drei Schnitte geteilt (Abb. 17a). Der obere Schnitt liegt senkrecht zur Säulenachse und hat keinen Einfluß auf ihre Tragfähigkeit, weil die Säulenenden durch die Belastung nur aufeinander gepreßt werden. Im mittleren, schrägen Schnitt trachtet die Belastung das obere Säulenende gegen das untere durch die Schubkraft S zu verschieben und im unteren Schnitt, der noch schräger verläuft, ist die verschiebende Kraft S sehr viel größer. In analoger Weise wirkt die Belastung beim Schenkelhalsbruch (Abb. 17b). Liegt die Bruchlinie senkrecht zur Druckrichtung, wie im oberen Bild und wie es bei den Adduktionsfrakturen meist der Fall ist, so hat die Belastung keine verschiebende Wirkung und die Bruchenden werden durch reinen Druck aufeinander gepreßt. Liegt die Bruchlinie dagegen schräg zur Druckrichtung, wie im mittleren Bild, so trachtet die Belastung das obere Fragment mit der Schubkraft S nach unten zu verschieben. Liegt die Bruchlinie nahezu vertikal, so ist die verschiebende Kraft sehr groß.

Der Schub ist diejenige Beanspruchung, welche die knöcherne Heilung der Schenkelhalsfraktur verhindern kann. Er ist so gefährlich, weil erstens durch die geringste Verschiebung das junge Kallusgewebe gedehnt wird. Hierdurch wird die Bildung von Bindegewebe erzwungen, dessen Verknöcherung nur sehr langsam erfolgt; zweitens, weil der Schub die erste bindegewebige Verbindung intermittierend verzerrt und dadurch die Einlagerung von Knochengewebe verhindert. Denn die Knochenbildung kann im fibrillären Leitgerüst nur bei absoluter Ruhe erfolgen.

Da der Schub die gefährliche Beanspruchung für die Schenkelhalsfraktur ist, so besteht die Aufgabe der Therapie darin, die verschiebende Wirkung der Schubkraft auszuschalten. Das beste Hilfsmittel hierzu ist der Dreilamellennagel oder die Schraube.

Die praktischen Erfahrungen haben diese theoretische Überlegung voll bestätigt. Nur bei den Frakturen mit hochgradiger Neigung der Bruchfläche, also bei besonders großer Schubbeanspruchung, reicht auch die Nagelung nicht immer aus. So teilt der Brüsseler Orthopäde Soeur

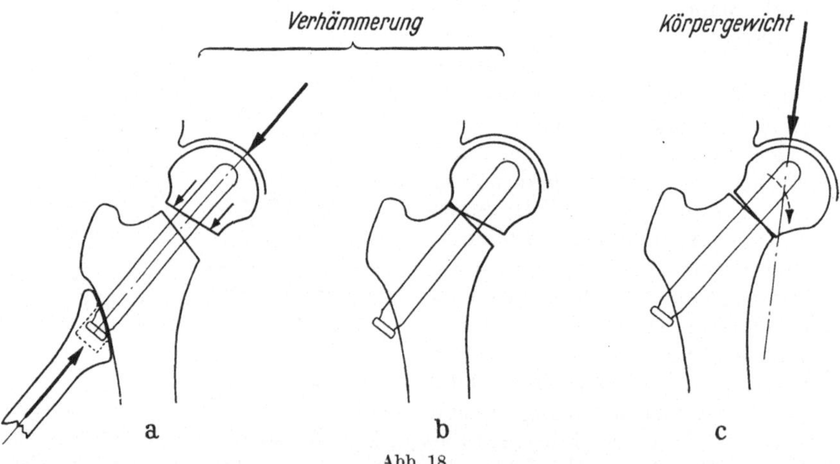

Abb. 18.

in seiner jüngst erschienenen Monographie über den Schenkelhalsbruch mit, daß bei 18 von ihm behandelten Frakturen mit steiler Bruchfläche trotz korrekter Nagelung in 8 Fällen eine Pseudarthrose eingetreten ist.

Auch bei der Nagelung ist Vorbedingung für die knöcherne Heilung, daß nach exakter Reposition und Nagelung die Fragmente fest aufeinandergepreßt stehen, wie Böhler es ja stets betont hat. Die übliche

Verhämmerung mit dem Nachschlag-Instrument habe ich persönlich nie angewandt, weil sie m. E. große Nachteile hat. Ich habe stets einer physiologischen Verhämmerung den Vorzug gegeben, deren Vorteil ich Ihnen kurz erklären will.

Bei der Verhämmerung mit dem Nachschlag-Instrument werden, wie in der Zeichnung Abb. 18a dargestellt ist, die Fragmente in Richtung des Nagels aufeinander zugeführt. Steht das Kopffragment nach der Reposition leicht abduziert, wie so häufig, so kommen durch die Verhämmerung nur die oberen Anteile der Fragmente zum festen Schluß, wie aus der Zeichnung Abb. 18b ersichtlich. Wird dann der Patient nach drei oder vier Wochen auf die Beine gestellt, so hat die in vertikaler Richtung wirkende Belastung zur Folge, daß sich das Kopffragment im Sinne des Uhrzeigers dreht, wie in Abb. 18c dargestellt ist. Hierdurch kommt jetzt der mediale Anteil der Fragmente zum festen Schluß, während der laterale Anteil sich etwas löst. Dadurch wird der Heilungsprozeß gestört. Um diese Störung zu vermeiden, habe ich anstelle der Verhämmerung den Patienten stets am zweiten oder dritten Tag nach der Nagelung etwa 20 Schritte mit Unterstützung gehen lassen. Durch die Belastung beim Gehen werden die Fragmente gleich

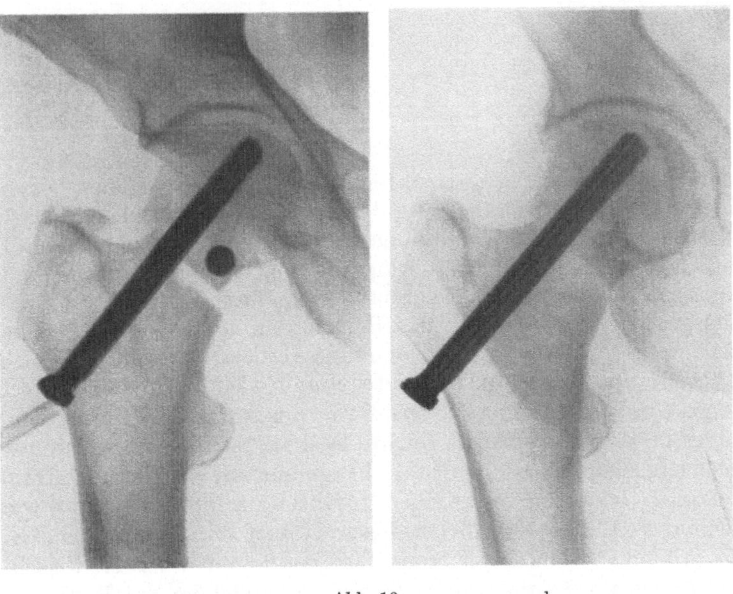

a   Abb. 19   b

in der endgültigen Stellung zum Schluß gebracht und die Frakturheilung wird nicht mehr gestört, wenn der Patient das Bett verlassen kann. Auch ist die physiologische Verhämmerung durch das Körpergewicht viel schonender, als durch die harten Schläge mit dem Hammer, die m. E. eine Schenkelkopfnekrose begünstigen können. Die Wirkung dieser physiologischen Verhämmerung sehen Sie hier im Röntgenbild.

Das Röntgenbild Abb. 19a zeigt den Zustand gleich nach der Nagelung. Rechts sehen Sie den festen Schluß der Fragmente, nachdem der
Patient zwei Tage nach der Nagelung 20 Schritte mit Unterstützung
gegangen war (Abb. 19b).

Wenn schon feststeht, daß der Schub die gefährliche Beanspruchung
ist, so muß vor allem auch darauf geachtet werden, daß der Schub nicht
durch ungeeignete Maßnahmen während der Behandlung noch vergrößert wird. Dies geschieht aber vielfach durch eine Übung,
die oft recht frühzeitig systematisch durchgeführt wird,
und zwar durch das aktive Heben des gestreckten Beines.

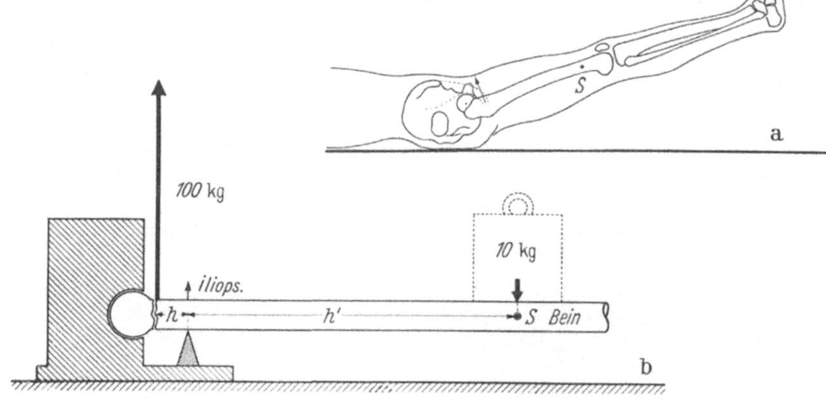

Abb. 20.

Das aktive Heben des gestreckten Beines erfolgt, wie oben dargestellt
ist, in erster Linie durch den Zug des Iliopsoas (Abb. 20). Hierbei bildet
das Bein bis zum Bruchspalt einen zweiarmigen Hebel, dessen Dreh-
punkt an der Ansatzstelle des Iliopsoas am Trochanter minor liegt. In
der unteren schematischen Zeichnung sind diese Verhältnisse maßstäb-
lich dargestellt. Das Gewicht des Beines, das in seinem Schwerpunkt S
angreift, beträgt etwa 10 kg. Der lange Hebelarm reicht vom Schwerpunkt des Beines bis zum Trochanter minor, also bis zu dem dreieckigen
Auflager, und ist zehnmal so groß wie der kurze Hebelarm, der vom
Auflager bis zum Bruchspalt reicht. Deshalb ist die Kraft, mit welcher
das Gewicht des Beines das distale Fragment am proximalen Fragment
vorbei nach oben zu verschieben trachtet, zehnmal so groß wie das
Gewicht des Beines, so daß bei dieser Übung der Iliopsoas die Bruchenden mit einer Schubkraft von 100 kg gegeneinander zu verschieben
strebt. Ich erinnere mich eines Falles, bei welchem die Pseudarthrose
neun Monate lang allein durch diese Übung, die dreimal täglich sogar
gegen Widerstand ausgeführt worden war, unterhalten wurde. Als ich
die weitere Behandlung übernahm, habe ich lediglich die Übung abge-
setzt und die Pseudarthrose heilte ohne jede weitere Maßnahme in
kürzester Zeit aus.

Zur Ausschaltung des Schubes ist die Doppelnagelung nach Bauer
wirksamer als die einfache Nagelung. Noch wirksamer ist die pelvi-

trochantere Nagelung, die auch bei Pseudarthrosen, bei welchen die bindegewebige Verbindung noch nicht ausdifferenziert ist, meist knöcherne Heilung herbeiführt. Bei veralteten Pseudarthrosen mit ausdifferenziertem Gewebe ist sie nach meinen Erfahrungen jedoch nicht zuverlässig.

Auf einem ganz anderen Prinzip beruht die Behandlung der Schenkelhalspseudarthrose mit der operativen Umlagerung der Bruchfläche. Während bei der Nagelung die Schubkraft als solche bestehen bleibt und nur ihre verschiebende Wirkung durch den Nagel ausgeschaltet wird, wird durch die Umlagerung der Bruchfläche die Schubkraft selbst in eine Druckkraft umgewandelt, welche die Fragmente fest aufeinander preßt. Deshalb ist die Umlagerung die zuverlässigste Behandlung für die Schenkelhalspseudarthrose. Sie versagt auch nicht bei veralteten Pseudarthrosen mit ausdifferenziertem Gewebe.

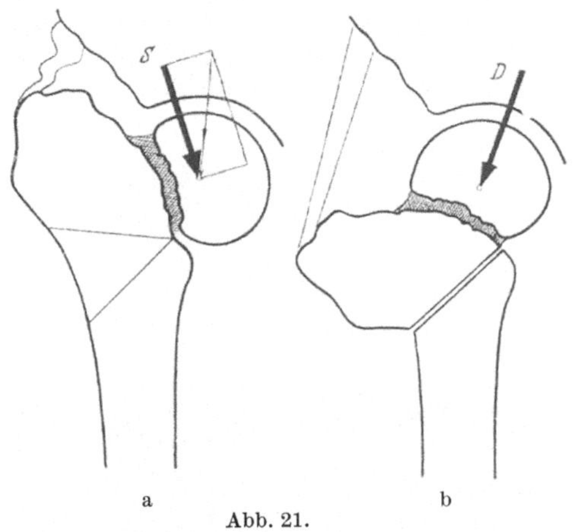

Abb. 21.

Oben sehen Sie die Zeichnung einer veralteten Pseudarthrose mit Halsschwund und nahezu vertikal verlaufendem Bruchspalt (Abb. 21a). Die Schubkraft S, welche das Kopffragment nach unten zu verschieben

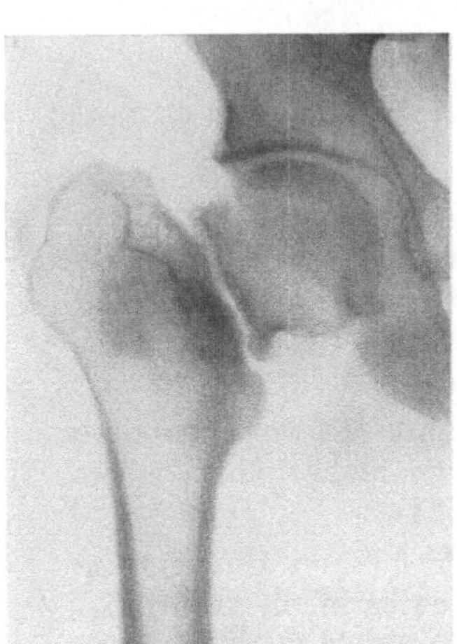
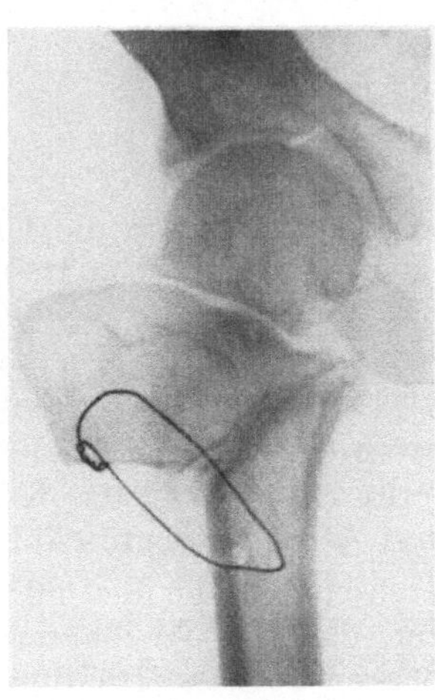
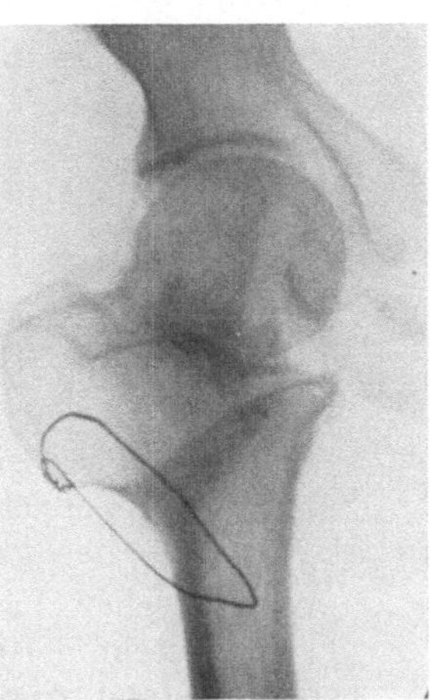

Abb. 22.

trachtet, ist infolgedessen sehr groß. Rechts sehen Sie den Zustand nach der Umlagerung, d. h. nach Resektion des in die linke Skizze eingetragenen Keiles (Abb. 21b). Die verschiebende Kraft S ist jetzt in eine reine Druckkraft D verwandelt, welche die Fragmente fest aufeinander preßt.

Die Röntgenaufnahmen Abb. 22 zeigen die Anwendung der Umlagerung bei einer veralteten straffen Pseudarthrose, fünf Jahre nach der Fraktur, in der Mitte den Zustand nach der Umlagerung und rechts die knöcherne Heilung, sechs Monate nach der Umlagerung.

Hier das Röntgenbild einer Schenkelhalspseudarthrose bei einem jungen Manne, bei dem ich vor 25 Jahren zum ersten Male die Umlagerung durchführte (Abb. 23). Er ist bis heute ununterbrochen voll arbeitsfähig und ohne Beschwerden geblieben. Die Beweglichkeit des Hüftgelenkes hat sich im Laufe der Jahre noch gebessert und ist heute praktisch frei.

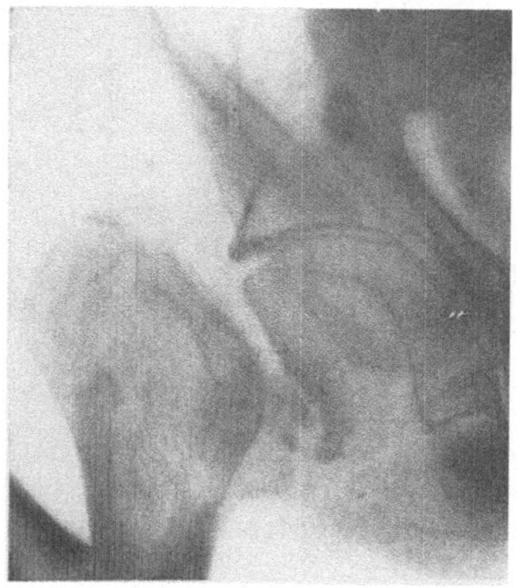
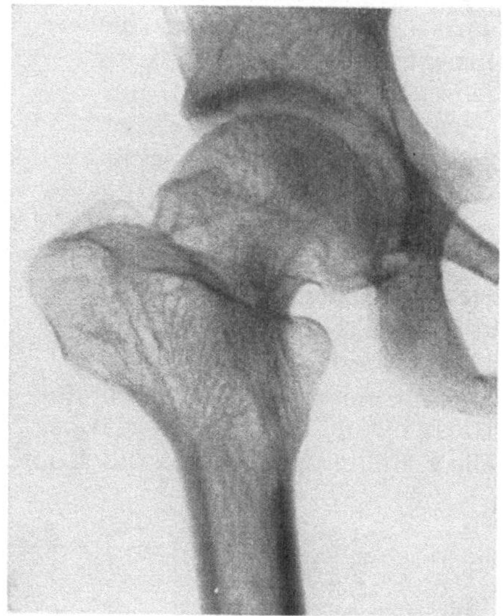

Abb. 23.

Während bei straffen Pseudarthrosen die Umlagerung allein im allgemeinen zur Erzwingung der knöchernen Heilung genügt und die Methode der Wahl ist, muß bei lockeren Pseudarthrosen mit mehr oder weniger defektem Kopffragment die Umlagerung mit der Nagelung kombiniert werden, was gleichzeitig geschehen kann.

Bei dieser Pseudarthrose einer 45jährigen Fürsorgerin war besondere Sorgfalt und Vorsicht erforderlich, weil das Kopffragment stark defekt war und eine hochgradige Atrophie zeigte (Abb. 24a).

Wie Sie sehen, habe ich erstens die Bruchfläche bei der Umlagerung nur so weit aufgerichtet, daß der Trochanter major einen größtmöglichen Abstand vom Becken aufwies. Hierdurch erhielt der Hebelarm der Abduktoren die größtmögliche Länge, wodurch die Belastung des Schenkelkopfes so klein wie möglich wurde. Zweitens habe ich die Pseudarthrose gleichzeitig genagelt, um noch den Restschub auszuschalten, der durch die verbliebene Neigung der Bruchfläche noch vorhanden war, und drittens habe ich zur weiteren Sicherung gegen Schub auch noch die Spitze des unteren Fragmentes bis unter den Schenkelkopf vorgeschoben für den Fall, daß der Nagel in dem stark erweichten und defekten Knochen eine Verschiebung nicht zuverlässig verhindern konnte.

Die Pseudarthrose heilte schnell und die Patientin ist heute, acht Jahre nach der Operation, noch den ganzen Tag über im Außendienst

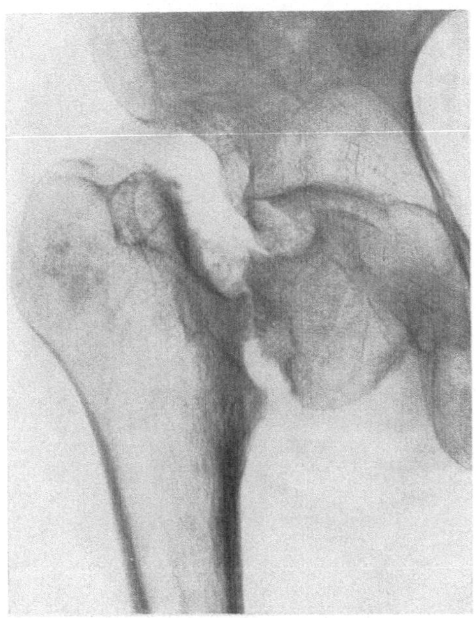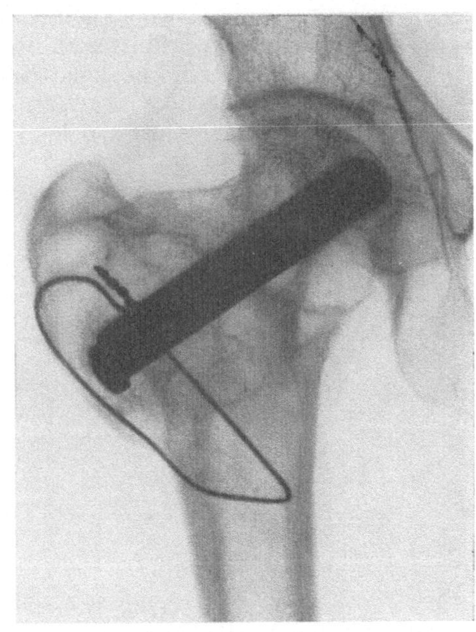

a   Abb. 24.   b

als Fürsorgerin tätig (Abb. 24b). Der Gang ist ohne Beschwerden und ohne Hinken, das Hüftgelenk vollständig frei beweglich.

Eine besondere Gruppe nehmen unter den veralteten Pseudarthrosen die Fälle ein, bei welchen nach Resorption des Schenkelhalses das Kopffragment weitgehend nach abwärts verschoben ist und eine Reposition nicht mehr möglich ist. Weil bei diesen Fällen nur noch der obere Pol des Kopffragmentes mit dem Halsrest in Verbindung steht, würde nach der Umlagerung eine breite Auflagerfläche für das Kopffragment fehlen und dieses nach abwärts kippen.

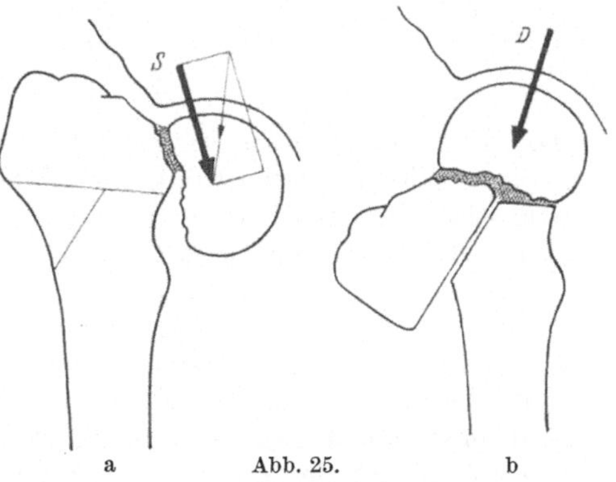

a   Abb. 25.   b

Bei diesen Fällen muß gleichzeitig mit der Umlagerung die Schenkelhalstragfläche verbreitert werden, damit das Kopffragment nach der Umlagerung ein Auflager in ganzer Fläche findet. Diese Rekonstruktion des Schenkelhalses bzw. seiner Tragfläche kann gleichzeitig mit der Umlagerung erreicht werden durch eine Y-förmige Schnittführung bei der Keilosteotomie, wie sie in die Zeichnung Abb. 25a eingetragen ist. Bei der Y-förmigen Osteotomie wird zunächst der obere Schnitt in ganzer Breite durch den Knochen durchgeführt. Die untere Schnittfläche des Keiles wird so gelegt, daß die Spitze des Keiles etwa auf die Mitte des oberen Schnittes zu liegen kommt. Hierdurch bleibt nach der Entfernung des Knochenkeiles am unteren Fragment eine Fläche übrig, die nach der Abwinkelung unter das Kopffragment geschoben wird, wie in der Zeichnung Abb. 25b dargestellt ist.

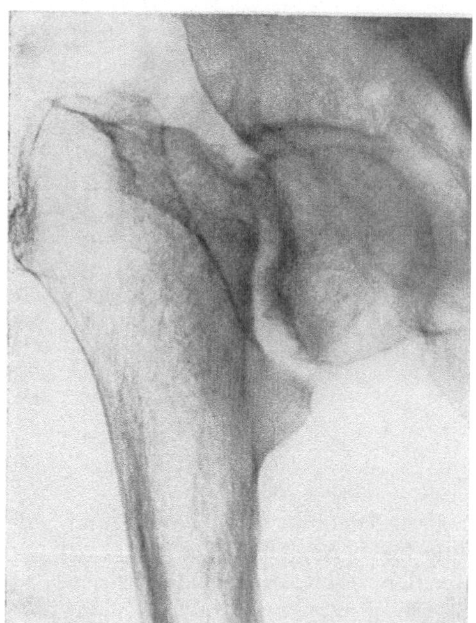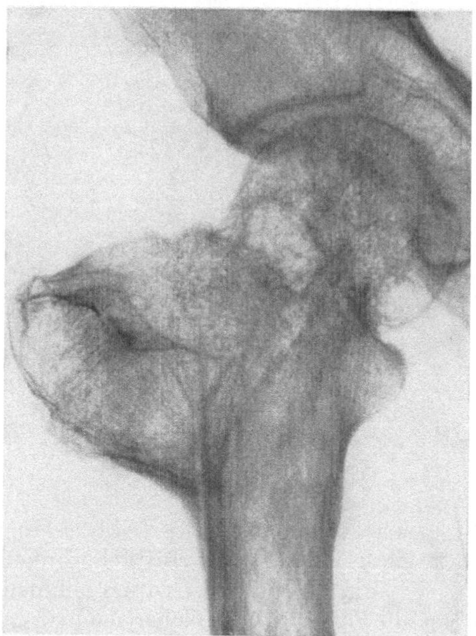

Abb. 26.

Die Ergebnisse dieser Y-förmigen Umlagerung sind ausgezeichnet, wie Sie aus den nächsten Röntgenaufnahmen ersehen können.

Hier das Ergebnis bei einem 56jährigen Patienten, bei welchem die Fraktur 2½ Jahre zurücklag (Abb. 26).

In besonders gefährdeten Fällen ist es zweckmäßig, die Y-förmige Osteotomie noch mit der Nagelung zu kombinieren, so z. B. bei dieser Schußfraktur, bei welcher das Gelenk selbst noch erhalten war (Abb. 27).

Auch bei dieser desolaten Pseudarthrose mit vollständigem Schwund das Schenkelhalses konnte durch die Y-förmige Osteotomie mit gleichzeitiger Nagelung der Schenkelhals rekonstruiert und ein vollkommenes funktionelles Resultat erzielt werden (Abb. 28).

Meine Damen und Herren, ich hoffe, Sie davon überzeugt zu haben, daß es selbst bei desolaten Spätfolgen des Schenkelhalsbruches noch

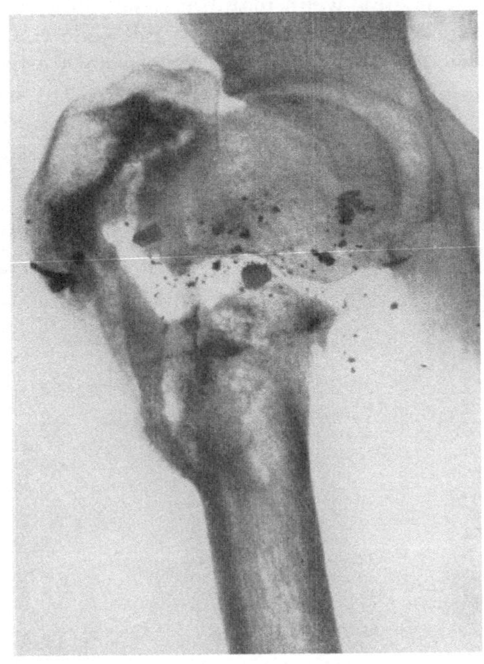

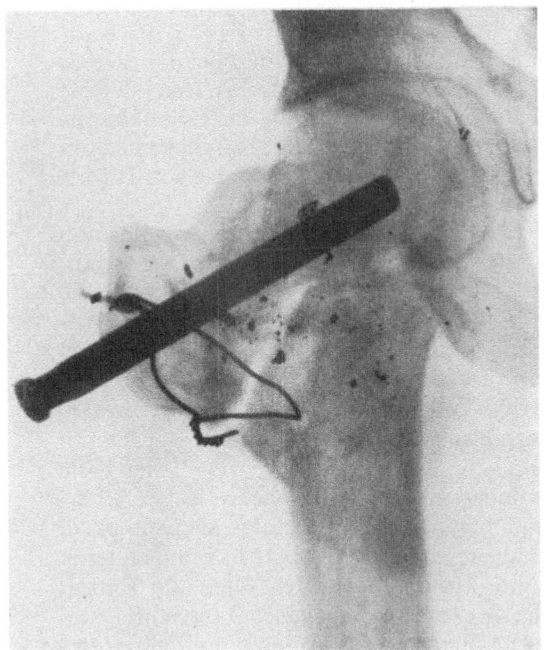

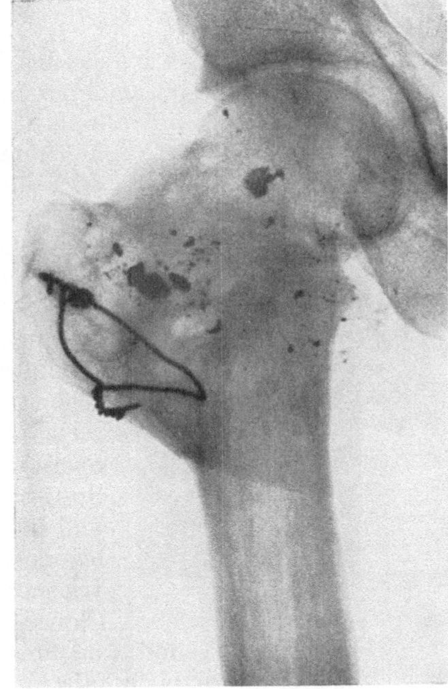

Abb. 27.

Heilungsmöglichkeit gibt, wenn man die Behandlung den mechanischen
Verhältnissen anzupassen versteht. Dies gilt jedoch ausschließlich für
die Fälle, bei welchen das Gelenk als solches noch erhalten ist. Ist das

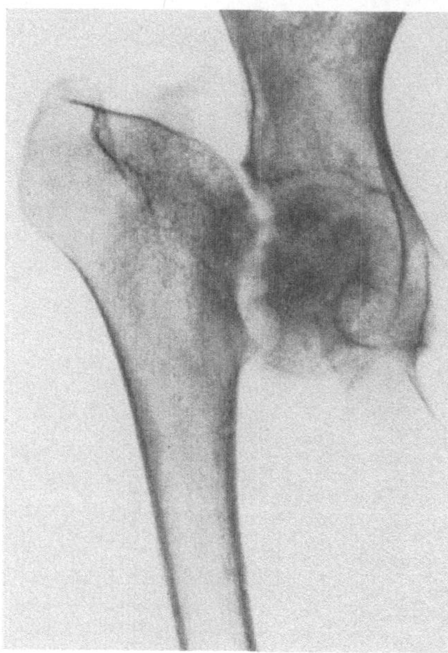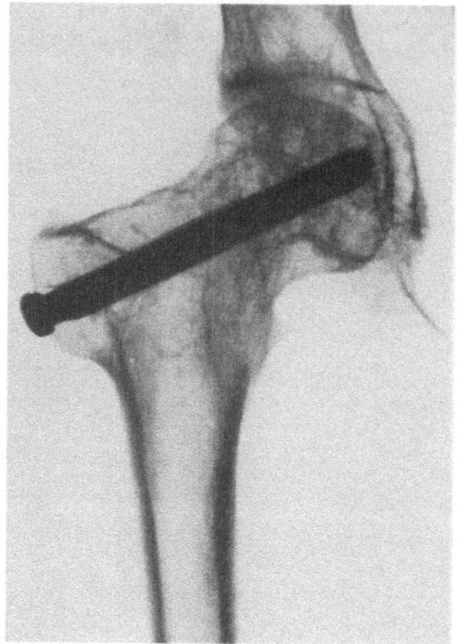

Abb. 28.

Gelenk defekt, wie meist bei der Schenkelkopfnekrose und bei der Schußfraktur, so bleibt als letzte Maßnahme nur noch die Arthrodese oder die
Arthroplastik mit alloplastischem Material, d. h. mit der Gelenkkappe

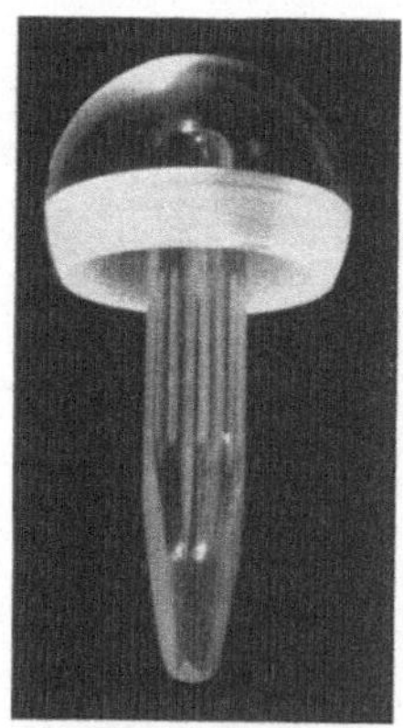

aus Vitallium oder Plexiglas von Smith-Petersen
oder mit der Endoprothese aus Plexiglas von Judet,
die Sie hier im Bilde sehen (Abb. 29).

Die Gelenkkappe wird in Amerika, wie ich von
dortigen Chirurgen erfuhr, nach 10jähriger Erfahrung kaum mehr verwendet, weil die Ergebnisse
in einem großen Prozentsatz der Fälle nicht be-
friedigten. Im Gegensatz hierzu hat sich die Judet-
sche Endoprothese innerhalb von fünf Jahren in
mehr als 1500 Fällen, von denen Judet allein 600
operiert hat, durchaus bewährt. Nach seiner letzten
Statistik sind die Ergebnisse in über 65% der Fälle
voll befriedigend und nach den theoretischen Überlegungen auch wohl als Dauererfolge anzusprechen.
Ich selbst habe mich seit 1949 bei Judet und anderen
Chirurgen im Ausland mehrfach über alle Einzel-

Abb. 29.

heiten der Technik und über die Ergebnisse eingehend unterrichtet und
in drei Jahren 121 Fälle operiert. Meine Resultate sind mit ganz ver-
einzelten Ausnahmen voll befriedigend, teils ganz ausgezeichnet, sowohl

was die Beschwerdefreiheit als auch die Funktion betrifft. Ich möchte aber nicht verfehlen, darauf hinzuweisen, daß sowohl die Indikation als auch die nicht ganz einfache Technik, zu der eine Reihe von Spezial-

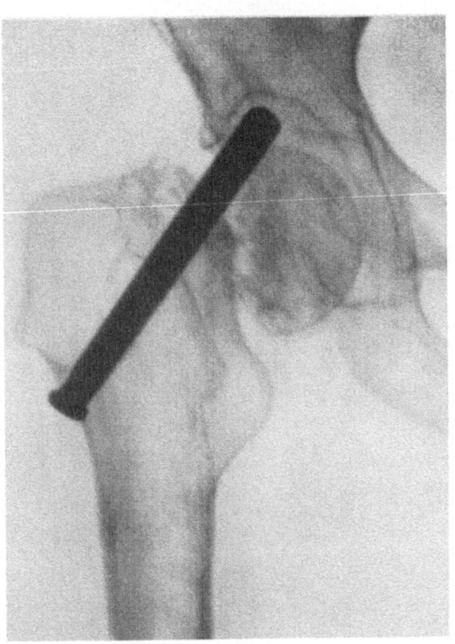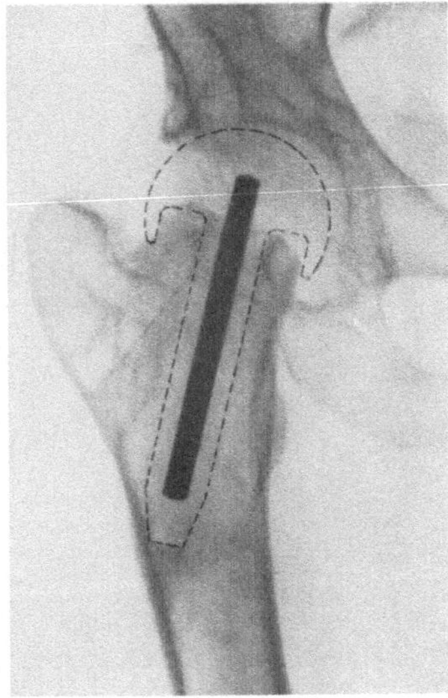

Abb. 30.

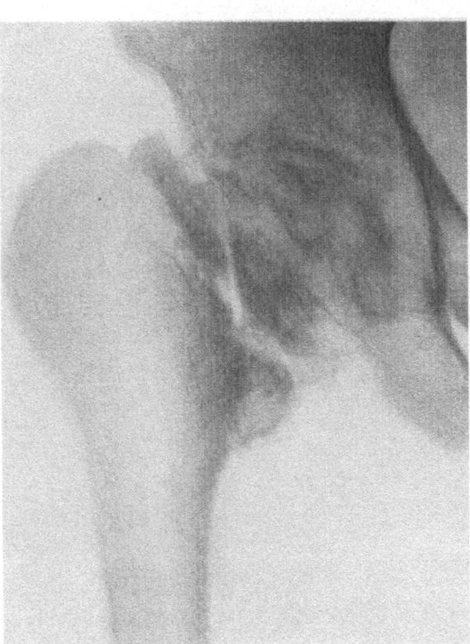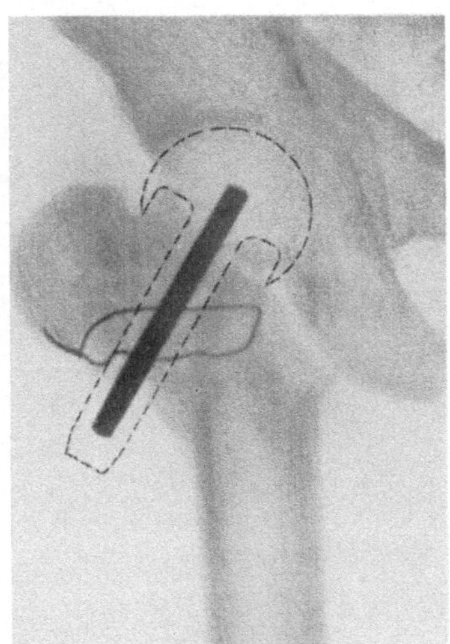

Abb. 31.

Instrumenten erforderlich ist, noch weiter ausgearbeitet werden müssen, wenn Fehlresultate und unliebsame Überraschungen vermieden werden sollen.

Ich will Ihnen jetzt zunächst vier verschiedene Fälle von Schenkelhalsbrüchen zeigen, bei welchen ich die Arthroplastik mit der Endo-

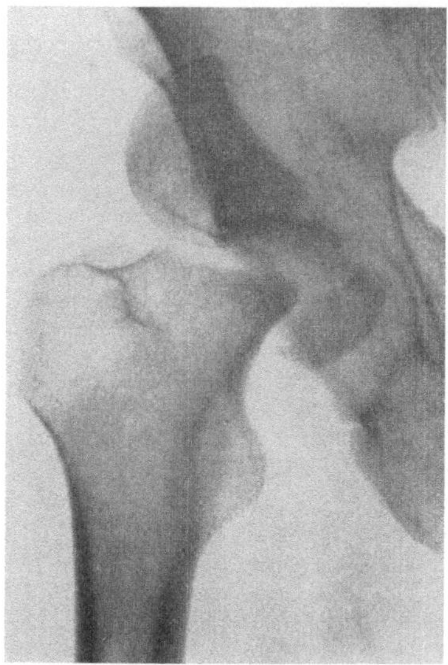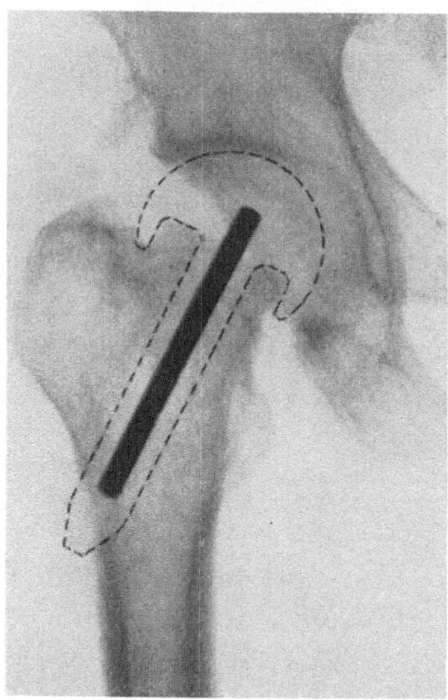

Abb. 32.

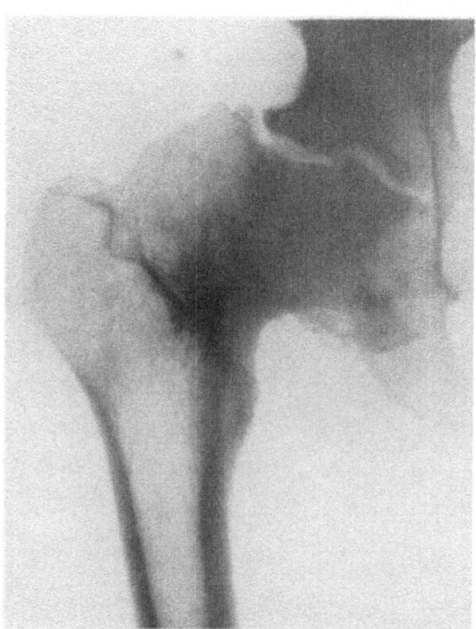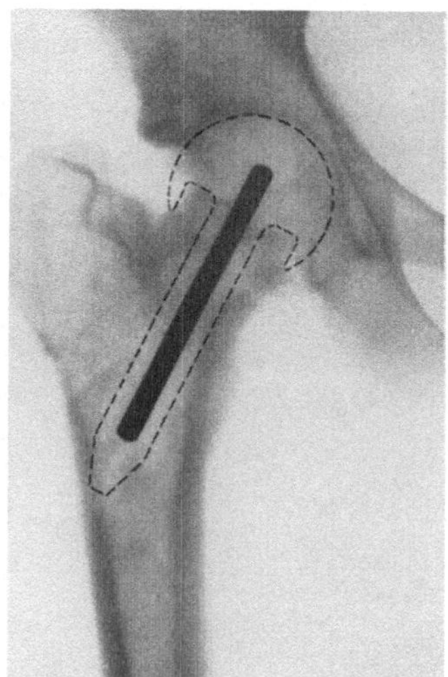

Abb. 33.

prothese mit Erfolg durchgeführt habe, und Ihnen dann zwei dieser
Patienten vorstellen.

Auf dem ersten Bild sehen Sie eine Schenkelhalspseudarthrose bei
einer 51jährigen Patientin, die 2½ Jahre nach der Nagelung in meine

Behandlung kam (Abb. 30). Wegen der stark defekten Pfanne kam eine Umlagerung nicht mehr in Frage. Die Arthroplastik wurde vor einem Jahre ausgeführt. Der Gang ist vollkommen beschwerdefrei, ausdauernd und ohne Hinken. Das Hüftgelenk ist praktisch frei beweglich bis auf eine geringe Einschränkung der Beugefähigkeit von 10^0.

Das zweite Bild zeigt eine veraltete Pseudarthrose bei einem 49jährigen Patienten (Abb. 31). Um günstige Voraussetzungen für eine Arthroplastik zu schaffen, mußte in diesem Falle die Pseudarthrose zunächst umgelagert werden, weil der Pseudarthrosenspalt nahezu vertikal verlief. Denn der Prothesenschaft darf nur einen kleinen Winkel gegen die Druckrichtung bilden, da bei mehr horizontaler Lage der Prothese die Querkraft sehr groß ist und zu einer Lockerung der Prothese führen kann. Heute, $1\frac{1}{2}$ Jahre nach der Arthroplastik, ist der Gang noch vollständig beschwerdefrei, ausdauernd und ohne Hinken. Das Hüftgelenk ist frei beweglich bis auf die Beugung, die etwa 30^0 eingeschränkt ist, was auf den Schwund des Schenkelhalses zurückzuführen ist. Der Patient, den ich Ihnen hier vorstelle, ist voll arbeitsfähig als Postbeamter.

Weiter sehen Sie das Röntgenbild einer Arthroplastik bei Schenkelkopfnekrose. Bei dem 28jährigen Patienten wurde ebenfalls Beschwerdefreiheit und ein ausgezeichnetes funktionelles Resultat erzielt. Der Gang ist ohne Hinken und das Hüftgelenk ist vollkommen frei beweglich, wovon Sie sich bei dem Patienten selbst überzeugen können.

Das nächste Bild zeigt eine Arthroplastik bei einem schwer deformierten Hüftgelenk nach Schußfraktur (Abb. 32). Dieser Patient ist nach der Arthroplastik wieder in der Lage, leichte landwirtschaftliche Arbeiten beschwerdefrei zu verrichten.

Ein weiteres Indikationsgebiet für die Arthroplastik mit Endoprothese ist die Luxationsfraktur des Schenkelhalses, weil bei dieser mit Sicherheit eine Nekrose des Schenkelkopfes zu erwarten ist (Abb. 33). Auch in diesem Falle wurde durch die Arthroplastik ein ausgezeichnetes funktionelles Resultat erzielt.

Zum Schluß wurden noch einige Fälle gezeigt, bei welchen die Arthroplastik mit der Endoprothese bei schwerster Arthrosis des Hüftgelenkes mit bestem Erfolg durchgeführt wurde.

BAUMANN, Stuttgart: Zur subtrochanteren Umlagerungs-Osteotomie habe ich auf dem letzten Kongreß in Bonn Stellung genommen. Ich kann die tadellosen Ergebnisse von Herrn PAUWELS bei Spätfolgen der Schenkelhalsfraktur nur bestätigen. Wegen der Kürze der Zeit möchte ich auf diese Fragestellungen nicht mehr eingehen.

Im Falle der Kopfnekrose und für die schmerzhafte Hüftgelenksversteifung kommen nun die modernen Ersatzoperationen in Frage.

Der Schritt zum alloplastischen Ersatz des Hüftgelenkes ist getan. Nachdem die Frage des Einbaumaterials noch nicht festliegt, haben sich die Problemstellungen nicht verringert. Es ist unmöglich, daß Sie in der allgemeinen Chirurgie Zeit finden, diese Problematik zu klären, Ich möchte daher versuchen, in aller Kürze mitzuteilen, was bis jetzt auf diesem Gebiet geschehen ist.

Da ist zunächst das Supramid. Ich habe den Eindruck, daß seine Gleitfähigkeit unseren Ansprüchen nicht genügt. Als Zweites zeige ich Ihnen einen Kunstharzkopf, den ich mir vor geraumer Zeit bestellte. Er ist nach seinem Eingang in die Sammlung abgerutscht, also gewissermaßen museal geworden, weil sich mir ein gewisses Mißtrauen zu seiner Stabilität aufdrängte. Nun hat mir der Zufall ein solches Stück in die Hand gespielt, das nach seinem Einbau wieder entfernt werden mußte. Der breit abgeschliffene Kopf, die tiefen, ausgeriebenen Furchen im Material und schließlich jener Bezirk, an dem der Knochen ins Material eingewachsen ist, zeigen, daß das Material zu gewebsfreundlich ist.

Zur Frage Plexiglas! Ein abschließendes Urteil ist noch nicht möglich. Wir haben in unserer Apparate- und Einlagentechnik die große Gelegenheit des Experimentierens wesentlich besser als am Oberschenkelkopf. Das Plexiglas ist gegenüber den Körpersäften korrosionsfest; es ist indessen auf Druck und Reibung empfindlich. Daraus ergibt sich die Verschrammungsgefahr, welche sich in weiterer Folge auf die Gleitfähigkeit auswirken wird.

Besonders erwähnt sei in diesem Zusammenhang die Bruchunsicherheit der Plexiglasabkömmlinge, welche an den abgekehlten Flächen eine enorme Rolle spielt, ohne daß wir imstande sind, Materialfehler zuvor zu erkennen.

In der konstruktiven Form stehen sich Mulden-Kugelkappen und Kopf-Endoprothesen mit verschiedener Formgebung gegenüber. (Demonstration sämtlicher Konstruktionen der Endoprothese, wobei besonders auf die verschiedenen Verankerungsmöglichkeiten eingegangen wird.) Es ist keine Frage, daß wir in bestimmten Fällen den gesamten Kopf und ein Stück des Halses ersetzen müssen. Namentlich JUDET hat über die Verwendung der Kopf-Endoprothese aus Plexiglas mit Verankerung durch Stift in der Corticalis des Oberschenkels Gutes berichtet. Herr PAUWELS hat Ihnen derartige Fälle soeben demonstriert. Mit Ihrem Beifall ist die Anerkennung der erstaunlichen Belastungs- und Bewegungsergebnisse belegt.

Die Ergebnisse der Arthroplastik mit Metall-Endoprothese unterscheiden sich in nichts von jener mit Plexiglas. Ich selbst verwende sie, weil sie in der Asepsis wesentlich zuverlässiger sind und an Gewebsfreundlichkeit und Gleitfähigkeit bisher keinen Mangel erkennen ließen. Wie bereits angedeutet, scheint mir die zuverlässige und bekannte Haltbarkeit des Materials zu ihren Gunsten zu sprechen. Im laufenden Film werden nun drei Beispiele mit Metall-Arthroplastiken demonstriert, welche 8 Wochen, 6 Monate und 2 Jahre nach der Operation gefilmt sind.

Ich habe nun in aller Kürze die Problemstellung in der Frage der Arthroplastik des Hüftgelenkes dargestellt. Abschließend kann ich darüber hinaus berichten, daß — gemessen an der Zahl der verwendeten Endoprothesen — offenbar die Mehrzahl der Chirurgen, namentlich unsere holländischen Kollegen, welche der Arthroplastik in besonderem Maße zugetan sind, mehr und mehr zur Verwendung des Metalles als Einbaumaterial übergegangen sind.

OBERDALHOFF, Mannheim: Aus den so eindrucksvollen Ausführungen des Herrn PAUWELS möchte ich das Thema der Schenkelhalspseudarthrose kurz herausgreifen, weil Herr PAUWELS neben seiner sehr bewährten Umlagerungsosteotomie auch die Doppelnagelung nach K. H. BAUER erwähnt hat.

Wir haben an der Heidelberger Chirurgischen Klinik die letztere Methode entwickelt; daher erlaube ich mir, einige Rö.-Bilder mit Doppelnagelung von Schenkelhalspseudarthrose zu demonstrieren.

Im ersten Fall handelt es sich um einen 53jährigen Mann, bei welchem die erste einfache Nagelung, die ein Jahr nach dem Unfall versucht wurde, versagte und zu einer Pseudarthrose führte. Darauf wurde 20 Monate nach der Fraktur eine arthrodetische Doppelnagelung vorgenommen. Im Laufe der folgenden Monate kam es, wie die Rö.-Serien zeigen, zu einer vollständigen Regeneration des vorher weitgehend resorbierten Schenkelhalses, so daß das Abschlußbild fünf Jahre nach der Fraktur wieder einen vollständigen Aufbau des Schenkelhalses und eine entsprechend gute Belastungsfähigkeit des Beines als Spätbefund ergab. Der Oberschenkelkopf ist gut strukturiert geblieben.

Im zweiten Fall möchte ich die Rö.-Bilder einer 59jährigen Patientin demonstrieren, bei der sich aus einer konservativ behandelten medialen Schenkelhalsfraktur eine hochgradige Pseudarthrose entwickelt hatte. 10 Monate nach der Fraktur wurde nach Einrichtung der Pseudarthrose die arthrodetische Doppelnagelung vorgenommen. 14 Monate später zeigte das Rö.-Bild wieder eine knöcherne Verheilung der Pseudarthrose in guter anatomischer Stellung des etwas verkürzten Schenkelhalses. Die Rö.-Untersuchung drei Jahre nach der Fraktur,

2¼ Jahre nach der Doppelnagelung, ergab eine völlige Festigung der Pseudarthrose in guter anatomischer Stellung mit entsprechend guter Funktion des Gelenkes. Am Oberschenkelkopf sind keine Zeichen einer Nekrose sichtbar.

Das dritte Beispiel eines guten Spätergebnisses der Doppelnagelung betrifft eine 70jährige Patientin mit einer 15 Monate alten Schenkelhalspseudarthrose, bei der die arthrodetische Doppelnagelung ebenfalls einen Wiederaufbau des teilweise resorbierten Schenkelhalses und eine knöcherne Verheilung in mäßiger Coxa vara-Stellung erzielte. Die Rö.-Untersuchung drei Jahre nach der Fraktur ergab einen gut durchstrukturierten, nicht porotischen Schenkelhals, einen intakten Oberschenkelkopf und eine ausreichende Funktion im Hüftgelenk.

Das letzte Beispiel betrifft eine 46jährige Kranke, deren Schenkelhalsbruch anfänglich konservativ behandelt wurde und zu einer Pseudarthrose führte. Erst 21 Monate nach der Fraktur wurde die arthrodetische Doppelnagelung bei weitgehend resorbiertem Schenkelhals vorgenommen. Auch in diesem Falle trat, wie die Rö.-Bilder zeigen, eine völlige knöcherne Konsolidierung des verkürzten Schenkelhalses in ausreichender Stellung ein. Die Rö.-Untersuchung 3½ Jahre nach der Fraktur und zwei Jahre nach der Nagelung ergibt einen unverändert guten Spätbefund seitens der verheilten Pseudarthrose. Der kurze Schenkelhals ist kräftig entwickelt. Der Oberschenkelkopf bietet keine Zeichen einer Nekrose. Die Funktion des Beines ist gut.

Zum Abschluß gestatte ich mir noch, eine Skizze zu demonstrieren, wie wir die einzelnen Modifikationen der Doppelnagelung entwickelt haben. Von den drei Modifikationen wird bei alten Pseudarthrosen besonders die doppelte arthrodetische Bolzung gewählt. In letzter Zeit sind wir auch bei frischen Schenkelhalsbrüchen mit besonders ungünstig gestelltem Schenkelhalswinkel zu der Doppelnagelung übergegangen, in diesen Fällen jedoch ohne temporäre Arthrodese des Hüftgelenkes. Die Methode der Doppelnagelung ist bei den meist älteren Menschen nicht sehr belastend, nimmt während des Eingriffes nicht viel mehr Zeit in Anspruch als die einfache Nagelung und führt in vielen Fällen zu recht guten Ergebnissen.

KREUZ, Tübingen: Es ist mir etwas unheimlich, jetzt das Wort zu nehmen. Es ist immer mißlich, einem Kollegen, der sehr schöne Heilergebnisse vorgezeigt hat, hinterher mit kritischen Bemängelungen zu kommen. In diesem Fall muß man aber doch erwähnen, daß ein Menschenleben in der Regel länger als 3 oder 5 Jahre dauert, weshalb Heilergebnisse, die nur 3 Jahre alt sind, keineswegs ein *endgültiges* Heilungsresultat darstellen. Hier kann sich später noch viel an den jetzigen Erfolgen ändern. Ich schätze die Arbeiten des Herrn PAUWELS außerordentlich hoch und die gezeigten Ergebnisse sind überraschend gut. Dennoch bin ich verpflichtet, vor zu großer Begeisterung zu warnen. Man könnte mir sonst nach 5 oder 10 Jahren bei einer kritischen Besprechung des gleichen Themas sagen: Ja, wenn du damals schon Bedenken gehabt hast, warum bist du eigentlich nicht aufgestanden und hast nicht gesprochen.

Wir haben eben von Herrn PAUWELS selbst gehört, daß die amerikanischen Hüftgelenkplastiken, die mancher deutsche Arzt jetzt noch so außerordentlich bewundert, daß er sich auch heute ihrer bedient, nach 10 Jahren der Erprobung in Amerika wieder aufgegeben sind.

Wir Älteren erinnern uns bei dieser Gelegenheit, daß auch wir in Deutschland an dem Problem einer funktiontüchtigen Mobilisierung des Hüftgelenks seit 40 Jahren und länger gearbeitet haben (es soll ja sogar ein LEXER auf diesem Gebiet tätig gewesen sein!). Deshalb ist die ernste Frage erlaubt: Rechtfertigen die bisherigen schlechten Erfahrungen eigentlich derartige weitere wagemutige Versuche mit Fremdkörpern wie die Endoprothese im Hüftgelenk? Ich bekenne, ich kann in der Endoprothese keine biologisch befriedigende und funktionell aussichtsreiche Lösung des Problems sehen. Es sind viele junge Kollegen hier, die nach den Demonstrationen des Herrn PAUWELS vielleicht heute mit dem Glauben nach Hause gehen könnten, daß die Endoprothese die beste Lösung des Problems sei, und nun fleißig Endoprothesen anlegen möchten. An Sie gehen meine Worte, und ich warne vor der allgemeinen Erprobung dieses Verfahrens. Es genügt, wenn die Endoprothese an *einer* Stelle weiter erprobt wird. Wer aber von Ihnen, meine

Herren Kollegen, sich selbst heute bereits eine einziehen lassen will, dem sei das unbenommen. Ich selbst täte es nicht, weil ich überzeugt bin, daß wir spätestens in 10 Jahren von den gleichen enttäuschenden Ergebnissen wie bei den anderen Arthroplastiken hören. Ich bin um so bedenklicher, als mir bei den schönen Bildern des Herrn PAUWELS doch Aufhellungszonen im Schenkelhals längs der Endoprothese aufgefallen sind, die hoffentlich nicht den Anlaß geben, daß diese schönen Prothesen sich sehr schnell lockern. Immerhin habe ich bereits heute nichts dagegen, wenn Sie einem 70jährigen eine Endoprothese einziehen. Hier mag der Eingriff berechtigt sein, wenn die Endoprothese nur noch wenige Jahre die Funktion des Hüftgelenkes übernehmen soll. Wenn Sie aber einem 15jährigen Jungen eine Endoprothese einziehen, dann habe ich dagegen die schwersten Bedenken. Ich fürchte, daß diese Endoprothese keine 20 Jahre funktionell aushält. Gut, — man sagt, sie soll ausgewechselt werden können. Das ist dann aber wahrhaftig doch ein Kapitel für sich, wenn man überlegt, daß beim wachsenden Kind in regelmäßigen Intervallen eine neue Endoprothese eingezogen werden müßte. Jedenfalls würde ich als Vater meine Einwilligung zu diesen Operationen nicht geben. Ich würde dem Jungen lieber eine Arthrodese machen lassen.

Möglicherweise erscheinen Ihnen meine Bedenken sehr undankbar gegen die vorgezeigten schönen Resultate. Ich muß aber noch etwas weit Undankbareres sagen. Wir haben heute den schönen systematischen Vortrag des Herrn PAUWELS gehört und seine ausgezeichneten Bilder gesehen. Herr PAUWELS hat uns das Verfahren der Aufrichtung des Schenkelhalses usw. wundervoll aufschlußreich vorgetragen. Ich vermisse nur den Hinweis, daß Herr PAUWELS mit diesen Operationen zur Aufrichtung und Verminderung des Schenkelhalswinkels ein Werk erfolgreich ausgebaut und vollendet hat, das HOFFA, SCHANZ und GOCHT vor 30 oder 40 Jahren bereits mit gutem Erfolg betrieben haben. Es sind doch das alles alte bewährte Methoden, die heute in der Hand des Herrn PAUWELS eine letzte Vollendung zeigen, wozu ich ihn auf das herzlichste beglückwünsche. Aber wir wollen es doch ruhig sagen: Es ist nichts fundamental Neues. Es ist sogar ein altes, vielfach bewährtes Rüstzeug der operativen Orthopädie. Die Endoprothese? Gewiß, die ist neu. Ob sie aber gut ist, muß sich noch erweisen. So kühne Gedanken haben die alten Meister der Orthopädie nicht in die Tat umzusetzen gewagt. Ich befürchte, daß diese Methodik sich nicht bewähren *kann*. Das Geheimnis ihres Mißerfolges liegt aber nicht in der Art des gewählten Materials und der Reaktion des Knochens auf den Fremdkörper allein. Das entscheidende Moment ist für mich die Einwirkung der Funktion. Wir kommen nicht an der Tatsache vorbei, daß die Belastung bereits am lebenden Gewebe Schaden anzurichten und starke Verbrauchs- und Umbauvorgänge auszulösen vermag. Ich erinnere weiter an die auch heute besprochene Auswirkung der abscherenden Kraft auf den Knochen und Knorpel. Dinge, die uns bereits ROUX so überzeugend im Experiment nachweisen konnte. Die Reaktion des Knochens gegenüber einem dem Schenkelhals aufgepflanzten Fremdkörper muß deshalb unter dem Einfluß der Belastung wesentlich anders, und zwar mindestens heftiger, sein als z. B. bei gleichen Versuchen an der oberen Extremität. Hier liegt für mein Empfinden eine wichtige Ursache der verschiedenen biologischen Reaktionen und auch das Geheimnis der bisherigen Mißerfolge bei allen derartigen Plastiken im Bereich der unteren Extremitäten. Ich bin und bleibe trotz des heute Gezeigten davon überzeugt, daß hier natürliche Grenzen unserer operativen Kunst gezogen sind, weshalb wir nach anderen Hilfen Ausschau halten sollten!

BÖHLER, Wien: Wir haben bis jetzt 32 Hüftplastiken mit Endoprothesen nach JUDET gemacht. Die Erfolge sind bei den meisten, aber nicht bei allen, verhältnismäßig gut gewesen. Wir verwenden sie in der Regel nur bei alten Leuten, bei jungen und bei Schwerarbeitern halten wir die Arthrodese für zweckmäßiger.

Ich freue mich, daß auch KREUZ für die Arthrodese eintritt, denn es bestünde sonst unter dem Eindruck der schönen Ergebnisse von PAUWELS die Gefahr, daß nun jeder nach Hause geht und anfängt Endoprothesen einzusetzen. Die Technik ist schwierig, und wir wissen auch noch nicht, wie der weitere Verlauf sein wird.

J. E. W. **Brocher**, Genf: **Die Wirbelverschiebung in der Lendengegend** (Klinik, Röntgendiagnose und Pathogenese).

Die Wirbelverschiebung tritt als Folge oder wichtige Komplikation verschiedener, in ihrem Wesen unterschiedlicher Läsionen auf, welche endogener oder exogener Ursache sein können.

Eine unbefriedigende und verwirrende Nomenklatur erschwert die Verständigung. Am besten definiert man unseres Erachtens den Zustand der Verschiebung, wenn man ganz einfach von Wirbelverschiebung zur Seite, nach hinten und nach vorn spricht. In denjenigen Fällen, in welchen man die Aetiologie und Pathogenese zu überblicken glaubt, wird man nützlicherweise hinzufügen: durch Bandscheibenzerreißung, durch Zerstörung des Wirbelbogens usw.

Hinsichtlich der klinischen Zeichen der Wirbelsäulenverschiebung in der Lendengegend besteht keine derart eindeutige Symptomatologie, daß man in der Regel aus ihrem Vorhandensein allein bindende Schlüsse auf das Vorliegen oder etwa auf die Art der Verschiebung machen könnte. Zum optimalen Verständnis des morphologischen Geschehens muß immer die Untersuchung im Röntgenbild herangezogen werden.

Haltlosigkeit und *rasche Ermüdbarkeit im Kreuz* fehlen selten. Dazu können sich gesellen: Kreuzschmerzen, Iliosakralschmerzen und Ischiassymptome. In manchen Fällen kann während längerer Zeit, trotz ausgesprochener Verschiebung, Beschwerdefreiheit bestehen, wenn es dem Organismus gelingt, durch hinreichende Muskelkraft den statischen Defekt zu kompensieren. Diese Kompensation stellt aber in der Regel nur ein *labiles* Gleichgewicht dar, welches beispielsweise schon durch übermäßige körperliche Anstrengung, durch ein muskelschwächendes Krankenlager oder durch einen unbedeutenden Unfall (z. B. eine Kontusion) durchbrochen werden kann. Von diesem Zeitpunkt an kann es schwierig, manchmal sogar unmöglich werden, den früheren Zustand der Kompensation wieder zu erreichen.

Die *Verschiebung zur Seite* tritt in zwei Spielarten auf. Man unterscheidet

a) die rein seitliche Verschiebung ohne nennenswerte Torsion der Wirbelsäulenachse;

b) die Seitenverschiebung mit hochgradiger Torsion der Wirbelsäulenachse, das von Müller beschriebene *Drehgleiten.*

Zu a: Die rein seitliche Verschiebung tritt häufig in der Nähe einer angeborenen Anomalie, z. B. oberhalb einer einseitigen Sakralisation sowie unter- oder oberhalb eines asymetrischen Wirbelblockes auf. Oft ist sie nur auf eine Bandscheibe beschränkt. Die Conditio sine qua non des Leidens ist anlagemäßig bedingt; die Verschiebung selbst tritt hingegen erst dann auf, wenn eine Bandscheibe infolge ungewöhnlicher statischer Bedingungen durch Abscherung und Zerrung derart gelockert wird, daß eine Verschiebung des anliegenden Wirbels zur weniger belasteten Seite hin möglich wird.

Zu b: Die Seitenverschiebung mit ausgesprochener Achsendrehung befällt in der Regel mehrere Bandscheiben. Obwohl sie die wichtigste Komplikation hochgradiger Skoliosen darstellt, wird ihre Bedeutung und Häufigkeit in praxi oft unterschätzt. Von Müller, welcher zuerst auf die Wichtigkeit dieses Leidens hinwies, wurde sie ursprünglich als ein Leiden des älteren Menschen, jenseits des 50. Lebensjahres, beschrieben. Mit Lindemann, Simon und anderen teilen wir die Auffassung, daß einschlägige Fälle schon in der dritten, ja in der zweiten Dekade des Lebens angetroffen werden können (sie pflegen zu diesem Zeitpunkt oft noch keine Beschwerden auszulösen).

Gerade derartige noch schmerzfreie Fälle von Drehgleiten bei jugendlichen Skoliotikern sollten wesentlich früher als bisher üblich erkannt werden. Zunächst einmal, um unzweckmäßige orthopädische Manöver zu vermeiden, besonders aber, um Spanoperationen vornehmen zu können, *bevor* sich eine röntgenologisch nachweisbare Arthrose eingestellt hat. Durch die operative Versteifung läßt sich eine zusätzliche Verstärkung der Skoliose bekämpfen und ein in vorgerückten Jahren überaus schmerzhafter Folgezustand vermeiden. Da jede erhebliche Skoliose von der Komplikation des Drehgleitens bedroht ist, sollten im Verlauf einer Skoliosebehandlung periodische Röntgenkontrollen vorgenommen werden, z. B. alle drei (bis fünf) Jahre.

Erfahrungsgemäß reagieren Kranke, welche ein Drehgleiten aufweisen, oft sehr hochgradig auf ein Unfallereignis. Die gerechte Beurteilung eines derartigen Falles kann große Schwierigkeiten hervorrufen. Haben schon vor dem Unfall nennenswerte klinische Symptome bestanden, so mag es erlaubt sein, den Unfall für eine vorübergehende Verstärkung der Symptome verantwortlich zu machen (unter der Voraussetzung, daß sich keine eindeutige Verletzungsfolge wie ein Bruch nachweisen läßt). Schwieriger wird die Beurteilung, falls das Leiden vor dem Unfall latent war und vollständige Arbeitsfähigkeit bestand. Eine schematische allgemeingültige Lösung kann dem individuellen Charakter des Einzelfalles nicht gerecht werden. Unseres Erachtens ist besonders zu berücksichtigen, ob ein *erhebliches* Trauma stattgefunden hat, welches wohl geeignet wäre, auch bei einem Gesunden eine Wirbelsäulenverletzung hervorzurufen. Unter diesen Umständen erscheint es berechtigt, die klinischen Symptome während der ersten 6 bis 12 Monate ganz dem Trauma zur Last zu legen, unbeschadet eines röntgenologisch nachweisbaren anatomischen Vorzustandes. Bestehen noch nach einem Jahr Beschwerden und beträchtliche Arbeitsunfähigkeit, so dürfte jetzt mehr der Vorzustand als das Trauma anzuschuldigen sein.

Die Wirbelverschiebung nach hinten, Dorsaldislokation oder Retropositio genannt, ist seit langem als Begleiterscheinung bzw. Komplikation eines Wirbelbruches bekannt (sie verschlechtert seine Prognose).

Weniger Bedeutung ist hingegen der isolierten Verschiebung des Wirbels ohne gleichzeitigen Bruch geschenkt worden. Ist das Interesse des Diagnostikers aber auf diese Verschiebung gerichtet, so wird er dieselbe häufig in der Hals- und Lendengegend antreffen.

Das Studium ihrer Pathogenese ergibt Einblicke in die Funktion der normalen Wirbelsäule, insbesondere hinsichtlich der die Wirbelsäule festigenden Kräfte.

Besitzt der Wirbel nicht mehr seinen vorderen Halt oberhalb einer zerrissenen oder zermürbten Bandscheibe, so fällt jede sich (normalerweise) auf ihn ausübende, *nach vorn ziehende* Kraft fort. Er bleibt lediglich den antagonistisch wirkenden, *nach hinten ziehenden* Kräften der starken elastischen gelben Bänder sowie der sehr kräftigen Lendenmuskulatur ausgesetzt. Unter diesen Umständen entsteht eine Annäherung der hinteren Wirbelanteile sowie eine Verschiebung des kranialwärts gelegenen Wirbels nach hinten und unten. Diese Verschiebung wird durch die stark nach hinten abfallende Richtung der Wirbelgelenke begünstigt (GÜNTZ).

Im oberen Anteil der Lendenwirbelsäule kommt der geschilderten Verschiebung nach hinten nur eine bescheidene Bedeutung zu. Sie verursacht in der Regel nicht stärkere Beschwerden als die übliche Bandscheibendegeneration mit oder ohne osteophytäre Reaktionen. In der unteren Lendengegend hingegen, welche auf statische Störungen empfindlicher ist, kommt dieser Verschiebung große Bedeutung zu. Sie wird zu einer sehr häufigen Ursache hartnäckiger Kreuz- und Ischiasschmerzen, welche sich oftmals als sehr refraktär gegenüber der konservativen Therapie erweisen. Unkomplizierte Fälle weisen keine neurologischen Symptome oder ein LASEGUEsches Zeichen auf. Nach HAGELSTAM treten bei der Dorsaldislokation in etwa 40% Wurzelkompressionserscheinungen auf. Dieses häufige Hinzutreten einer Bandscheibenhernie erklärt sich mühelos. Nach FRIBERG genügt bereits eine Verschiebung des oberhalb der zerstörten Bandscheibe gelegenen Wirbels um 2,5 mm nach hinten, damit aus anatomischen Gründen die Möglichkeit einer Wurzelschädigung gegeben ist. Überblickt man das Krankengut schwerster Ischiasfälle, so findet man einen erheblichen Hundertsatz von Dorsaldislokationen (meist auf der Höhe der Lumbosakralbandscheibe, weniger häufig auf der Höhe der Bandscheibe L 4/L 5).

Die Diagnose der Wirbelverschiebung nach hinten wird manchmal infolge technisch mangelhafter Röntgenuntersuchung verfehlt. Sie entgeht dem Nachweis im Vorder- und Schrägbild. Nur im technisch korrekt ausgeführten *Seitenbild im Stehen* läßt sich ihr Nachweis leicht erbringen.

Ebenso wie die hintere Bandscheibenhernie kann die Wirbelverschiebung nach hinten akut entstehen durch einen Sturz nach hinten oder durch Überlastung der hinteren Bandscheibenabschnitte beim Schwerheben. Sie kann aber auch langsam auftreten in einer durch einen degenerativen Prozeß zermürbten Bandscheibe. Die nicht traumatisch ausgelöste Verschiebung wird begünstigt durch Inkongruenzen der Deckplatten L 4/L 5 und L 5/S I.

Die Ursache der *Wirbelverschiebung nach vorn* ist nicht einheitlicher Natur. Diese Gruppe umfaßt die Spondylolisthesis, die Pseudospondylolisthesis, die Luxation und Luxationsfraktur sowie die Verschiebung nach vorn durch Elongation des Wirbelbogens oder durch Gelenkfortsatzhypoplasie.

Selten, aber in ihrer Entstehung am leichtesten verständlich ist die Luxation bzw. Luxationsfraktur. Nur ein besonders schweres Trauma kann die zu ihrer Auslösung nötige Zerreißung der Bandscheibe sowie des gesamten (vorderen und hinteren) Bandapparates hervorrufen. Infolge dieser Verletzungen entsteht die Verschiebung des *ganzen* Wirbels nach vorn. Die Gelenkfortsätze rücken übereinander und verhaken sich in pathologischer Stellung. Kommt es noch zusätzlich zum Abbruch eines oder beider Gelenkfortsätze, so spricht man von Luxationsfraktur. Häufig sind diese Verletzungen von schweren neurologischen Symptomen (Lähmungen) begleitet.

Die Spondylolisthesis galt früher als ein seltenes, nur für den Geburtshelfer bedeutungsvolles Leiden der Frau. Seitdem man aber einwandfreie Seitenbilder der Lumbosakralgegend erstellen kann, hat sich die Spondylolisthesis als ein recht häufiges, besonders das männliche Geschlecht befallendes Leiden erwiesen. Paradoxerweise geben nicht die besonders hochgradigen Verschiebungen Anlaß zu besonders ausgesprochenen Beschwerden, sondern häufig gerade die nur geringfügigen Verschiebungen. Das Leiden ist derart verbreitet, daß nicht nur der Orthopäde und Rheumaforscher, sondern sogar jeder Praktiker mit seinem häufigen Vorkommen rechnen muß. In 68 bis 90% ist der 5. Lendenwirbel befallen, nicht selten ist die Verschiebung des 4. Lendenwirbels; ein höherer Sitz des Leidens ist außergewöhnlich. Durch eine häufige Spaltbildung im vorderen Isthmusgebiet des Wirbelbogens (Spondylolyse genannt), welche mit straffen Bindegewebsfasern statt Knochengewebe ausgefüllt ist, kann es zu einer Ausziehung des Wirbels kommen und zu einer Verschiebung seiner vorderen Anteile (des Wirbelkörpers, der vorderen Bogenhälfte sowie des oberen Gelenkfortsatzes); diese Gebilde gleiten mit der darüber gelegenen Wirbelsäule nach vorn ab. An seinem üblichen Ort hingegen bleibt der hintere Anteil des Wirbelbogens sowie der untere Gelenkfortsatz. Ist das hintere Bogengebiet normal gebildet (d. h. nicht hypoplastisch), so kann das Leiden schon vor der Ausführung des Röntgenbildes erkannt werden. Es findet sich nämlich im Lendengebiet unterhalb einer ungewöhnlich tiefen medianen Rinne eine „Stufe" in der Reihe der lumbalen Dornfortsätze. Der nach hinten hervorspringende Höcker entspricht dem stehengebliebenen Dornfortsatz des nach vorn verschobenen Wirbels. Diese Stufe kann dem palpierenden Finger, oftmals sogar schon beim Nachvornebeugen dem Auge erkenntlich werden.

Es muß den erfahrenen Kliniker erstaunen, wie oft die Spondylolisthesis *keinerlei* Beschwerden hervorruft. Häufig wird sie zufällig anläßlich einer Röntgenuntersuchung, z. B. bei einer Untersuchung der Nieren, oder nach einem Unfall aufgedeckt.

Bestehen Beschwerden, so ist die Symptomatologie keineswegs stets charakteristisch. Besonders leichte Ermüdbarkeit im Kreuz, Haltlosigkeit, Unfähigkeit zu langem Gehen werden angegeben sowie Schmerzen, welche nicht immer genau dem Orte der Verschiebung entsprechen müssen. Aber auch Skoliosen und Bandscheibenhernien können in ursächlicher Beziehung zur Spondylolisthesis stehen.

Es ist noch nicht geklärt, auf welche Weise es zu Schmerzen bei der Spondylolisthesis kommt; wahrscheinlich läßt sich auch keine allgemeingültige Formel aufstellen.

Schon die allgemein als Vorzustand der Verschiebung angesehene Spaltbildung, die Spondylolyse, kann Beschwerden auslösen. Man mache es sich zur Regel bei jedem Falle hartnäckiger Iliosakralschmerzen, für welche das Vorder- und Seitenbild keine Aufklärung gibt, im Schrägbild nach einer Spondylolyse im 5. oder 4. Wirbelbogen zu fahnden. Von manchen Autoren wird angegeben, daß Schmerzen aufzutreten pflegen, wenn die Spondylolyse in den Zustand des Abgleitens der Spondylolisthesis übergeht. Dies mag für wenige Fälle zutreffen, doch erstaunt es immer wieder, wie wenig Fälle von Spondylolisthesis bei späteren Kontrollen eine Zunahme des Abgleitens aufweisen (meist dürfte der Gleitprozeß schmerzlos vor sich gegangen sein, lange bevor die Spondylolisthesis erkannt wird). In anderen Fällen treten erst beim 40- bis 60jährigen Schmerzen auf. Wir stellen uns vor, daß durch zahlreiche Mikrotraumata der täglichen Arbeit eine Lockerung der Bindegewebsmassen in der Bogenspalte auftritt, so daß ein Zustand geringerer Stabilität auftritt. Dieses Vorkommnis dürfte mit Degenerationsvorgängen in der Bandscheibe und Nachlassen des Muskeltonus sowie der Bänderspannung parallel gehen. In ähnlicher Weise mag auch ein Trauma durch Lockerung der Anheftung und Durchbrechung des bisher aufrechterhaltenen Kompensationszustandes zum Auftreten von Schmerzen führen. Die ausschließlich traumatische Genese des Abgleitens ist bisher nicht bewiesen; in ganz seltenen Fällen kann eine schon vorher bestehende Verschiebung durch ein Trauma verstärkt werden. Stets wird man aber ein Trauma nur als einen *Teilfaktor* bewerten dürfen.

Infolge der Bandscheibenzermürbung kann es bei Spondylolisthesis zur Verschiebung eines Bandscheibenfragmentes und zu Wurzelkompression (radikuläre Ischias) kommen.

Von der Spondylolisthesis hat man streng abgetrennt die Pseudospondylolisthesis JUNGHANNS', welche in der Regel den 4. Lendenwirbel befällt, bei welcher eine Verschiebung *ohne* Unterbruch im Bogengebiet vorliegt (s. später). Sie soll durch eine abnorme Neigung der Gelenkflächen ausgelöst sein.

Eine Unterbrechung im knöchernen Gefüge des Wirbelbogens, die Spondylolyse, wird bei den Angehörigen der weißen Rasse in 4 bis 5% mit großer Konstanz angetroffen. Dieser Hundertsatz muß als sehr beträchtlich bewertet werden. Muß doch jeder Arzt, welcher Kontusionen der Lumbosakralgegend behandelt, damit rechnen, daß bei jedem 20. bis 25. Falle ein derartiger Vorzustand vorliegt. Darum kommt der Erforschung der Spondylolyse sowie der Spondylolisthesis gerade für die Unfallkunde eine große praktische Bedeutung zu. Mehrere Theorien sind zur Erklärung der Spondylolyse herangezogen worden.

Die Deutung der Spondylolyse im Sinne eines akuten (Gewalt-)Bruches muß abgelehnt werden mangels beweiskräftiger Dokumente. Es wurde bereits erwähnt, daß eine schon bestehende latente Spondylolisthesis manchmal durch ein Trauma erstmalig zu Schmerzempfindungen Anlaß gibt. Wie lückenhaft unsere Kenntnisse noch sind und wie vorsichtig man in der Beurteilung sein muß, mag aus der Tatsache ersichtlich sein, daß es noch keinen einwandfrei verbürgten Fall eines traumatisch ausgelösten Überganges einer Spondylolyse in eine Spondylolisthesis gibt (eine Zunahme der Verschiebung nach einem Trauma wurde erst zweimal beobachtet).

Von LANE, MEYER-BURGDORFF, REISCHAUER wurde die Spondylolyse als ein *Überlastungsschaden* im Wirbelbogen, als ein *(Dauer-)*Bruch aufgefaßt. Logischerweise sollte man ein Zunehmen ihrer Häufigkeit mit ansteigendem Alter annehmen. Dies ist aber keineswegs der Fall. Zudem fehlen histologische Belege.

Am meisten Anhänger hat die Hypothese der *kongenitalen* Anlage im Sinne der Mißbildung gefunden. Besonders für diese Annahme spricht, daß nach den Forschungen FRIBERGs die Spondylolyse und -listhesis als ein Erbleiden anzusehen ist. Gegen diese kongenitale Theorie scheint aber zu sprechen, daß einschlägige anatomische Befunde beim Neugeborenen fehlen und Fälle von Spondylolyse und Spondylolisthesis in den ersten Lebensjahren sehr selten sind. Nachteilig hat es sich ausgewirkt, daß von manchem Untersucher die Begriffe angeboren und erblich zu Unrecht als Synonyma gebraucht wurden.

Es möge daran erinnert sein, daß zahlreiche Erbleiden, welche bei der Geburt noch *nicht* nachweisbar sind, nach einer wechselnden Latenzperiode im Wachstumsalter, manchmal erst beim Erwachsenen in Erscheinung treten.

Bei der Durchmusterung unseres Beobachtungsgutes sind wir auf wenig beachtete Befunde gestoßen, welche im folgenden geschildert werden sollen und welchen unseres Erachtens prinzipielle Bedeutung zukommt.

Schon 1882 betonte NEUGEBAUER, daß derjenige, welcher die Verlängerung des Zwischengelenkstückes bei der Spondylolisthesis erklären könnte, den Schlüssel zum Verständnis ihrer Pathogenese in der Hand halten würde. Es war NEUGEBAUER bekannt, daß das Ausmaß des Wirbelgleitens der Verlängerung des Zwischengelenkstückes (nicht aber dem Ausmaß der Spondylolyse) entspricht.

Diese grundlegende anatomische Feststellung hat in der modernen Forschung nicht die ihr zukommende Beachtung gefunden, da sich das Interesse der Untersucher ganz einseitig der Unterbrechungslinie, der Spondylolyse, zugewandt hat. Nur SCHMORL, der Klassiker der Wirbelsäulenpathologie, gibt an, daß bei Spondylolisthesis das Zwischengelenkstück immer ausgezogen und horizontalgestellt angetroffen wird. Derartige Befunde lassen sich bei darauf hinzielender Technik im Röntgenbild gleichfalls nachweisen.

Im *Zwischengelenkstück* lassen sich röntgenologisch darstellen: 1. die Unterbrechung, die Spondylolyse; 2. die Verlängerung des Zwischengelenkstückes mit oder ohne Unterbrechung; 3. die Knickung desselben; 4. die Verschmälerung desselben.

An den *Gelenkfortsätzen* lassen sich nachweisen: 1. die Hypoplasie; 2. die Fehlform (diese Veränderung betrifft besonders den Processus sacri, welcher ungewöhnlich kurz, breit und abgerundet angetroffen wird); 3. die ungewöhnliche Neigung der pathologisch geformten Gelenkfortsätze.

Im ganzen *Bogengebiet* kann eine ein- oder beidseitige Hypoplasie, seltener eine Hyperplasie angetroffen werden.

Die angeführten Veränderungen können ein- oder beidseitig, isoliert oder in wechselnder Kombination angetroffen werden. *Sämtlich betreffen sie das Bogengebiet des Wirbels.* Sie können daher auf einen *gemeinsamen* embryonalen Nenner gebracht werden. Sie lassen *pathologische Wachstumstendenzen* vermuten und sprechen unseres Erachtens eindrücklich gegen die ausschließlich mechanische Ursache mancher Erklärungsversuche.

Sie lassen eine abwegige *angeborene Disposition* des Wirbelbogens annehmen; die morphologisch nachweisbaren Fehlbildungen stellen sich erst im Laufe der Entwicklung ein (wahrscheinlich zwischen der Geburt und dem 10. Lebensjahr).

Absichtlich haben wir den Namen *Dysplasie des Wirbelbogens* gewählt in Analogie zur Dysplasie der Hüfte. Aus diesem vererbbaren und angeborenen Zustand der Dysplasie kann später im Laufe der Entwicklung fakultativ eine Subluxation oder eine Luxation des Schenkelkopfes hervorgehen.

Einer besonderen Erwähnung bedarf das Auftreten der Durchtrennungslinie im Zwischengelenkstück. Es liegt nahe, anzunehmen, daß ein dysplastisch angelegter, verschmälerter und geknickter Wirbelteil besonders leicht mechanischer Schädigung ausgesetzt ist, so daß sich in ihm nekrobiotische Vorgänge entwickeln. Ebenso ist es aber auch möglich, daß sein frühzeitiges Altern und Zugrundegehen schon in der abwegigen Entwicklungstendenz prädestiniert ist (ähnliche Vorgänge sind bei manchen Erbkrankheiten bekannt). Wiederum greifen wir auf die Pathologie der Hüfte zurück. Bei der Coxa vara congenita treten im anlagegemäß horizontal gestellten Schenkelhals (histologisch erwiesene) Nekrosen auf, welche zu einer völligen Durchtrennung und Pseudarthrose führen können.

Bei der Wirbelbogendysplasie ist der Durchtrennungsprozeß mit großer Regelmäßigkeit im vorderen, oberen Anteil des Zwischengelenkstückes lokalisiert. Immerhin gibt es — wenn schon seltene — Ausnahmen bezüglich seines Sitzes. Wir kennen Spaltlinien: a) im hinteren Anteil des Zwischengelenkstückes; b) in der Bogenwurzel (retrosomatisch); c) im hinteren Bogengebiet (retroisthmisch).

Diese drei außergewöhnlichen Spaltlinien gehen auch mit einer partiellen Verlängerung des Bogens einher. Die klassische Lokalisation stellt gewissermaßen den Typus der Fehlbildung dar, um welchen atypische Lokalisationen einen dünnen Streukreis bilden.

Auch bei der Pseudospondylolisthesis JUNGHANNS' konnten wir eine abnorme, Schrägstellung der Gelenkfortsätze sowie eine Verlängerung und Knickung des Zwischengelenkstückes feststellen.

Es gibt kein allgemeingültiges Behandlungsschema der Wirbelverschiebung. Die Therapie muß jedem Fall individuell angepaßt werden und besonders die Intensität der Beschwerden berücksichtigen.

Es erscheint unberechtigt, beispielsweise einen 50jährigen, welcher eine symptomlose Spondylolisthesis aufweist, mit eingreifenden Mitteln zu behandelu; weiß man doch, daß nur ein Bruchteil der Spondylolisthesisträger zu Beschwerden neigt. Wird die Spondylolisthesis hingegen schon bei einem Jugendlichen erkannt, so sollte dieser potentiellen Minderwertigkeit schon in der Berufswahl Rechnung getragen werden.

Schwere Skoliosen, bei welchen sich im Röntgenbild ein Drehgleiten erkennen läßt, sollten gleichfalls in der Berufswahl beraten werden. Zusätzlich sollte auch eine Spanoperation ins Auge gefaßt werden, da erwiesenermaßen im höheren Lebensalter erhebliche Beschwerden zu erwarten sind.

In leichten und mittelschweren Fällen von Wirbelverschiebung zur Seite, nach hinten und nach vorn wird man zunächst prinzipiell eine ein- bis zweistündige Ruhepause (in Horizontallage) in der Mitte des Arbeitstages einschalten sowie einen Stützgürtel verordnen, und ferner die Muskulatur stärken. Zahlreiche Fälle verlieren unter dieser einfachen konservativen Behandlung ihre Beschwerden.

In schweren und besonders sehr schmerzhaften Fällen ist zunächst durch Extension in Horizontallage Schmerzlinderung anzustreben. Tritt nach 8 bis 10 Tagen kein Erfolg ein, so ist es zweckmäßig, ein Gipskorsett nach Putti anzulegen. Es erstaunt immer wieder, wie gut manche schmerzhaften Fälle — aller Erwartung entgegen — auf diese Immobilisierung nach Extension ansprechen.

Nur für die jeder konservativen Therapie trotzenden Beschwerden kommt die operative Behandlung in Frage. Sie wird als Spanverpflanzung bewerkstelligt. Beim Vorliegen einer Wurzelkompression muß erst diese vor der Versteifungsoperation behoben werden.

Literatur.

Brocher, J. E. W.: Die Wirbelverschiebung in der Lendengegend. Leipzig, Thieme, 1951. — Faber, A.: Untersuchung über die Aetiologie und Pathologie der angeborenen Hüftverrenkungen. Leipzig, Thieme, 1938. — Francillon, M. R.: Schweiz. med. Wschr. 1950, 1256. — Friberg, St.: Akta Chir. Skand. (Schweden) 1939. — Güntz, E.: Schmerzen und Leistungsstörungen bei Erkrankungen der Wirbelsäule. Stuttgart, Enke, 1937. — Hagelstamm, L.: Acta chir. Skand. (Fld.), 1949, 143. — Lane, A.: Med. Chir. Transact., London 1884, 223. — Lindemann, K.: Arch. orthop. u. Unfall Med. 34, 601 (1934). — Meyer-Burgdorff, H.: Untersuchungen über das Wirbelgleiten. Leipzig, Thieme, 1931. — Müller, W.: Arch. orthop. u. Unfall Med. 1, 1933. — Neugebauer, F. L.: Zur Entwicklungsgeschichte des spondylolytischen Beckens und seiner Entwicklungsgeschichte. Diss. Dorpat 1881. — Reischauer, F.: Zbl. Chir. 6, 1547 (1933). — Schmorl, G., und Junghanns, H.: Die gesunde und kranke Wirbelsäule im Röntgenbild. Leipzig, Thieme, 1932. — Simons, B.: Röntgendiagnostik der Wirbelsäule. Jena, Fischer, 1939.

H. Bürkle de la Camp, Bochum: **Auswirkung der Fortschritte der Chirurgie auf die Unfallchirurgie.** (Mit 1 Abb.)

Herr Vorsitzender, meine sehr verehrten Damen und Herren, als ich den Auftrag erhielt, zu diesem Thema zu sprechen, stellte ich mir die Lösung der Aufgabe sehr einfach vor, da ja viele neue Erkenntnisse in den letzten Jahren gewonnen worden sind. Aber es ist doch schwer, das Wesentliche und Richtige herauszufinden, das man in der mir zur Verfügung stehenden Zeit vortragen kann.

Das Wichtigste scheint mir doch die Frage zu sein: Was haben wir hinsichtlich der *Wundbehandlung* — und das ist das, was uns Unfallärzte am meisten interessiert — an Neuem hinzugelernt. Wir haben vor dem zweiten Weltkrieg die Sulfonamide zur Behandlung in die Hand bekommen, und während des Krieges wurden in anderen Ländern die Penicilline — ganz allgemein ausgedrückt — zur Anwendung gebracht, in der Kriegsgefangenschaft oder nach dem Kriege haben wir sie anzuwenden gelernt. In der ersten Zeit nach Kriegsende wurden uns Statistiken bekannt, die Erstaunliches über die Wirkungen der bakteriostatischen und antibiotischen Mittel in der Wundbehandlung, sowohl in der örtlichen Anwendung als auch bei oraler oder peroraler Verabreichung, berichteten. Diese Mitteilungen erweckten die größten Hoffnungen. Unsere eigenen Hoffnungen sind aber doch nicht so rosig in Erfüllung gegangen, wie man diesen ersten Berichten nach erwarten durfte. Zu meinem Referat über die Wundbehandlung, das ich auf der Bonner Tagung 1951 der Deutschen Gesellschaft für Unfallheilkunde, Versicherungs- und Versorgungsmedizin hielt, mußte ich das ganze Schrifttum durcharbeiten. Dabei habe ich auch sehr viele Meinungsäußerungen getroffen, die zweifelnd oder begründet zurückhaltend waren. Und gerade diese brachten objektive Unterlagen, während die optimistisch klingenden Berichte doch häufig sehr subjektiv und vom Augenblickserfolg beeinflußt waren. Wir haben nun an der chirurgischen Klinik und Poliklinik der Berufsgenossenschaftlichen Krankenanstalten „Bergmannsheil‘‘ in Bochum folgende Versuche gemacht, um unsere Beurteilung belegen zu können: Bei Verletzten machten wir Wundabstriche, die auf Kulturplatten überimpft wurden. Die zu untersuchenden Wunden wurden mit verschiedenen Mitteln bedeckt oder bestreut und in regelmäßigen zeitlichen Abständen wiederholt abgeimpft. Wir nahmen zur Wundbedeckung einmal nur trockene Gaze, dann bestreuten wir die Wunde mit MP-Puder, Penicillin-Puder, Medargal-Puder. Das Wachstum auf den Bakterien-Kulturplatten wurde verfolgt und verglichen. So sahen wir bei vielfachen Untersuchungen keinen wesentlichen Erfolg bei der *örtlichen Anwendung* des MP-Puders oder Penicillin-Puders und keinen wesentlich anderen Verlauf der Wundinfektion und Wundheilung bei den verschiedenen soeben aufgezählten Behandlungsmitteln. Die Bakterien-Kulturen vermehrten sich mit oder ohne Sulfonamide und Penicilline.

Nun gaben wir Sulfonamide und Penicilline per os bzw. parenteral. Die Sulfonamide hatten per os oder parenteral gegeben keinen wesentlichen Einfluß auf die Wundinfektion, dagegen waren die Penicilline wirklich von überzeugender Wirkung, da das Bakterienwachstum durchschnittlich nach 12 bis 16 Stunden sich verringerte oder ausblieb, während es in den ersten Stunden aber noch deutlich nachzuweisen war. (Die Lichtbilder der Kulturplatten werden vorgewiesen.)

Sehr aufschlußreich ist eine zahlenmäßige Aufstellung der Ergebnisse der Wundbehandlung an unserer Klinik. Von 8918 *poliklinischen* operativen Wundbehandlungen, das sind also die *leichteren* Verletzungen, wurden 6435 ohne Chemotherapie behandelt; davon 2,6% Wundheilstörungen. Von den 2483 mit Chemotherapie behandelten Wunden wiesen 4,5% Wundheilstörungen auf. Im *klinischen*, stationär behandelten Krankengut wurden in der gleichen Zeit 2512 Verletzte mit Wunden behandelt. Davon 1073 ohne Chemotherapie mit 8,7% Wundheilstörungen und 1439 mit Chemotherapie und 16,4% Störungen. Von diesen 2512 stationär und operativ behandelten Wunden waren 1991 reine Weichteilwunden; von diesen wurden 1008 ohne Chemotherapie behandelt mit 8,2% Wundheilstörungen und 983 mit Chemotherapie mit 14,6% Störungen. Bei diesen Zahlen muß man aber bedenken, daß die Chemotherapie bei den besonders schweren und infektionsverdächtigen Wunden angewendet wurde. Und noch eine Zahl: Wir haben 84 offene Kniegelenke operativ und mit Ruhigstellung und mit Chemotherapie behandelt mit insgesamt 4,7% Wundheilstörungen; diese Zahl deckt sich aber durchaus mit den Ergebnissen, die wir auch früher vor der Zeit der bakteriostatischen und antibiotischen Behandlung hatten.

Wir müssen daraus und auch aus der Statistik der Wundbehandlungsergebnisse des „Bergmannsheil" in Bochum, die ich bei der oben erwähnten Tagung in Bonn veröffentlicht habe (s. Verhandlungsbericht der 15. Tagung der Deutschen Gesellschaft für Unfallheilkunde, Versicherungs- und Versorgungsmedizin), entnehmen, daß die *örtliche* Chemotherapie nicht nur keinen Erfolg hat, sondern sogar zu einer verzögerten Wundheilung führt. Man sollte also das Bestreuen frischer Wunden mit bakteriostatischen und antibiotischen Mitteln unterlassen. Die Verabreichung antibiotischer Mittel per os oder parenteral dagegen hat auch bei der Wundbehandlung einen Erfolg. Wir bleiben also bei dem, was Friedrich 1898 in seiner wirklich überzeugenden Arbeit von der richtigen Wundausschneidung gesagt hat, und *müssen in der Wundbehandlung die operative Herrichtung der Wunde als wichtigstes Behandlungsmittel fordern.* Nicht nur die Ausschneidung des Wundrandes, sondern die Exzision der *Wundfläche* muß, soweit dieses möglich ist, ausgeführt werden. Ich weise ausdrücklich darauf hin, daß die *Naht* der Wunde *nicht* zu dem Begriff der operativen Wundherrichtung gehört. Denn nur dort, wo die Wundflächen übersichtlich und in gehöriger Zeit ausgeschnitten werden können, ist die Naht erlaubt. Sonst lassen wir lieber die Wunde offen und nehmen nach 2 bis 4 Tagen die Sekundärnaht vor, wenn die Wundumgebung entzündungsfrei ist.

Gerade bei der *Sekundärnaht* haben wir die Möglichkeit, die Wirkung bakteriostatischer oder antibiotischer Mittel zu testen. Kurz vor dem zweiten Weltkrieg wurde die Behandlung der Wunden mit der *Lebertransalbe* auffallend stark empfohlen. Die Wunden wurden ausgeschnitten, mit Lebertransalbe bedeckt und mit Gipsverband ruhiggestellt. Manche verzichteten sogar auf die Wundausschneidung. Wir haben damals in unserer Klinik auch diese Behandlung in großangelegten Versuchsreihen geprüft. Wir haben die Wunden stets ausgeschnitten, dann aber an Stelle von Lebertransalbe auch Vaseline, Borvaseline, Zinksalbe usw. usw. verwendet, auch ohne Salbe, nur mit trockener Gaze die Wunden bedeckt, — aber stets ruhiggestellt. Das Ergebnis war bei allen so behandelten Wunden das gleiche. *Das Wesentliche ist also die richtige Wundausschneidung und die unbedingte Ruhigstellung der Wunde.* Wir können also auch auf die Lebertransalbe verzichten.

Vor allem aber sollte man bei der Behandlung von *Verbrennungen* die Lebertransalbe weglassen, denn die Verbrennungen heilen sehr viel besser bei austrocknender Behandlung als bei Salbenbedeckung. Es ist auch bekannt, daß bei der Salbenbehandlung der Verbrennungswunden die Tetanusinfektion häufiger ist als bei der Trockenbehandlung. Ich halte es für außerordentlich wichtig, daß schon der *Nothelfer* wissen muß, daß Verbrennungen nicht mit Salben, Ölen oder Linimenten behandelt werden sollen. Der Werksarzt sollte alle diese Mittel aus der Verbandstube entfernen. Auf unsere Veranlassung hin sind die Zechenheilstuben in unserem Bezirk weitgehend von diesen schlechten Behandlungsmitteln für Verbrennungswunden gesäubert worden. Wir empfehlen bei kleineren Verbrennungen den Verband mit dem trockenen sterilen Verbandpäckchen, größere Verbrennungswunden werden in sterile Tücher eingehüllt, die in Zellophanumhüllungen in den Verbandstuben vorrätig sein sollen. Kommt dann der Verletzte zum Arzt, so kann dieser dann die von ihm bevorzugte Behandlung ungehindert vornehmen. Wir behandeln vorzugsweise jetzt mit Medargal-Puder, haben auch mit dem Kieselsäure-Gel „Aktiv-Puder" gute Ergebnisse gehabt.

Zur Wundbehandlung gehört auch eine kurze Betrachtung des *Wundschocks* und des *Operationsschocks.* Hier haben wir doch Neues hinzugelernt. Wir haben die medikamentöse Behandlung dieses Krankheitsbildes fast ganz verlassen. Wir verabreichen Wärme und sorgen dafür, daß die umlaufende Blutmenge wieder vergrößert wird. Das erreichen wir nur durch Zufuhr von Flüssigkeiten unmittelbar in den Kreislauf. Die kristalloiden Salzlösungen, wie die 0,9%ige physiologische Kochsalzlösung, die Ringer- und Locke-Lösung, das Normosal, Tutofusin, Sterofundin, Holofundin, und wie sie alle heißen mögen, sind für die Schockbehandlung ungeeignet, weil sie zwar zu einer schnellen Kompensation führen, aber den Kreislauf rasch verlassen und daher zu einer gefährlichen Dekompensation Veranlassung geben, — abgesehen davon, daß sie ins Gewebe absickern, Ödeme machen, die gefährlich werden können, z. B. Hirnödem, Lungenödem. Man kann sie höchstens als Überbrückkungsmittel nehmen, wenn im Augenblick nichts anderes bereit ist, um dann aber eine Flüssigkeit einzugießen, die den Kreislauf nicht nur auffüllt, sondern auch im Kreislauf längere Zeit bleibt. Diese Bedingung erfüllen das *Periston,* die *Bluttransfusion,* das *menschliche Serum* und das *menschliche Blutplasma.* Mit dem Periston haben wir ja schon im Krieg gearbeitet. Es hat sich vortrefflich bewährt. Wir haben z. B. bei schweren Hirnverletzungen nie ein Hirnödem bei Peristonverabreichung gesehen. Die Bluttransfusion wird nun auch in den letzten Jahren in Deutschland im größeren Umfang verwendet, zumal verschiedene Kliniken und Institute zur Herstellung von *Blutkonserven* nach dem Vorbilde des Auslandes übergegangen sind. Es ist erstaunlich, wie schön die Wirkung einer Bluttransfusion beim Verletzungsschock, also auch beim Operationsschock ist.

Wir haben in unserer Klinik auch im ausgiebigen Maße die Serumkonserve der Behringwerke verwendet. Die Güte dieser Konserve hat in den letzten zwei Jahren erheblich zugenommen; sie ist unabhängig von der Blutgruppe. Wir machen auch heute noch gern Gebrauch davon. Wünschenswert ist, daß wir auch in Deutschland bald die Trockenplasmakonserve bekommen, da sie zuverlässig und einfach anwendbar ist. Zur Verwendung von Tierseren habe ich mich noch nicht entschließen können, zumal K. Lang neuerdings wieder davor gewarnt hat, weil die tierischen Eiweiße im menschlichen Körper nicht völlig abgebaut werden können. Aber auch ihr Mangel an Antigenfreiheit mahnt noch zur Vorsicht.

Ein ausgezeichnetes Schockbekämpfungsmittel ist auch das *Dextran*, das aus Schweden kommt und eine dem Glykogen und der Stärke verwandte biogene Kolloidlösung ist. In Deutschland ist es unter dem Namen „Macrodex" (Knoll) im Handel. Die damit erzielten Erfolge in unserer Klinik sind überzeugend gute.

Wir haben auch mit dem „*Subsidon*" Versuche gemacht und sehr befriedigende Ergebnisse erzielt. Subsidon ist Tutofusin mit einem Zusatz von Rutin, das die Eigenschaft hat, die Durchlässigkeit tierischer Membranen, also auch der Gefäßwände, herabzusetzen.

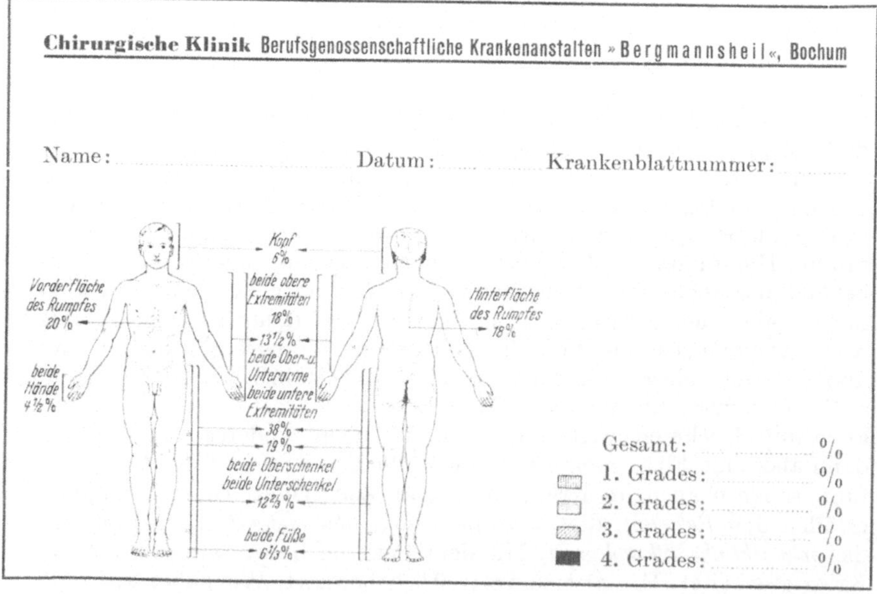

Ich komme noch einmal kurz auf die *Verbrennungen* zurück, nicht auf die Behandlung, sondern auf die Begutachtung. Für die Begutachtung ist es außerordentlich wichtig, zu wissen, wie ausgedehnt eine Verbrennung war und in welchem Grade sie bestand. Wir bedienen uns in unserer Klinik des hier abgebildeten Schemas, in welchem genau eingezeichnet ist, wo die Verbrennung sich befindet und in welchem durch verschiedene Schraffierung der Grad der Verbrennung angegeben wird. Für die Behandlung selbst ist diese genaue Bestimmung der Verbrennungswunde und die Errechnung der Verbrennungsfläche in Prozenten der Körperoberfläche von großer Wichtigkeit. Aber auch für die Begutachtung ist sie von großem Wert. Man hat mit einem Blick eine gute Übersicht. Ich kann den Kollegen, aber auch den Versicherungsträgern nur empfehlen, dieses *Verbrennungsschema* einzuführen. (Abb. 1).

Und nun zu den Fortschritten auf dem Gebiete der *Knochenbruchbehandlung*. Als KÜNTSCHER 1940 auf der Tagung der Deutschen Gesellschaft für Chirurgie erstmals seine Erfolge mit der Marknagelung veröffentlichte, stieß er auf Widerspruch bei einem Teil der Hörer, fand aber sofort bei vielen Chirurgen Anhänger. Wir haben damals die Marknagelung gleich bei uns eingeführt und verfügen heute über ein Krankengut, das eine kritische Übersicht gestattet. Wir sind aber bei verschiedenen Brucharten und Gliedabschnitten doch recht zurückhaltend geworden. Der *Oberschenkelbruch* eignet sich nach unserer Erfahrung am besten zur Marknagelung. Und wenn man einen beidseitigen Oberschenkelbruch mit Marknägeln behandeln kann, so tut man dem Verletzten wirklich etwas Gutes an, wenn man ihm dadurch eine beidseitige Extensions- oder Gipsverbandbehandlung ersparen kann. Die Frakturheilung am Oberschenkel ist durch den Marknagel nicht verzögert, eher beschleunigt. Dagegen haben wir regelmäßig eine Heilungsverzögerung beim *Unterschenkelbruch* gesehen, so daß wir jetzt den Marknagel zur Behandlung der Unterschenkelfraktur eigentlich nicht mehr anwenden. Am Oberarm kommt man meistens doch mit einfacheren Mitteln aus, so daß wir die Marknagelung des *Oberarms* kaum noch ausführen. *Unterarmfrakturen* lassen sich ja bekanntermaßen schwer einstellen, und eine Unterarmfraktur, die unter Verschiebung der Bruchstücke verheilt, hinterläßt stets erhebliche Bewegungs- und Funktionseinschränkungen. Wir nehmen daher gern die Markschienung bei Unterarmbrüchen vor, wobei wir manchmal nur einen der gebrochenen Unterarmknochen mit einem Marknagel versehen, in besonderen Fällen aber auch beide Unterarmknochen nageln. Dazu verwenden wir nicht immer die handelsfertigen Marknägel, weil sie oft zu dick für die Markhöhlen sind und dann den Knochen sprengen. Wir führen dann gern einen oder zwei KIRSCHNER-Drähte in die Markhöhle ein. Die Ergebnisse der Unterarmbruchbehandlung mit dem Marknagel sind höchst befriedigende. Man kann auch schlecht stehende und widerständige *Schlüsselbeinbrüche* durch Einführen eines KIRSCHNER-Drahts in das Innere des Schlüsselbeins gut einstellen. Auch *Mittelhand-* und *Mittelfußknochen* haben wir schon durch Einführen von KIRSCHNER-Drähten in die Markhöhle in befriedigender Weise und mit gutem Ergebnis behandelt.

Wir lassen aber niemals eine Fraktur, die mit Marknagelung versehen ist, früh belasten. Ich halte diese Frühbelastung nicht für richtig. Sie führt zu überschießendem Kallus, aber auch zur verzögerten Bruchheilung, ja sogar zur Pseudarthrose und zum Materialbruch des Nagels. Ich habe eine ganze Reihe schlimmer Fehlergebnisse gesehen, die uns von anderer Stelle eingewiesen worden sind, nachdem aus unrichtigen Überlegungen heraus eine Frühbelastung vorgenommen worden war. Ich werde gleich anschließend einige davon im Lichtbild zeigen. Ich stehe auf dem Standpunkt, daß mit der Marknagelung schon sehr viel erreicht wird, wenn man die Möglichkeit hat, nach einiger Zeit schon die benachbarten Gelenke unbelastet zu bewegen. Wir behandeln zunächst nach dem Einführen des Marknagels 3 bis 4 Wochen mit völliger Ruhigstellung, manchmal auch länger. Dann beginnen wir mit eigentätigen unbelasteten vorsichtigen Bewegungen der benachbarten Gelenke. Und erst wenn der Knochenbruch wirklich fest ist, wird er belastet. Ein Unterarmbruch z. B., der ja durch die Drehbewegungen den gefährlichen scherenden Kräften ausgesetzt ist, stellen wir bis zur endgültigen Heilung trotz der erfolgten Marknagelung im Gipsverband fest.

Es war früher verpöhnt, bei *offenen Knochenbrüchen* Fremdkörper zur Knochenbrucheinstellung einzulegen. Wir sind aber im Laufe der Jahre doch dazu übergegangen, auch bei offenen Knochenbrüchen gleich die Brucheinstellung durch Drahtumschlingung oder Marknagelung zu erzielen. Eine Störung der Knochenbruchheilung durch Eiterung ist dabei nicht in größerem Maße nachzuweisen, — mit Ausnahme der Unterschenkelbrüche.

Unter „*Drahtumschlingung*" ist das subperiostale Herumlegen eines Drahtes um einen Knochen oder um zwei Bruchstücke nach allgemeinem Sprachgebrauch zu verstehen. Von manchen Autoren wird dieses Vorgehen aber auch als „Drahtnaht" bezeichnet; das ist nicht richtig. Die *Drahtnaht* ist die Vereinigung zweier Bruchstücke durch einen Draht, der in der Längsachse des Knochens durch zwei Bohrlöcher gelegt wird. Vor dieser Drahtnaht bei Schaftfrakturen der Röhrenknochen ist aber unbedingt zu warnen. Es gibt kaum ein geeigneteres Mittel, um eine verzögerte Bruchheilung oder Pseudarthrose künstlich zu erzeugen, als die Drahtnaht. (An zahlreichen Lichtbildern werden Erfolge und Mißerfolge der Behandlung mit Marknagelung und anderen Fremdkörpern gezeigt.)

Beim *Schienbeinkopfbruch* ist die völlige Wiederherstellung des bündigen Gelenkschlusses notwendig. Sind die Bänder der Kniegelenkkapsel nicht zerrissen, so kann man auf konservative Weise die Verschiebung ausgleichen und die Stufenbildung an der Bruchstelle beseitigen. Ist das aber nicht möglich, so muß man zur operativen Einstellung schreiten. Wir verwenden dazu die von ANDREESEN aus unserer Klinik angegebene Schienbeinkopfschraube. Sie besteht aus einem KIRSCHNER-Draht, der an beiden Enden ein feines Schraubgewinde trägt, über das die Schraubenplättchen angelegt werden. Nach völliger Einstellung des Schienbeinkopfbruches wird der Draht durchgebohrt, dann durch Anziehen der Schraubenplättchen das Bruchstück aufgepreßt. Draht und Schraubenplättchen müssen aber aus dem gleichen Material sein, um Knochennekrosen und Leukozytenansammlungen zu verhindern.

Zur Behandlung des *Schenkelhalsbruches* ziehen wir in letzter Zeit die von REIMERS angegebene Schenkelhalsschraube dem Dreilamellennagel vor. Die Verschraubung hat den großen Vorteil, daß bei guter Lage der Schraube die Bruchstücke aufeinandergepreßt werden. Es ist mir immer unverständlich gewesen, daß manche Chirurgen einen mit dem Dreilamellennagel oder mit der Schraube versehenen Schenkelhalsbruch schon bald herumgehen und belasten lassen. Wer viele Hüftgelenke operiert (z. B. Hüftgelenkplastiken ausführt), der weiß, von welch geringer Härte die Spongiosamassen des Schenkelkopfs sind. Und wenn nun bei einem Schenkelhalsbruch der Nagel oder die Schraube im Schenkelkopf Halt hat, so muß der Nagel oder die Schraube den guten Halt verlieren, wenn die Belastung erfolgt, die ja am Fremdkörper immer eine Hebelwirkung hat. Wenn wir nach erfolgter Einstellung des Schenkelhalsbruches mit einem dieser Fremdkörper dem Patienten eine monatelange Behandlung in der Extension oder im Gipsverband ersparen können, wenn wir dem Patienten auf diese Weise erlauben können, das verletzte Hüftgelenk *frühzeitig*, aber *vorsichtig* und *unbelastet* zu bewegen, und wenn wir schließlich den Patienten in einen bequemen Lehnstuhl neben das Bett setzen können, so haben wir doch schon viel erreicht und müssen diesen Fortschritt dankbar begrüßen. Man sollte aber nicht den Schenkelhalsbruch früh belasten. Man bedenke doch, daß bei der Schenkelhalsfraktur, besonders bei der medialen, das obere Bruchstück, der Schenkelkopf, ganz oder zum großen Teil von der Blutgefäßdurchströmung ausgeschlossen ist, und daß die Blutgefäße doch erst nach Einstellen der Fraktur wieder Anschluß finden müssen. Dieser Vorgang dauert mehrere Wochen. Und dieses Bruchstück darf man doch nicht belasten.

Die Behandlungsergebnisse des *Fersenbeinbruchs* sind im großen und ganzen recht unbefriedigende, und zwar deswegen, weil der Fersenbeinbruch häufig nicht eingerichtet bzw. aufgerichtet wird. Ist der Tubergelenkwinkel wesentlich verändert, so muß man die Form des Fersenbeins wieder herzustellen versuchen. Mit dem Drahtzug gelingt das meistens nicht. Er hat außerdem die Gefahr der Drucknekrose über der Achillessehne. Die von WESTHUES empfohlene Aufrichtung des Fersenbeins mit dem Nagel ist ein gutes Verfahren. Wir verwenden dazu den von mir angegebenen Schraubennagel, der nach der Aufrichtung auch eine leichte Zugbehandlung des verkürzten Fersenbeins gestattet. Die Aufrichtung muß im Gipsverband für drei, meistens für vier Monate festgehalten werden; der Schraubennagel wird allerdings nach 4 bis 6 Wochen entfernt. Während früher die nicht aufgerichteten Fersenbeinbrüche bei einseitiger Verletzung durchschnittlich mit 30 bis 40%, bei doppelseitiger mit 50 bis 70% Erwerbsbeschränkung in die erste Dauerrente gingen, betragen diese Sätze nach unseren Erfahrungen nach der guten Aufrichtung durchschnittlich 20% oder weniger bei einseitiger, 20 bis 40% bei doppelseitiger Verletzung.

Einen Fortschritt in der Knochenbruchbehandlung bedeutet die Erkenntnis vom *Druckkallus*. Diesen unter Druck erzeugten Kallus, den KROMPECHER schon vor vielen Jahren experimentell vorgewiesen hat, erreichen wir mit der Drahtumschlingung, mit der Verschraubung, mit der Marknagelung, auch mit den von Maatz angegebenen Markfedern und Federschrauben. Wir erreichen ihn aber auch mit zwei ober- und unterhalb des Bruchs und möglichst parallel zu den Bruchflächen durchgeführten Kirschner-Drähten, die im Spannbügel gegeneinander gepreßt werden. Wustmann hat den Doppeldrahtspanner angegeben, nachdem Grafensteiner schon vorher gezeigt hat, daß Pseudarthrosen und sogar eitrige Falschgelenkbildungen mit dieser Methode zur Heilung gebracht werden können. Auch wir können über günstige Ergebnisse berichten. Bei der Gelenkresektion unter Einstellung der Gelenkstümpfe zur Arthrodese ist diese Kompression durch den Doppeldrahtspanner von großem Vorteil. Während früher eine Kniegelenksarthrodese im allgemeinen 4 bis 6 Monate zur Festigung brauchte, erreichen wir durch diese Druckarthrodese die Festigung im allgemeinen schon in 2 Monaten. (Vorweisung von Lichtbildern.)

In der Behandlung der *Pseudarthrosen* können wir über Gutes und Neues berichten. Die Ergebnisse der Knochenverpflanzung oder Knochenverriegelung mit lebendem, periostgedeckten, autoplastischen Knochen, so wie sie uns Lexer gelehrt hat, hat ausgezeichnete Ergebnisse erzielt. Wir müssen dazu aber die Pseudarthrose ausräumen, ein bis zum Knochenmark reichendes Lager für das Transplantat schaffen, ein Transplantat entnehmen und verpflanzen und es dann mit Drahtschlingen fest ins Lager pressen. Phemister hat nun gelehrt, daß man lediglich den Knochen an die Pseudarthrose unter das Periost anlagert, ohne das Falschgelenk zu resezieren, ohne ein Transplantatlager herzustellen und ohne Drahtumschlingung des verpflanzten Knochens. Das Verfahren ist so einfach, daß es einem zunächst schwerfällt, daran zu glauben. Wir haben es nach den Angaben von Phemister gemacht und haben damit ausgezeichnete Ergebnisse erzielt.

Nun sind wir aber noch weitergegangen. Wir haben keinen autoplastischen Knochenspan, sondern einen *homoioplastischen* aus der *Knochenbank* verwendet. Dieses Knochenmaterial gewinnen wir bei Knochenoperationen, bei denen Knochen abfällt, oder bei Amputationen. Nach einer Amputation wird das amputierte Glied, falls es nicht eine Infektion enthielt, in einer neuen, vollständig aseptischen Operation eröffnet und völlig aseptisch der Knochen herauspräpariert. Der Knochen wird von Weichteilen, also Periost und Mark, nach Aufsägen in der Längsrichtung vollkommen entblößt, in physiologischer Kochsalzlösung gewaschen und wird dann in einem sterilen Glasgefäß aufbewahrt. Dieses Glasgefäß wird in ein zweites steriles Glasgefäß eingelegt und mit sterilem Pergamentpapier oder sterilisiertem Zellophan wie ein Einmachglas bedeckt und zugebunden. Der Knochen wird also nicht desinfiziert oder gekocht. Und nun wird der Knochen mit seinem Behälter bei -30^0 C eingefroren und aufbewahrt. Nach neun Tagen Kälteeinwirkung ist er schon ohne Eiweißreaktion verwendbar, er kann aber monatelang bei dieser niederen Temperatur verwendungsfähig bleiben. Wir haben diese Knochen zur Behandlung von Pseudarthrosen subperiostal neben die Pseudarthrose gelegt, ohne mehr am Falschgelenk zu machen. Wir haben die gleichen guten Ergebnisse, ja sogar schnellere Heilungszeiten.

Die serologische Luesuntersuchung des Knochenspenders ist erforderlich.

Wir gewinnen bei Knochenoperationen auch *Spongiosa*, die wir in der Knochenbank aufbewahren. Diese Spongiosa verwenden wir bei schlecht heilenden Frakturen, indem wir den Bruchspalt damit ausfüllen. Bei Kahnbeinpseudarthrosen des Handgelenks räumen wir die Pseudarthrose aus und stopfen Spongiosa aus der Knochenbank hinein. Die Ergebnisse sind überraschend gute. (Mit einer Reihe von Lichtbildern werden die Ergebnisse vorgezeigt.)

Wir sehen also aus diesen ausgewählten Abschnitten, daß in den letzten Jahren in der Unfallchirurgie eine Reihe von Fortschritten erzielt worden ist. Vieles ist so erprobt, daß man es ehrlich empfehlen und getrost anwenden kann. Manches ist noch in der Entwicklung und muß noch näher erforscht werden. Daran mitzuarbeiten, sind wir alle berufen.

EBHARDT, Pforzheim (mit 4 Abb.): Die Frage der Indikation — ob konservativ oder operativ, *wenn* operativ, welche Operationsmethode — ist heute sicherlich in Fluß gekommen. Grundsätzlich die Operation von Frakturen abzulehnen, hat heute niemand mehr das Recht. Eine Reihe von Methoden, wie die Schenkelhalsnagelung und die Marknagelung, bieten für bestimmte Bruchformen so unvergleichliche Vorteile, daß sie wohl niemand von vornherein ablehnen kann.

Davon abgesehen aber bleibt ein weites Feld für die persönliche Auffassung des Chirurgen. Neben sehr wenigen *absoluten* Indikationen stehen die relativen in ihrer Mannigfaltigkeit, innerhalb deren nun persönliche Erfahrung, alte Grundsätze, sicher auch Temperament und Neigung entscheiden sollen. Die Frage ist, ob wir dieser Lage, die vor 10 bis 15 Jahren mit geringen Veränderungen auch schon vor uns stand, heute anders begegnen können als damals.

Schon in der an sich konservativen Schule PELS LEUSDEN in Greifswald sind wir in den 30er Jahren vielen Frakturen gegenüber aktiver geworden. Wir konnten es unter dem Schutze einer ausgezeichneten Asepsis. Seit 1941, in Pforzheim, bin ich unter zunächst etwas primitiven Verhältnissen sehr zurückhaltend geworden, bis ich meiner Asepsis sicher zu sein glaubte. In den Jahren 1941 und 1942 wurden so zusammen nur 30 Operationen bei Frakturen ausgeführt. Die Zahl der Frakturen überhaupt läßt sich nicht mehr feststellen. In den Jahren 1949/50 haben wir 113 Frakturoperationen ausgeführt, 1951 etwa 90 Operationen bei etwa 1400 Frakturen in 3 Jahren. Dazwischen liegen Jahre abnormer Voraussetzungen, Luftangriffe, Zerstörung des Krankenhauses, mühsamer Wiederaufbau, die sich statistisch nicht erfassen lassen.

Der operative Eingriff bei der Fraktur ist also häufiger, alltäglicher geworden. Die Zahl der Frakturen selbst ist größer. Weiter ist aber auch die Aufnahme einer Reihe von Frakturen in die Operationsliste dafür verantwortlich zu machen, dann die weitherzigere Indikation bei anderen, und hier spielt natürlich die größere Sicherheit des Infektionsschutzes eine große Rolle. Wir versorgen heute grundsätzlich die *Schräg-* und *Spiralbrüche* des Unterschenkels operativ mit Drahtumschlingung, bei denen wir früher zunächst den Versuch der konservativen Behandlung machten. Wir wenden die Marknagelung nach KÜNTSCHER da an, wo wir eine sichere Fixierung, eine *wirklich stabile Ostosynthese* erwarten können. Wir verzichten auf sie bei den Frakturen des unteren Drittels des Oberschenkels, bei denen wir Achsenknicke sekundär auftreten sahen. Wir verzichten auch meist auf die gedeckte Marknagelung. Wir verzichten schließlich auf alle komplizierten Methoden, die sich aus der Marknagelung entwickelt haben, schon weil die Beschaffung der Instrumente und Materialien bei regelmäßiger Anwendung uns vor wirtschaft-

liche Probleme stellt, eigene Erfahrungen damit bei dem begrenzten Krankengut
aber zu langsam zu erringen sind. Wir wenden aber auch noch die LANEsche Schiene
an, mit der ich seit 20 Jahren bei richtiger Indikation und sauberer Technik denk-
bar gute Erfahrungen gemacht habe, so daß ich sie bei Würdigung aller Bedenken
noch nicht missen möchte. Sie ist für viele Unterarm-, manche Unterschenkelbrüche und zahlreiche epiphysennahe Brüche ein ausgezeichnetes Mittel, wenn sie
bei sorgfältiger anatomischer Einstellung richtig angeschraubt und durch gut
sitzenden Gipsverband in ihrer begrenzt fixierenden Wirkung unterstützt und er-
gänzt wird.

Wir sahen *keine* Pseudarthrose danach, keine Verzögerung der knöchernen Heilung. Wir sahen die SUDECKschen Erscheinungen eher seltener als bei rein konservativer Behandlung. Über die Häufung des SUDECK in den Jahren nach dem Kriege

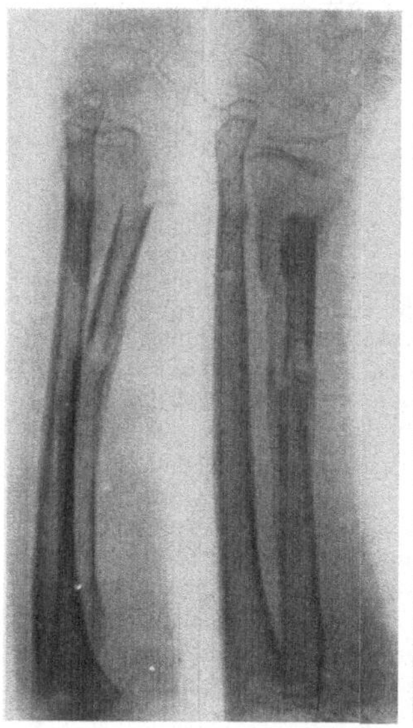 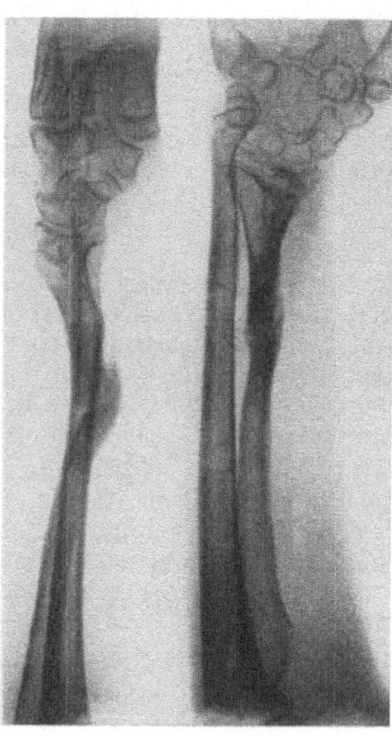 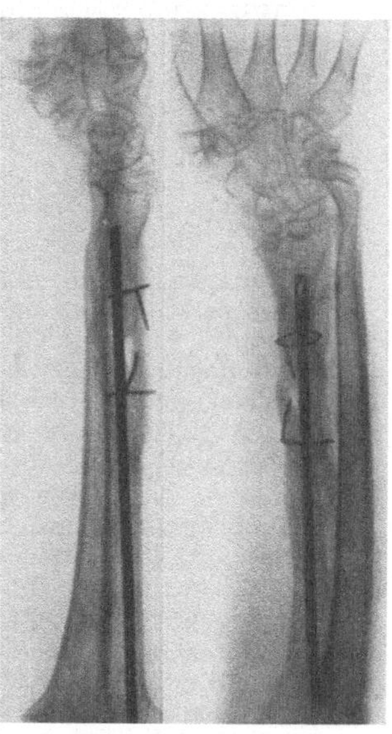

Abb. 1. Kompliz. Radiusfraktur   Abb. 2. Heilung der Fehlstellung   Abb. 3. Heilung mit bess. Stellung
durch Überfahrung, Osteomyelitis,   nach Sequestrotomie.   und gut. Funktion nach Nagelung
Sequesterbildung.   u. Spanplastik. Spät. Entfernung
                                                                             von Span u. Nagel. Auf Resektion
                                                                             der Ulna wurde bewußt verzichtet.

wäre gesondert zu sprechen. Abwinkelungen der Achse kommen nur vor, wenn die
Schiene nicht schulgerecht angelegt oder zu kurz oder der Gips unzureichend ist.

Ich weiß, daß viele Chirurgen die LANEsche Schiene für *überholt* halten. HÄBLER
hat vor kurzem ihre *Indikation* im „Chirurgen" umrissen; meine Auffassungen
decken sich mit den seinen so weitgehend, daß ich auf eine Aufzählung von Einzelheiten verzichten möchte. Ich kenne sicherlich auch Fälle von *fehlerhaft angelegten*
LANEschen Schienen mit schauderhaften Ergebnissen; daran ist aber der Operateur
und nicht die Methode schuld. Auch bei der KÜNTSCHER-Nagelung sehen wir alle
Fälle, die durch falsche Indikation und Fehler der Technik zu schlechten Ergebnissen geführt haben. HÄBLER hat in seinem kritischen Buch darüber genügend
berichtet. Und wenn wir ehrlich sind, meine Herren, so werden wir zugeben müssen, daß wir alle bei der Einarbeitung in die Methodik Fehler gemacht haben, die
wir aber weder Herrn KÜNTSCHER noch der Methode zur Last legen wollen. Man
hat auch gesagt, die operative Frakturbehandlung verlängere die Behandlungsdauer. Wenn dies zugunsten einer tadellosen anatomischen Heilung geschieht und
damit eine bessere spätere Funktion gewährleistet, so werden wir es gerne in Kauf

nehmen. Daß die Fraktur, wenn sie exakt anatomisch gestellt und festgehalten wird, oft wenig Callus im Röntgenbild erkennen läßt, ist sicher. Wir sind dann manchmal unsicher, wann wir belasten sollen, und warten vielleicht gern einmal 3 bis 4 Wochen zu lange. Sicher ist eine solche Fraktur, wenn der Bruchspalt kaum noch sichtbar ist, oft fest, auch wenn der periostale Callus — der ja gerade bei Pseudarthrosen oft reichlich da ist — hier fehlt. Wir sehen oft Bilder, bei denen nach 6 Wochen ein mit Drahtumschlingung gestellter Unterschenkelbruch deutlich knöchern fest ist. Bei der LANEschen Schiene dauert es etwas länger, aber nach 8 bis 10 Wochen haben wir auch hier meist die knöcherne Festigung, wenn auch noch nicht die Belastungsfähigkeit. Wenn das nicht der Fall ist, müssen wir der Ursache nachgehen. Ich könnte in Übereinstimmung mit Herrn HÄBLER an einem Fall zeigen, daß nicht immer dann die Schiene, sondern der sperrende Knochen, hier die Fibula, die dann durchtrennt werden muß, schuld ist. Die Schiene kann dann meist unbedenklich entfernt werden, da ein Abrutschen nicht mehr möglich ist. Größte Beachtung müssen wir bei jeder Osteosynthese dem Material schenken. Oft haben wir mit unseren Verwaltungen zu kämpfen, die gerne heimlich bei einem „billigeren" Lieferanten bestellen. So gelangen einmal, wenn wir nicht aufpassen, minderwertige Nägel oder Schrauben aus alten R-Mark-Beständen auf unseren Tisch.

Die große Bereicherung, die wir der Marknagelung verdanken, wird nirgends deutlicher, als bei der Behandlung von Pseudarthrosen und deform geheilten Frakturen, von denen ich nur ein Beispiel bringen möchte:

F. Siegfried, 12 J. Schwerste Zermalmung des Unterarms und Ellbogenluxation. Infektion, Osteomyelitis. Nach einem Jahr Spanplastik und KÜNTSCHER-Nagel. Gute Achsenstellung und rasches Festwerden des Knochens, gute Funktion der Hand. (Bild 1 — 3.)

Ferner begrüßen wir dankbar die größere Abkürzung und Vereinfachung der Behandlung bei Verkürzungs- und Verlängerungs-Osteomien.

Nur als Kuriosum möchte ich den Fall einer Schenkelhalsfraktur nach Marknagelung erwähnen.

Eine ältere Frau, die eine Oberschenkelquerfraktur durchgemacht hatte und mit festgewordener Fraktur nach Marknagelung nach Hause entlassen wurde, stürzte direkt nach der Ankunft in ihrer Küche und konnte nicht mehr aufstehen. Es entstand eine Schenkelhalsfraktur, deren konservative Behandlung gewisse Schwierigkeiten machte.

Eine Frakturform, die uns allen viel Kummer macht, ist die Fersenbeinfraktur. Die Methoden von WESTHUES, die wir oft benützt haben, und BÖHLER sind bekannt. Vor der Penicillin-Ära hatten wir gelegentlich sehr unangenehme Os-

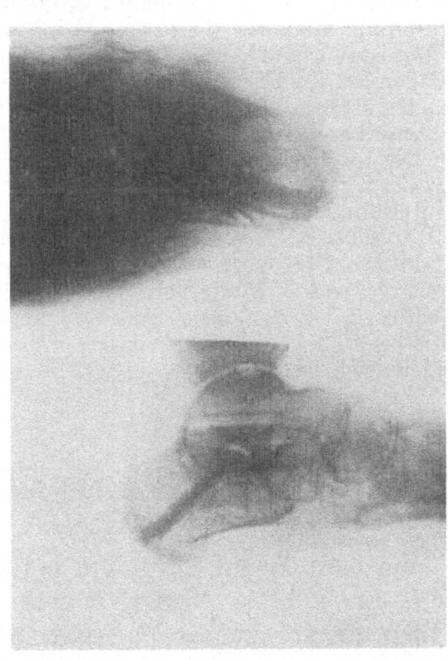

Abb. 4. Calcaneusfraktur mit Spanplastik ohne Arthrodese.

teomyelitiden nach Drahtextension oder Nagelverwendung, wie es auch von anderer Seite beschrieben wird. Ob wir mit unseren heutigen Mitteln sie sicher vermeiden können, möchte ich noch offen lassen. Um eine sekundäre Verschiebung des nach WESTHUES eingerichteten Bruches zu verhüten, habe ich in den letzten Jahren mehrfach einen Knochenspan in den Calcaneus getrieben. Die Zahl meiner Beobachtungen ist noch zu klein, um Schlüsse zuzulassen. Ich zeige Ihnen nur ein Beispiel. (Abb. 4.)

Vor der Möglichkeit einer großzügigen Penicillinprophylaxe hatte ich auch hier eine schwere Infektion, die zu einem schlechten Ergebnis führte, in anderen Fällen

war das Ergebnis gut. Sicherlich sollte man alte Leute von der Operation ausschließen, da bei ihnen die Ernährung im Calcaneusgebiet zu schlecht, die Infektionsgefahr daher groß ist.

Für uns alle ist bisher die Frage, ob Antibiotica und Sulfonamide eine groß-
zügigere Anzeigestellung bei der Frakturoperation zulassen, noch offen gewesen.
Wer eine gute Asepsis hat, bei dem gehörten schon immer Infektionen bei aseptischen Knocheneingriffen zu den Seltenheiten, so daß er sie weder früher noch
heute statistisch verwerten kann. Wir haben seit zwei Jahren keine Infektion
mehr erlebt[1]. Nur große Sammelstatistiken können uns aber da etwas weiterhelfen.
Keinesfalls soll hier einer indikationslosen Operiererei das Wort geredet werden.
Durch schlechte Technik kann unendlich viel Schaden angerichtet werden. Auch
wer gern und mit gutem Erfolg operiert, steht mit großem Respekt vor guten
Leistungen einer mehr konservativen Technik. Ebenso sollte der konservativ Ein-
gestellte nicht aus Grundsatz die Augen davor verschließen, daß manchmal der
operative Weg der raschere, sicherere und sogar der billigere ist.

Eine besondere Frage ist die der primär-operativen Versorgung der offenen
Frakturen. Eine gewiß begreifliche Scheu hat uns davon zurückgehalten. An sich
könnte man heute sicher eher als früher der operativen Versorgung das Wort
reden, wenn wir bedenken, wieviel kostbare Zeit oft verlorengeht, wenn der
schwere offene Bruch dann erst nach Abschluß der Wundheilung und Beseitigung
der Infektionsgefahr operiert werden kann. Aber ich glaube, die Dinge liegen ähnlich wie bei der Resektion des perforierten Magens: wir können, wie dort der Resektion, so hier der primären operativen Versorgung, d. h. Fixierung der Frakturen *nur dann das Wort reden*, wenn wir sie in die Hand eines operativ erfahrenen
Chirurgen legen können. Das dürfte im normalen Krankenhausbetrieb in vielen
Fällen bei der Überzahl der z. B. nachts eingelieferten Verletzungen auf Schwierigkeiten stoßen. Die Gefahr, daß eine zu großzügige Indikation zu schweren Schäden
führen kann, ist groß.

Die Indikation ist die höchste Kunst in der Chirurgie. Sie wird auch durch den
modernen Wundschutz nicht einfacher und schematischer, wenn wir uns bemühen,
durch ihn *mehr* zu erreichen als bisher. Die Verantwortung für den Eingriff bleibt
die gleiche, ja sie belastet uns vielleicht noch mehr als früher, als wir eine gewisse
Zahl von Störungen der Wundheilung als *schicksalsmäßig* hinzunehmen in Ver-
suchung waren. Heute betrachten wir mehr als früher eine Wundinfektion als einen
schweren Vorwurf gegen uns und unsere Technik. Wenn wir so denken, werden
wir bei aller Freude an operativen Erfolgen auch bei der Operation der Frakturen
nicht leichtfertig werden.

C. Häbler, Hannover: **Indikation und Gegenindikation zur Marknagelung. (Mit 1 Abb.)**

Vor acht Tagen wurde mir ein Kranker in die Klinik eingeliefert, der
sich im Februar vorigen Jahres einen geschlossenen Querbruch des
Oberschenkels zugezogen hatte. Er war in ein zur berufsgenossenschaftlichen Krankenbehandlung zugelassenes Landkrankenhaus eingeliefert
worden. Dort hat man ihn in eine Volkmann-Schiene gelegt (ohne
Streckverband) und nach vier Wochen unter Penicillin- und Sulfon-
amidschutz die offene Marknagelung des Oberschenkelbruches vorgenommen. Es kam zur Infektion und zum Abstoßen von Kronensequestern
an beiden Bruchstücken. Drei Monate mußte der Kranke Bettruhe halten, dann ließ man ihn aufstehen, obwohl die Wunden noch fistelten.
Im Oktober, also acht Monate nach dem Unfall, hat man den Nagel
entfernt, der Bruch war fest. Es traten nach der Nagelentfernung immer

---

[1] Auch in einem weiteren Jahr trat keine Infektion auf.

wieder Ödeme auf und der Kranke hatte Schmerzen im Kniegelenk. Darauf hat man am 12. 10., obwohl die Wunde noch fistelte, einen langen Kniegelenksarthrodesenagel in den Oberschenkel eingeschlagen, „um das Kniegelenk ruhig zu stellen". Dem Patienten hatte man gesagt, der Nagel könne später wieder entfernt werden und das Kniegelenk werde vollkommen beweglich werden. Es kam natürlich prompt zur Kniegelenksinfektion mit schwerer Sepsis und Röhrenabszessen bis weit in das Gesäß hinauf, und so kam der Kranke zu uns.

Sie sehen auf dem Röntgenbild den Bruch zwar fest, aber im ganzen Knochen eine schwere Ostitis, die auch auf die Tibia übergreift, und eine weitgehende Zerstörung des Kniegelenkes, das natürlich steif bleiben wird.

Nach dieser Beobachtung habe ich sämtliche Röntgenbilder, die ich Ihnen von guten Ergebnissen der Marknagelung zeigen wollte, weggepackt und habe meinen ganzen Vortrag umgestoßen; denn ich habe mich gefragt, ob es angesichts solcher Folgen überhaupt noch berechtigt ist, über die Indikation zu sprechen auf Grund von Ergebnissen, die man erzielte, weil man *Erfahrung* mit der Methode hat. MAATZ hat ja kürzlich die Indikation der Kieler Klinik herausgestellt und ich wollte mich ursprünglich mit diesen Indikationen, mit denen ich nicht immer einverstanden bin, auseinandersetzen.

Bekommt man so etwas zu sehen, wie den eben erwähnten Fall, hört man das, was uns Herr BÜRKLE sagte, dann muß man doch unwillkürlich an die Worte denken, die Herr BÖHLER von der Osteosynthese schrieb: „Mancher ist dadurch schon zum Krüppel geworden", und weiter: „Es kommt darauf an, daß man die richtigen Fälle auswählt, bei ihnen mit richtiger Technik und Asepsis operiert; das lernt aber nicht jeder." Ich glaube, gerade bei der Marknagelung müssen wir dieses „das lernt aber nicht jeder" ganz besonders in den Vordergrund stellen. So möchte ich Ihnen heute meinen Vortrag über die Indikation nur unter dem Gesichtspunkt des Chirurgen am allgemeinen Krankenhaus halten, der noch keine Erfahrungen mit der Marknagelung besitzt und dem die Hilfsmittel der großen Kliniken nicht zur Verfügung stehen, des Chirurgen also, der noch lernt.

Da muß ich *Gegenindikation und Gefahren* in den Vordergrund stellen.

Bei der Marknagelung des frischen geschlossenen Bruches sollen wir möglichst gedeckt vorgehen, d. h. den Bruchspalt nicht freilegen. Um dabei den Marknagel in die Markhöhle des distalen Bruchstückes einführen zu können, müssen wir genau einrichten, viel genauer, als bei konservativer Behandlung; dazu sind allerlei Hilfsmittel, ist aber auch allerlei Erfahrung notwendig. Schon bei konservativer Behandlung hat man unter Umständen Mißerfolge, wenn das nötige technische Rüstzeug nicht zur Verfügung steht. Die Folge ist dann aber höchstens ein schlechtes Ergebnis, das meistens noch zu korrigieren ist. Fehlt bei der Marknagelung etwas an den technischen Einrichtungen, stehen vor allen Dingen nicht genügend Nägel zur Auswahl, dann drohen Komplikationen ähnlich wie die eingangs erwähnte, die dem Kranken das Glied und unter Umständen das Leben kosten können.

Die erste *Gegenindikation* lautet also: *Ungenügende Erfahrung mit der konservativen Behandlung und ungenügende technische Einrichtung.*

Die Marknagelung ist keine Eselsbrücke, sie ist nicht leichter, sondern schwieriger als konservative Behandlung, und sie ist gefährlicher. Ganz besonders muß ich davor warnen (ich komme später noch darauf zurück), offen zu nageln, wenn man mit der gedeckten Nagelung nicht zum Ziel kam.

An sonstigen Gefahren wird besonders im Ausland, das ja gern offen nagelt, die *Röntgenschädigung* genannt; sie ist sicher zu vermeiden. Wenn man mit seinem Röntgengerät 1 m Abstand hält und die Röntgenassistentin anweist, höchstens 5 Sek. lange Durchleuchtungsstöße zu geben (die vollkommen ausreichen, um die Stellung zu erkennen), dann braucht man sehr lange Zeit, bis die H.E.D. erreicht ist. Wir sind auch bei schweren Osteotomienagelungen ihr niemals bedrohlich nahe gekommen.

Aber *Operationsschock, Fettembolie und Infektion* können dem Kranken gefährlich werden.

Für sich allein stellt eigentlich nur die Nagelung des Oberschenkelbruchs einen schwer belastenden Eingriff dar. Aber wenn der Kranke sich im Schockzustand befindet oder wenn er sonst irgendwie operationsgefährdet ist, kann auch die kleinste zusätzliche Belastung zur Katastrophe führen, darum gilt: *Bewußtlosigkeit, Schock oder sonstige Operationsgefährdung verbieten die Marknagelung, besonders die Nagelung des Oberschenkelbruchs.*

Daß es beim Eintreiben des Nagels in die Markhöhle zu Fettverschleppungen kommt, ist sicher; sie sind aber im allgemeinen so gering, daß sie klinisch nicht in Erscheinung treten. Tödliche Fettverschleppungen sind eigentlich nur beim Oberschenkelbruch zu befürchten. Gerade bei ihm kann aber schon die starke Quetschung des subcutanen Fettes und seine Verflüssigung zusammen mit groben, gewaltsamen Repositionsmanövern zur Fettembolie führen, auch ohne daß ein Marknagel eingeschlagen wird.

Starke Weichteilquetschung bei fetten Leuten gilt also als Gegenindikation gegen die Marknagelung des Oberschenkelbruches.

Natürlich kann man die Nagelung ausführen, wenn das verflüssigte Fett resorbiert ist, das wird aber meist so lange dauern, daß der Bruch auch schon weitgehend verheilt ist und die Nagelung überflüssig wird.

Überhaupt soll man die Marknagelung des Oberschenkelbruches nicht im frischen Zustand durchführen.

In den ersten Tagen nach der Verletzung steht das Bruchhaematom noch unter Spannung. Der beim Eintreiben des Nagels in die Markhöhle entstehende Überdruck kann hier also nicht ausweichen. Wenn man den Oberschenkelbruch 8 bis 10 Tage in Drahtextension mit übermäßiger Belastung lagert, um den Bruch zu distrahieren, so läßt die Spannung des Bruchhaematoms nach. Man hat am Bruchspalt also ein Ausweichventil für den Überdruck, und wenn man nach Einführen des Nagels in die Markhöhle den Leitspieß sofort wieder entfernt, so daß das Mark abtropfen kann, wenn man dann den Nagel mit langen, ruhigen

Schlägen vortreibt und vor allen Dingen verbissenes Hämmern vermeidet, wenn man den Leitspieß auch sofort wieder herauszieht, wenn
der Nagel in die distale Markhöhle eingedrungen ist, dann ist nach unserer Überzeugung eine tödliche Fettembolie bei der Marknagelung des
Oberschenkelbruches zu vermeiden. Wie anders wäre es denn sonst zu
erklären, daß z. B. Herr Böhler von tödlichen Fettembolien überhaupt
verschont geblieben ist, daß mein früherer Mitarbeiter Rinne bei über
80 Nagelungen ebenfalls keine gesehen hat und daß die Kieler Klinik
wie auch wir in den letzten fünf Jahren, seitdem wir uns nach den oben
angegebenen Grundsätzen richten, keinen Fettembolietodesfall mehr zu
beklagen haben. Ich kann die Fettemboliegefahr also den anderen Vorteilen der Oberschenkelmarknagelung gegenüber nicht als Gegenindikation anerkennen, ich kann sie vor allen Dingen nicht als Grund dafür
ansehen, daß man den Oberschenkelbruch offen nageln soll; in meinem
Material und im Krankengut der Kieler Klinik sind die Fettembolietodesfälle bei der offenen Nagelung jedenfalls prozentual ebenso häufig,
bei mir sogar noch häufiger, als bei der gedeckten. Aber man muß daran
denken, daß auch eine ganz geringe Fettverschleppung bei allgemeiner
Operationsgefährdung den Zusammenbruch bringen kann. Das sind
dann die Fälle, bei denen der Pathologe sagt: „Fettembolie in Spuren,
keinesfalls Todesursache“, eine andere Todesursache uns aber nicht
nennen kann.

Wie müssen also bei schlechtem Allgemeinzustand und bei Operationsgefährdung überhaupt die Oberschenkelnagelung auf jeden Fall unterlassen.

Die *Infektionsgefahr* war schon früher immer ein wichtiger Grund
gegen die allgemeine Anwendung operativer Knochenbruchbehandlung.
Wir haben es daher als einen besonderen Vorteil der neuen Methode
angesehen, daß man bei der gedeckten Marknagelung den Bruchspalt
nicht freizulegen braucht und daß die Operationswunde verhältnismäßig klein ist. Immerhin, auch bei der gedeckten Nagelung ist die
Infektion gar nicht so selten, ich habe jedenfalls aus Schrifttum und
persönlichen Mitteilungen bei 1276 gedeckten Marknagelungen 3,9%
Wundinfektionen gefunden und unter diesen ist der Bruchspalt in 1,6%
ergriffen. Das ist doch sehr viel, besonders wenn wir daran denken,
welche Komplikationen die Bruchspaltinfektion bringen kann. Nun
sind zwar bei allen, die an dieser Zusammenstellung beteiligt sind, die
Infektionen (genau wie in einer Statistik von Herrn Böhler) in der
Hauptsache in der Anfangszeit vorgekommen, später dann nicht mehr.
Aber wir müssen ja alle einmal die Methode lernen, darum muß alles
vermieden werden, was zur Infektion führen kann.

Wir haben aus diesen Infektionen natürlich gelernt, und zwar: *Die
Marknagelung ist zu unterlassen, wenn Spannungsblasen vorhanden sind,
bei Verbrennungen, wenn sich irgendwelche eiternden Wunden, nicht nur
am verletzten Glied, sondern überhaupt am Körper befinden, und bei sonstigen Infektionen, die zu einer Verschleppung der Keime führen können,
z. B. Angina, Infektion der Harnwege usw.*

Wir müssen vor allen Dingen vermeiden, die Asepsis durch allzu
heftige Repositionsmanöver zu gefährden, wenn bei der gedeckten

Nagelung nach Einführen des Nagels in die proximale Markhöhle
Schwierigkeiten auftreten. Es ist dann besser, den Nagel abzusägen oder
herauszuziehen und konservativ zu behandeln. Wir müssen beim Unterschenkelbruch besonders darauf achten, die Haut vor dem Druck durch
den Nagel zu schützen. Und wir müssen Stellungskorrekturen in den
ersten drei Wochen nach der Nagelung unterlassen, ebenso einen Nagel-
wechsel, denn gerade in dieser Zeit ist offenbar die Infektionsgefahr
besonders groß.

Beim Erwachsenen kommt es im allgemeinen bei einer Infektion des
Knochens höchstens zur Ostitis, beim Kind aber tritt meist eine echte
Osteomyelitis mit septischen Zuständen auf. *Darum soll man Kinder
von der Marknagelung grundsätzlich ausschließen.* Bei ihnen heilen ja
auch die Oberschenkelbrüche mit konservativer Behandlung sehr gut.

Vielfach hört man die Ansicht, daß die Antibiotica die Infektionsgefahr praktisch behoben hätten, und es wird deswegen die Oberschenkelnagelung sehr gern offen ausgeführt, weil die Technik sicher leichter ist.
Mir schien es wichtig, diese Frage einmal zu klären und darum habe ich
eine Rundfrage gehalten, denn ein einzelner wird kaum das genügende
Material haben. 138 Herren haben mir geantwortet und ich danke Ihnen
auch an dieser Stelle herzlich für Ihre Mithilfe. Das Ergebnis der Rundfrage sehen Sie auf der Tabelle 1. Die Prozentzahl der störungslosen

Tabelle 1. *Offene Marknagelungen mit und ohne Antibiotica-Schutz.*

		Zahl	Heilung p. p. %	Serom %	Eiterung von		† infolge Infektion %
					Weichteil allein %	Knochen %	
Frische geschl. Brüche	mit Antibiot.	753	89,7	4,4	3,6	1,9	0,4
	ohne	694	88,7	3,4	5,6	1,7	0,3
veraltete geschl. Brüche u. Pseudarthrosen	mit Antibiot.	236	82,6	7,2	6,7	3,3	0,4
	ohne	215	80,9	4,1	12,0	2,3	0,9
Osteotomien	mit Antibiot.	66	80,3	7,5	7,5	4,5	—
	ohne	69	73,9	7,2	14,4	2,8	1,4
Offene Marknagelungen zusammen	mit Antibiot.	1055	87,5	5,2	4,5	2,5	0,3
	ohne	978	85,8	3,8	7,6	1,9	0,5
Sonstige Osteosynth.	mit Antibiot.	1774	90,6	4,1	3,6	1,5	0,1
	ohne	1924	87,7	3,5	5,6	1,9	0,4

Heilungen ist zwar bei der Operation mit Antibiotica-Schutz etwas höher
als ohne sie, aber der Unterschied ist so gering, daß man von einem
sicheren, wesentlichen Einfluß der Antibiotica nicht sprechen kann. Der
Prozentsatz der Bruchspaltinfektionen ist sogar bei den Operationen mit
Antibiotica-Schutz höher als bei den anderen, er beträgt bei den Osteotomien fast das Doppelte, und es ist doch eigentlich ganz interessant,

daß die Infektionsquote der offenen Marknagelungen nicht niedriger, sondern sogar höher ist als bei den sonstigen Osteosynthesen, obwohl auch hier der Unterschied nicht sehr groß ist.

Nun, vermeiden können wir die Freilegung des Bruchspaltes nur bei den frischen geschlossenen Frakturen, und ich habe Ihnen deshalb auf der Tabelle 2 die Wundstörungen bei der offenen Nagelung frischer

Tabelle 2. *Gedeckte und offene Marknagelung frischer geschlossener Brüche.*

		Zahl	Wund-störungen %	Davon Bruch-Infektion %
Oberschenkel-Nagelung	gedeckt	471	3,0	1,3
	offen	*975*	*10,3*	*1,6*
Unterschenkel-Nagelung	gedeckt	387	8,3	1,8
	offen	*330*	*11,0*	*3,2*
Oberarm-Nagelung	gedeckt	364	5,2	1,6
	offen	*120*	*20,8*	*2,7*
Vorderarm-Nagelung	gedeckt	54	3,7	3,7
	offen	*122*	*9,8*	*1,2*
Zusammen	gedeckt	1276	3,9	1,6
	offen	*1557*	*10,8*	*1,8*

geschlossener Brüche, denen bei der gedeckten gegenübergestellt. Dabei sehen wir, daß der Prozentsatz der Wundstörungen im ganzen bei der offenen Nagelung fast das Dreifache dessen bei der gedeckten beträgt und daß auch die Zahl der Bruchspaltinfektionen etwas größer ist. Beim Oberschenkelbruch ist dieser Unterschied relativ gering, soweit es die Bruchspaltinfektionen betrifft, das gebe ich zu, aber wir müssen daran denken, daß jede Infektion der am Bruch sitzenden Operationswunde eben auch auf den Knochen übergreifen kann. Ganz besonders steigt die Zahl der Bruchspaltinfektionen und der Wundstörungen überhaupt bei den Unterschenkel- und bei den Oberarmnagelungen, so daß ich für diese Brüche die offene Nagelung des frischen geschlossenen Bruches unbedingt für kontraindiciert ansehen möchte. Ich muß auch, trotz Anerkennung der vereinfachten Technik, davor warnen, die offene Nagelung des frischen geschlossenen Oberschenkelbruches (auch unter dem Schutz der Antibiotica) zu empfehlen. Ich warne vor allen Dingen alle diejenigen davor, die noch keine Erfahrungen mit der Marknagelung haben. Und es war mir ganz interessant, daß ich vor kurzem aus dem Ausland, wo ja die gedeckte Nagelung praktisch überhaupt nicht ausgeführt wird, einen Brief bekam, mit dem Bemerken: „Wir haben bei 200 offenen Oberschenkelnagelungen nur 6 Infektionen des Bruchspaltes." Nun, das sind gerade 3%.

Es wird immer behauptet, es gelänge so schlecht, den Oberschenkelbruch bei der gedeckten Nagelung genau einzustellen, auch der Gebrauch der verschiedenen Repositionsgeräte sei sehr schwierig und kompliziert,

und auch sie führten nicht immer zum Ziel. Meine Herren, auch wir
haben ein Repositionsgerät konstruiert, aber wir haben, auch ehe wir es
hatten, sehr viele Oberschenkelbrüche gedeckt genagelt, und mein früherer Mitarbeiter Rinne benutzt an seiner Klinik auch heute noch kein
Repositionsgerät, und trotzdem ist er, sind auch wir früher immer zum
Ziel gekommen. Wichtig ist, das wird immer wieder vergessen, daß der
Bruch wirklich distrahiert wird. Und deshalb soll man, wie oben erwähnt,
den Kranken zunächst in Drahtextension mit Überbelastung lagern. Ich

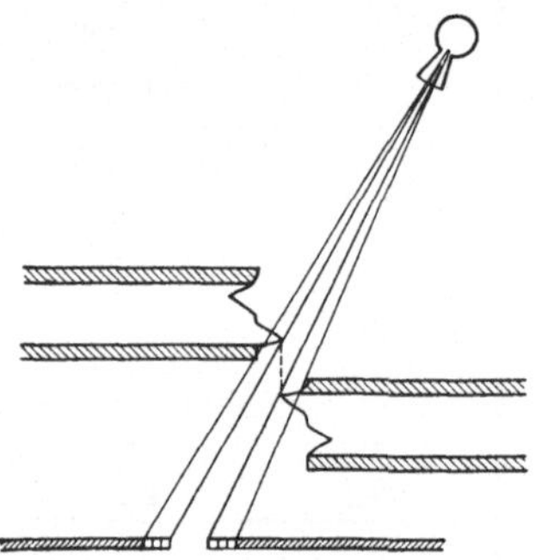

Abb. 1. Bei schräger Stellung der
Röhre scheint der noch nicht genügend distrahierte Bruch breit
zu klaffen.

muß Sie aber darauf aufmerksam machen,
daß das Röntgenbild täuschen kann. An der
beiliegenden Skizze Abb. 1 sehen Sie, daß
der Bruchspalt zwar deutlich klafft, daß
aber die vorspringenden Bruchzacken noch
nicht genügend distrahiert sind und einen
völligen Ausgleich der Seitenverschiebung
verhindern. Wenn bei der Durchleuchtung
oder bei der Aufnahme die Röntgenröhre
so, wie in der Skizze gezeichnet, etwas schräg
steht, wird das Bild ein breites Klaffen auch
der vorstehenden Spitzen vortäuschen (wenn
diese nicht überhaupt weitgehend wegge-
leuchtet werden). So kann in diesem Falle
die Nagelung scheitern, obwohl anscheinend
der Bruch genügend distrahiert ist. Während wir also sonst bei der
Frakturbehandlung die Distraktion immer vermeiden wollen, müssen
wir sie hier unbedingt und zwar ausgiebig erzielen.

Ich habe ziemlich ausführlich über die Gegenindikationen gesprochen,
die Indikation kann man in einem einfachen Satz zusammenfassen: *Die
Marknagelung ist überall dort angezeigt und den anderen Methoden überlegen, wo sie eine stabile Osteosynthese erreicht.*

Sie haben vorher von Herrn Böhler ja die Grundgesetze der Knochenbruchbehandlung gehört, sie alle sind bei stabiler Osteosynthese erfüllt.
Die Einstellung ist genau; wenn der Nagel in der Markhöhle wirklich
festsitzt, ist der Bruch absolut ruhiggestellt; durch den Druckabbau
bilden sich aber Gleitrinnen im Knochen, so daß unter der Belastung
der Knochen sich zusammenstauchen kann, wenn der Frakturabbau
beginnt; der Nagel fängt dabei die schädigenden scherenden Kräfte ab,
läßt aber die eine Verkürzung erzielenden Kräfte zur Wirkung kommen;
und der Kranke kann, da ein zusätzlicher Verband nicht nötig ist, das
ganze Glied ohne Schmerzen bewegen.

Nicht nur der Nagel bewirkt eine stabile Osteosynthese. Wir wissen
ja, daß wir eine eingekeilte Schenkelhals- oder Oberarmkopffraktur
auch ohne Verband und Schmerzen bewegen und u. U. sogar belasten
lassen können, daß also praktisch diese Fraktur stabil fixiert ist. So
kann bei frischen Brüchen besonders durch die Einkeilung und Ver-
zahnung der Bruchenden auch dann eine völlig stabile Osteosynthese
erreicht werden, wenn der Nagel in der Markhöhle keinen festen Schluß
hat oder wenn er nur in der Spongiosa seinen Halt findet. Aber diese

Stabilität ist nicht dauernd, denn wenn der Bruchabbau beginnt, lockert sich die Verkeilung. Liegt die Frakturlienie senkrecht zur Belastungskraft, so staucht sich der Bruch ein und es besteht keine Gefahr, der Kranke wird den Bruch auch ohne Beschwerden und Schmerzen weiter belasten können. Liegt die Frakturlinie aber schräg, dann droht Seitenverschiebung, drohen Wackel- und Scherbewegungen besonders dann, wenn wir nicht einen starren, sondern biegsame Nägel haben, wie beim Unterschenkel und Oberarm. Diese scherenden Bewegungen drohen besonders beim Unterschenkel, wenn die Fibula frühzeitig verheilt ist. Wir haben uns angewöhnt, in solchen Fällen von einer „relativ stabilen" Osteosynthese zu sprechen.

Es läßt sich theoretisch leider kaum voraussagen, ob man eine stabile Osteosynthese erreichen wird oder nicht. Wir erleben es jedenfalls immer wieder, daß die Praxis der Theorie widerspricht. Oft auch im positiven Sinne, d. h. wir sehen, daß ein Bruch, bei dem wir eine stabile Osteosynthese kaum erhofften, belastungsfähig wird. Und man muß, besonders bei der relativ stabilen Osteosynthese, aufpassen und sich nach dem klinischen Befund richten. Wenn der Kranke Schmerzen bekommt, wenn Schwellungen auftreten, dann ist etwas nicht in Ordnung, dann muß man ruhigstellen, genau wie bei konservativer Behandlung. Wir müssen das, was uns der Marknagel nicht geschafft hat, durch Gipsverband oder Schiene erreichen.

Bei veralteten Brüchen, bei echten Pseudarthrosen, bei denen wir die Bruchenden resezieren müssen, und *bei der Osteotomie schief verheilter Brüche*, bei denen die Nagelung notwendigerweise offen durchgeführt werden muß, ist sie überall dort, aber auch nur dort angezeigt, wo die stabile Osteosynthese durch den Nagel allein gewährleistet ist; ein Verkeilen oder Verzahnen der Bruchenden ist ja hier nicht möglich. Selbst wenn es zur Infektion kommt, schützt die feste Fixierung durch den Nagel den Knochen besser als jeder Verband. Natürlich muß ein zusätzlicher Gipsverband trotzdem angelegt werden solange, bis die Infektionsgefahr überwunden ist, denn der Nagel stellt ja nur den Knochen, aber nicht die Weichteile ruhig. Ebenso darf man bei starker Verkürzung nicht vergessen, daß rascher, gewaltsamer Ausgleich Muskeln, Nerven und Blutversorgung so schädigt, daß die Infektionsgefahr vielfach erhöht wird. Man muß also u. U. Osteotomie und Nagelung zweizeitig, mit dazwischenliegender Dauerzugbehandlung durchführen. Stufenförmige Anfrischung des Knochens kann wohl einen gewissen zusätzlichen Halt geben, ich möchte jedoch dem Lernenden unbedingt widerraten, dadurch oder durch zusätzliche Drahtnähte seine Indikation zu erweitern. Grundsätzlich soll auch ein Blutungsdrain an physikalisch richtiger Stelle nach hinten eingeführt werden.

Beim frischen offenen Bruch, bei dem erwartet werden kann, daß durch sachgemäße Wundversorgung eine Infektion vermieden wird, dürfen wir die Indikation auf alle die Brüche erweitern, bei denen durch Nagelwirkung mit Bruchverzahnung und Frakturverlauf die Osteosynthese weitgehend stabil wird. Die dadurch erreichte Ruhigstellung ist der wichtigste Faktor im Kampfe gegen die drohende Infektion. Auch bei ihnen muß zunächst ein zusätzlicher ruhigstellender Verband angelegt und drainiert werden.

Die Nagelung des frischen offenen Bruches ist aber zu unterlassen, wenn eine nur relativ stabile Osteosynthese erwartet werden kann, weil ein federnd biegsamer Nagel nur in der Spongiosa seinen Halt findet, also besonders beim Unterschenkelbruch. Denn dieser Nagel wird sich sehr bald lockern und bei etwaiger Infektion besondere Komplikationen bringen.

Wenn wir beim *frischen geschlossenen Bruch* die Nagelung grundsätzlich gedeckt durchführen, dann können wir, da die Infektionsgefahr verhältnismäßig gering ist, unsere Indikation auch auf die Brüche ausdehnen, bei denen eine nur relativ stabile Osteosynthese durch das Zusammenwirken von Nagel mit Bruchverkeilung und Bruchrichtung zu erwarten ist. Nur darf man einen solchen Kranken nicht aus der Beobachtung lassen und muß bei auftretenden Beschwerden und Ödemen sofort für Ruhigstellung sorgen. Dem Lernenden ist zu empfehlen, zunächst mit dieser Erweiterung noch zurückhaltend zu sein.

Überflüssig und u. U. schädlich und daher verboten ist der Marknagel aber überall dort, wo er keinen wesentlichen Halt geben kann, also bei allen schweren *Trümmerbrüchen*, bei *Längsbrüchen* und *Brüchen, die näher als 7 cm an die Gelenkenden* heranreichen.

Obwohl ich mich während des Krieges so sehr dafür eingesetzt habe, die Nagelung bei *fistelnden und eiternden Brüchen* vorzunehmen, möchte ich der Allgemeinheit lieber davon abraten; man kann bei ihnen sehr gute Erfolge haben, aber nur dann, wenn man eine sicher stabile Osteosynthese erreicht, und das ist eben, wie ich oben schon sagte, nur sehr schwer vorauszusagen.

Ich darf Ihnen kurz noch die Indikationen für die einzelnen Extremitäten an Hand von Skizzen schildern: Beim *Oberschenkel* wird in der Schaftmitte im Bereich der zylindrischen Markhöhle durch den starren Nagel eine stabile Osteosynthese erreicht. In diesem Bereich ist also die Nagelung für alle veralteten Brüche, bei Osteotomien und Pseudarthrosen, angezeigt und den anderen Methoden überlegen. Für frische offene Brüche kann man die Indikation auch auf den Bereich erweitern, in dem die Markhöhle bereits beginnt, weiter zu werden. Die gedeckte Nagelung geschlossener Brüche kann man auch bei Brüchen vornehmen, die bis an die Grenze des obersten bzw. unteren Viertels heranreichen. Jenseits dieser Grenze Marknagelungen durchzuführen, halte ich nicht für angezeigt.

Am *Unterschenkel*, bei dem wir einen biegsamen Nagel verwenden müssen, erreichen wir durch den Nagel allein praktisch nirgends eine stabile Osteosynthese. Deshalb kommt der Nagel für die Osteotomie und für die Pseudarthrosen nicht in Frage. Wenn man veraltete Brüche noch nageln kann ohne sie frei zu legen, so ist im Bereich des mittleren Drittels der Spreiznagel angezeigt, aber nur, wenn es sich um ehemals aseptische Brüche handelt. Die gedeckte Nagelung frischer geschlossener Brüche kann man ebenfalls in diesem Bereich mit dem Spreiznagel vornehmen, man kann hierbei die Indikation auch noch auf Brüche, die etwas weiter distal liegen, ausdehnen. Die Nagelung des Unterschenkelbruches ist technisch verhältnismäßig einfach, wir ziehen sie deshalb der konservativen Behandlung vor, allerdings nur bei Quer- und kurzen Schrägbrüchen, bei denen die Bruchrichtung mit der Verkeilung zusätzliche Stabilität ergibt. Bei den langen Drehbrüchen erscheint, wenn man nicht konservativ behandeln will, die Drahtumschlingung vorteilhafter (besonders in der von Götze angegebenen Form der subcutanen Drahtumschlingung).

Nagelt man beim *Oberarm* von distal her, so kann man im distalen Teil, wo die Markhöhle noch fast zylindrisch ist, etwa 10 cm oberhalb der fossa olecrani bis zur Mitte, bei stufenförmiger Anfrischung mit dem Nagel auch noch bei Pseudarthrosen und Osteotomien eine stabile Osteosynthese erreichen. Ich möchte aber zur Vorsicht mahnen, denn man kann dabei leicht ein Abrutschen des distalen Bruchstückes erleben. Frische offene Brüche in diesem Bereich sind eher zur Nagelung geeignet, weil sie sich einstauchen lassen. Die gedeckte Nagelung frischer und veralteter geschlossener Brüche kann man bis etwa zur Grenze zwischen mittleren und oberen Drittel ausführen, wenn man einen Spreiznagel verwendet, der bis in die Spongiosa des Kopfes vorgeschlagen wird. Gerade bei diesen Brüchen bewirkt die frühzeitige Übungsbehandlung und Bewegung ein Einstauchen des Bruches. Bei der Nagelung von proximal her verschiebt sich das Anwendungsgebiet des Nagels im ganzen etwas nach proximal. Im allgemeinen möchte ich raten, zunächst mit der gedeckten Nagelung frischer geschlossener Brüche Erfahrung zu sammeln und besonders bei den Pseudarthrosen lieber auf die alten Methoden, besonders die Spanverpflanzung, zurückzugreifen.

Am *Vorderarm* ist die gedeckte Nagelung des Radius technisch recht schwierig, bei der Ulna dagegen verhältnismäßig einfach. Andererseits ist die Markhöhle der Ulna oft so eng, daß der normale Nagel kaum Platz in ihr findet und eine stabile Osteosynthese durch den Nagel deshalb so schwer zu erreichen ist, weil der Nagel nicht die genügende Festigkeit hat. Es kommt hinzu, daß die mechanischen Verhältnisse am Vorderarm bei der Belastung nicht ganz einfach sind und die Belastungskräfte nicht nur in der axialen Richtung wirken. Ich möchte Ihnen daher raten, sich zunächst auf die Nagelung des Ellenschaftbruches zu beschränken. Veraltete und schief verheilte Brüche werden zweckmäßig offen genagelt und Maatz empfiehlt neuerdings, auch den frischen Schaftbruch des Radius wegen der leichteren Technik offen zu nageln. Vor der Nagelung der Pseudarthrose warne ich dringend und empfehle überhaupt größte Zurückhaltung auch beim frischen Bruch, der nur dann genagelt werden sollte, wenn mit konservativen Mitteln eine befriedigende Stellung nicht zu erzielen ist.

Abraten möchte ich davon, die Marknagelung mit einer Spanverpflanzung zu verbinden. Man wird immer Schwierigkeiten und Ernährungsstörungen im Span bekommen, wenn dieser dem Nagel direkt anliegt. Die Überbrückung einer Defektpseudarthrose durch ein auf einen Marknagel aufgefädelten röhrenförmigen Knochen, die Verlängerungsosteotomie und ähnliche „besondere Nagelungen", sind Eingriffe,

die Kliniken mit spezieller Erfahrung vorbehalten bleiben sollten. Diese
Erfahrung muß und soll man mit der gedeckten Nagelung am frischen
geschlossenen Bruch sammeln, denn dabei läuft man am wenigsten
Gefahr, dem Kranken zu schaden. Und ich stehe im Gegensatz zu Herrn
Böhler und Herrn Bürkle de la Camp doch auf dem Standpunkt, daß
man auch den Unterschenkelbruch häufiger einmal mit dem Marknagel
versorgen kann, auch wenn man noch keine große Erfahrung hat. Man
muß sich nur dabei bewußt sein, daß eine stabile Osteosynthese nicht
zu erreichen ist, daß man also nicht gleich belasten lassen darf. Man
sollte nach meiner Ansicht auch lieber versuchen, die Nagelung am
Oberarmbruch als am Oberschenkel zu lernen, denn dort ist sie technisch
leichter. Wir haben ja alle bei der Bauchchirurgie nicht mit der Magen-
resektion, sondern mit der Appendektomie angefangen, warum sollte es
bei der Marknagelung anders sein!

Ich habe bewußt darauf verzichtet, Ihnen Bilder von schönen Erfolgen
zu zeigen, und ich habe vielleicht mit meiner vorsichtigen Indikation bei
manchem von Ihnen Erstaunen erregt. Wir müssen vermeiden, daß durch
verantwortungsloses, wildes Nageln die Methode in Mißkredit gerät. Sie
kann bei richtiger Indikation Ausgezeichnetes leisten. Wer lernend Zurückhaltung übt, wird Freude am Erfolg haben und mit zunehmender
Erfahrung seine Indikation auch erweitern können und somit seinen
Kranken am besten helfen!

Raisch, Stuttgart: Ich freue mich besonders, daß Herr Häbler Ihnen die Indikationsstellung zur Marknagelung klar umrissen hat und daß er uns Kranken-
hausärzten klare Richtlinien gibt, was wir heute von der Marknagelung verlangen
können.

Die Marknagelung, die ich schon seit über 10 Jahren an meiner Klinik — nach
tierexperimentellen Vorarbeiten — durchführe, hat, wie Sie wissen, die merkwür-
digste Entwicklung genommen. Zuerst wurde — vor allem nach den Vorschlägen
von Böhler — möglichst alles genagelt, und heute scheint die Tendenz vorhanden
zu sein, gar nichts mehr in dieser Richtung zu tun. Ich glaube, daß wir — bei Einhaltung der Mitte — das Richtige zum Wohl unserer Kranken getroffen haben.

In Erweiterung zum Vortrage meines Herrn Vorredners sei es mir gestattet,
noch auf zwei Gesichtspunkte hinzuweisen: 1. auf die Hemmung des Längenwachstums nach Marknagelung beim wachsenden Knochen und 2. auf die Gefahr der
Fettembolie bei der MN des geschlossenen, nicht dislozierten Knochenbruches.

Bei zahlreichen Tierexperimenten konnte ich folgendes feststellen: Wenn wir
den Nagel „geschlossen" in den Markraum hineinbringen, dann tritt an der Ein-
führungsstelle und im Frakturbereich das Knochenmark aus. An der Fraktur tritt
um so mehr aus, wenn dort eine gewisse Dislokation der Fragmente besteht.
Sind jedoch die Fragmente exakt adaptiert, dann haben wir auf das distale
Epiphysengebiet eine Stempelwirkung, die sich, wie ich im Experiment nachweisen
konnte, noch nach Jahren als Hemmung des Längenwachstums nachweisen läßt.

Ich zeige Ihnen hier einen Längsschnitt durch die distale Femurepiphyse eines
Hundes, bei dem vor 6 Monaten ein Marknagel „geschlossen" eingeführt wurde.
Sie sehen, blau bezeichnet, das Ende des Marknagels. Distal davon ist ein Bezirk
vorhanden, den ich als sterile Nekrose ansprechen möchte. Darunter liegt die Epiphyse, die nicht mehr wie sonst in schön geschwungenem Bogen verläuft, sondern
sie zeigt Fältelung. Histologisch konnte ich dort „Druck- und Umbauzonen" nachweisen. Die Veränderungen im Epiphysenbereich sind noch nach 2 bis 3 Jahren —
auch nach Entfernung des Marknagels — nachzuweisen. Die Längenwachstums-
verzögerungen waren im Tierexperiment sehr eindrucksvoll. Wir konnten Verkürzungen des Femur von 2, 3, sogar bis 4 cm feststellen.

Daraus glaube ich folgenden Schluß ziehen zu müssen: Wenn die Indikation zur MN beim Jugendlichen in Ausnahmefällen gegeben ist, so sollte man dieselbe offen durchführen. Damit geben wir dem Knochenmark die Möglichkeit, im Frakturbereich auszutreten und vermeiden damit die schädliche Stempelwirkung auf das distale Epiphysengebiet. Außerdem können wir damit die Gefahr der Fettembolie auf ein Minimum reduzieren.

Die MN hat sich m. E. als überragende Methode beim Oberschenkelbruch im mittleren Drittel und vor allem bei der Pseudarthrose in diesem Gebiet erwiesen. Die Nagelung der übrigen Knochen wurde berechtigterweise zurückgedrängt.

Ich zeigte Ihnen Bilder vor und nach der Nagelung eines Oberschenkelbruches, der trotz wiederholter osteosynthetischer Maßnahmen (Umschlingung, LANEsche Platten, Spanplastik) nicht fest wurde. Das Resultat drei Monate nach der Nagelung und Entfernung aller Fremdkörper ist besonders eindrucksvoll.

Zum Schluß sei es mir erlaubt, Ihnen noch einen in der Literatur bislang unbekannten Spätschaden zu zeigen, über den ich jüngst Gelegenheit hatte, mit KÜNTSCHER selbst zu sprechen.

Auf dem Dia 5 erkennen Sie einen reaktionslos verheilten Oberschenkelbruch nach Entfernung des Marknagels. Drei Jahre später kam die jetzt 26jährige Patientin mit allgemeiner Sepsis, ausgehend von einer Markphlegmone am „genagelten" Knochen, in die Klinik. Am Röntgenbild sehen Sie die ausgedehnte periostale Reaktion und im Knochen mehrere osteomyelitische Höhlen mit ostitischen Veränderungen. Nach Trepanation entleerte sich aus dem Markraum unter Druck Eiter (haemolysierende Streptokokken!). Nach Ausräumung der ganzen Markhöhle und lokaler und allgemeiner antibiotischer Behandlung konnten wir der Patientin nach monatelangem Krankenlager das Bein erhalten.

Ich möchte daher die Worte meines Vorredners besonders unterstreichen und ebenfalls die Forderung stellen, die Marknagelung nur unter strengster Indikationsstellung und in geeigneten Händen durchzuführen. *Für die Berufsgenossenschaft wird die Frage zu prüfen sein, ob sie diesen Eingriff nicht an besonderen Stellen zentralisieren will.* Die Nachuntersuchung eines großen Krankengutes läßt m. E. diese Frage besonders berechtigt erscheinen.

BÖHLER, Wien: Ich habe mich sehr gefreut, von HÄBLER zu hören, daß er die Anzeigestellung zur Marknagelung sehr eingeschränkt und daß er so ausführlich und eindrucksvoll über die damit verbundenen Gefahren gesprochen hat. Ich möchte sie noch viel weiter einschränken.

Wir nageln nur mehr den *Oberschenkel.* Dort ist die Marknagelung bei entsprechend ausgesuchten frischen Fällen ausgezeichnet und ebenso bei verzögerter Kallusbildung, bei Osteotomien und ganz besonders bei Pseudarthrosen. Wir haben bis jetzt ungefähr 300 Oberschenkelbrüche genagelt.

Während ich im Felde war, sind bei mir von 1941 bis 1943 ungefähr 150 Unterschenkelbrüche genagelt worden. Nach meiner Rückkehr habe ich alle nachuntersucht. Ich hatte einen guten Vergleich, denn EHALT[1], [2] hat 1938 unsere ersten 306 offenen Brüche der langen Röhrenknochen nachuntersucht und veröffentlicht. Darunter waren 163 offene Brüche des Unterschenkels. Bei den mit dem Marknagel behandelten offenen Unterschenkelbrüchen waren dreimal so viele schwere Infektionen, als bei den früheren Methoden, und die Heildauer war um ein Vielfaches länger. Wenn es zur Infektion kam, entstand eine echte Osteomyelitis mit Abstoßung von typischen Marksequestern (Abb. 3547 bis 3549)[3], die sich auf den Markraum des ganzen Schienbeines erstreckte, während es sonst nach offenen Brüchen nur zu einer örtlichen Ostitis kam (Abb. 3269 bis 3277, 3550 bis 3562, 3899 bis 3908).

Ganz besonders schlimm war das Ergebnis bei einem offenen Unterschenkelbruch, der 1941 genagelt wurde. Es kam zur Infektion und Osteomyelitis. Der

---

[1] EHALT: Behandlung der offenen Brüche der langen Röhrenknochen. Wien, Maudrich, 1938.

[2] EHALT: Tratamiento de las fracturas abiertas. Buenos Aires, Editorial Labor, 1940

[3] Die Nummern der Abbildungen beziehen sich auf BÖHLER, L.: Die Technik der Knochenbruchbehandlung. 5. bis 13. Auflage. Wien, Maudrich, 1941 bis 1951.

Mann war 3 Jahre im Krankenhaus. Dann stand er 7 Jahre in Arbeit. 1951 kam es zum Aufflackern der Osteomyelitis mit hohem Fieber und starker Eiterung. Er wurde mit einem handtellergroßen gangränosen Geschwür an der Vorderseite des Unterschenkels und mit starken periostitischen Auflagerungen am Schienbein und Wadenbein eingeliefert. Der Verlauf war so bösartig, daß das Bein 10 Jahre nach der Verletzung amputiert werden mußte. Ohne Marknagelung habe ich nach einem offenen Unterschenkelbruch nie einen derart ungünstigen Verlauf gesehen. Außerdem kam es oft zu verzögerter Kallusbildung (Abb. 3258 bis 3268, 3466 bis 3477 und 3478 bis 3495). Nach diesen Erfahrungen habe ich die Marknagelung des Unterschenkels in meinem Bereich schon 1944 verboten. Es scheinen sich auch die übrigen Österreicher an meinen Vorschlag gehalten zu haben, denn ich habe nach dem Kriege nur einen einzigen in Österreich markgenagelten Unterschenkelbruch gesehen, während aus anderen Ländern öfters Fälle eingeliefert werden, welche häufig einen ungünstigen Behandlungserfolg hatten.

Bei 68 geschlossenen Unterschenkelbrüchen mußte das Bein bei einem Verletzten wegen Infektion amputiert werden.

Für die *Oberarmbrüche* haben wir die Marknagelung schon längst aufgegeben, weil die Konsolidationszeit länger war als bei den anderen Methoden und weil die gedeckte Nagelung oft sehr lange dauerte. Derzeit behandeln wir die Oberarmschaftbrüche in der Regel mit der U Schiene, also bei Adduktion des Armes (Abb. 753 a — 1/12. und 13. deutsche Auflage). Die Behandlungszeit war bei 25 nachuntersuchten Fällen kürzer und die Beweglichkeit besser als bei 25 auf der Abduktionsschiene und bei 20 mit dem Marknagel behandelten Oberarmschaftbrüchen.

Ich habe die Marknagelung auch für die *Vorderarmbrüche* verlassen. Wie gefährlich sie bei offenen Vorderarmbrüchen werden kann, zeigen die Abb. 4169 bis 4178 f. Zum Vergleich dazu zeige ich den ganz gleichartigen Fall von Abb. 149 bis 159, 7. bis 11. Auflage, oder Abb. 211 bis 223, 12. bis 13. Auflage, bei dem 10 Wochen nach der Verletzung eine Drahtnaht beider Knochen gemacht wurde. Er ist mit recht guter Gebrauchsfähigkeit geheilt.

BÜRKLE DE LA CAMP, Bochum: Ich bin hinsichtlich der Marknagelung beim Unterschenkelbruch der gleichen Meinung wie Herr BÖHLER. Ich habe in meinem Vortrag schon erwähnt, daß wir beim Unterschenkelbruch mit der Marknagelung nicht die gleichen guten Erfahrungen gemacht haben wie bei der Oberschenkelfraktur.

Anschließend zeige ich Ihnen im Lichtbild eine Reihe von Fehlern und ungünstigen Ergebnissen, die wir bei Marknagelungen beobachten mußten. Der größte Teil dieser Fehlergebnisse ist anderweitig vorbehandelt gewesen und wurde uns zur Verbesserung zugeschickt. Aber auch in unserer Klinik haben wir im Anfang, als wir uns an die Marknagelung heranmachten, Lehrgeld bezahlen müssen.

HOFMEISTER, Nagold: Ich muß noch kurz eine Lanze für den Unterschenkelmarknagel brechen, und zwar kann man auch im unteren Drittel eine stabile Osteosynthese erreichen, wenn man vom medialen Knöchel aus nagelt. Im unteren Drittel hat man den Vorzug, daß man zwischen der äußeren Kortikalis und dem harten Knochen über dem oberen Sprunggelenk eine absolute Stütze hat und dann in der engsten Stelle in der Mitte der Markhöhle der Tibia. Es ist ganz einwandfrei, daß der Marknagel dann absolut festsitzt, ohne daß man das Knöchelgelenk dadurch beeinträchtigt.

HÄBLER, Hannover (Schlußwort): Ich glaubte, schon eine recht große Sammlung von „vernagelten Fällen" zu besitzen, als ich aber sah, was uns Herr BÜRKLE zeigte, hat mich fast der blasse Neid gepackt. Bei solchen Beobachtungen darf man ja eigentlich gar nicht mehr für die Marknagelung sprechen und kann nur noch konservative Behandlung empfehlen. Aber (das muß ich nun Herrn BÖHLER sagen) ich sehe auch sehr viele schlecht konservativ behandelte Fälle. Das „mancher lernt's nie" gilt also auch für die konservative Behandlung. Herr BÖHLER hat mich etwas mißverstanden, ich persönlich stelle an meiner Klinik die Indikation zur Marknagelung weiter, als ich Ihnen vorgetragen habe, und ich finde es auch durchaus berechtigt, wenn das solche Kliniken tun, die sich mit der Methode beschäftigen, denn wir müssen ja versuchen weiterzukommen. Noch immer haben wir in den Ergebnissen der Frakturbehandlung einen Rest, der uns nicht befriedigt. Wenn Herr Böhler sagt, er sei anfangs von den Ergebnissen der Marknagelung so erschüttert gewesen, so muß ich ihm entgegenhalten, daß damals in seiner Klinik die Marknagelung noch gelernt wurde, die konservative Behandlung aber auf's beste ausgebildet war. Obwohl ich in meinem Buch die Ergebnisse der Marknagelung von vielen Chirurgen, darunter auch Anfängern, den Ergebnissen der Böhlerschen Klinik gegenübergestellt habe, habe ich doch noch immer im Durchschnitt für die Marknagelung einen Gewinn nicht nur bezüglich der Funktion, sondern auch in bezug auf die Dauer der Behandlung gefunden, und gerade die Herren von der Berufsgenossenschaft sind doch an der Ersparnis bezüglich der Behandlungs- und Arbeitsunfähigkeitsdauer recht interessiert.

Damit komme ich zu einem sehr schwierigen Punkt, nämlich zur Frage, ob wir Unfallkrankenhäuser schaffen und die Marknagelung auf diese beschränken sollen. Ich persönlich bin nicht dafür, glaube aber, es würde zu weit führen, wenn wir uns hier darüber aussprechen wollten. Aber man muß für die Allgemeinheit vorläufig noch auf jeden Fall die Indikation sehr streng stellen. Wenn Herr Reisch empfiehlt, offen zu nageln wegen der Druckwirkung auf die Epiphyse, so kann ich dem nicht zustimmen, denn die Gefahr der Infektion ist m. E. größer als die der Druckschädigung. Wenn man den Spieß wieder herauszieht, sobald der Nagel in die distale Markhöhle vorgeschlagen ist, kann eine Druckwirkung auf die Epiphyse eigentlich kaum zustande kommen. Herrn Hofmeister möchte ich sagen, daß wir früher auch den Unterschenkelbruch von distal her genagelt haben. Wir sind davon wieder abgekommen. Aber das sind alles Dinge, die sich noch in der Entwicklung befinden und ich glaube, wir sollten uns darüber nicht näher unterhalten, sondern nur über das, was wir der Allgemeinheit empfehlen können.

B. Mueller, Heidelberg: Unterschiedliche Gesichtspunkte bei der Begutachtung ärztlicher Kunstfehler im Straf- und Zivilrecht.

Der Ausdruck Kunstfehler ist kein juristischer Begriff; er ist von Ärzten geprägt und definiert worden; eine der ersten Definitionen stammt von Rudolf Virchow; die Definitionen sind nicht einheitlich. Im Rahmen dieses Vortrages möchte ich unter Kunstfehler eine erhebliche Unvorsichtigkeit, also eine Fahrlässigkeit im ärztlichen Beruf verstehen; wenn mein Korreferent, Herr Köstlin, für diesen Begriff eine andere Definition hat, wird er es Ihnen nachher sagen.

Eine Unvorsichtigkeit, also eine Fahrlässigkeit, ist an sich keine strafbare Handlung. Jeder Staatsbürger hat das Recht, so fahrlässig zu sein, wie er will; verantwortlich ist er nur für die exakt nachgewiesenen Folgen der Fahrlässigkeit; bestehen solche Folgen, dann wird daraus eine fahrlässige Körperverletzung oder eine fahrlässige Tötung; es handelt sich hier um strafbare Handlungen, außerdem muß man zivilrechtlich für die Folgen Schadenersatz leisten, bzw. die Haftpflichtversicherung, bei der man versichert ist.

Ein aus der Luft gegriffenes, vielleicht nicht ganz zur Wirklichkeit passendes Beispiel mag diese Verhältnisse plausibler machen: Ein junger, leichtsinniger Arzt sieht einer Operation zu und faßt, ehe man es hindern kann, gänzlich naiv, mit nicht sterilen Händen in die Bauchhöhle, um sich irgend einen Befund genauer anzusehen. Der Chirurg trifft sofort Gegenmaßnahmen; ich habe mir sagen lassen, daß die Gefahr einer Infektion der Bauchhöhle praktisch gar nicht so groß ist, als sich dies der Nichtchirurg denkt. Diese im höchsten Maße fahrlässige Handlung hatte keine nachteiligen Folgen. Man wird diesen Arzt aus dem Krankenhaus weisen und ihn vielleicht auch vor das Ehrengericht der Ärztekammer stellen, sofern er ihr angehört; wollte man ihn jedoch der Staatsanwaltschaft anzeigen, so könnte ein Verfahren nicht eingeleitet werden, da die Fahrlässigkeit schädigende Folgen nicht hinterlassen hat; Fahrlässigkeit für sich allein ist aber keine strafbare Handlung. Nur auf *einem* Grenzgebiet ist die Fahrlässigkeit, auch wenn sie keine schädigende Folgen hat, eine strafbare Handlung, nämlich im Verkehrsrecht, das sich nach den Vorschriften der Straßenverkehrsordnung regelt. Bisher ist aber die Tätigkeit des Arztes noch nicht den Vorschriften der Bundesstraßenverkehrsordnung unterworfen.

Hat man angebliche Fahrlässigkeitsdelikte zu begutachten, so ist nacheinander zu untersuchen, ob eine *Fahrlässigkeit* vorliegt, und wenn man dies bejahen muß, die Frage, ob zwischen der Fahrlässigkeit und den behaupteten Folgen *ursächlicher Zusammenhang* besteht. Nach meinen Erfahrungen geht jetzt fast eine Flut von Anzeigen gegen Ärzte ein. Dies hängt nicht damit zusammen, daß die Staatsbürger jetzt den Ärzten besonders böse sind, sondern mit der gegenwärtig herrschenden Geldnot. Passiert bei der ärztlichen Tätigkeit etwas, womit die Patienten oder ihre Angehörigen nicht gerechnet hatten, so versuchen sie häufig daraus irgendwie Geld zu schlagen. Manchmal handelt es sich auch um menschlich recht bedauerliche Vorfälle. Wenn man den Arzt wegen Schadenersatz verklagen will, so braucht man entweder das Armenrecht, das nicht immer erteilt wird, oder einen Anwalt. Dem Anwalt muß man Vorauszahlungen leisten, ebenso dem Gericht; viel einfacher ist es daher, den Arzt anzuzeigen; dann ermittelt die Staatsanwaltschaft kostenlos, und wenn dabei etwas herauskommt, wird nachher der Zivilprozeß billiger.

Die Begutachtungen in solchen Angelegenheiten gehen von der Staatsanwaltschaft manchmal unmittelbar zum Facharzt, vielfach aber auch über uns, besonders dann, wenn der Verdacht einer fahrlässigen Tötung besteht. Wir pflegen das Material zunächst daraufhin durchzusehen, ob sich der ursächliche Zusammenhang zwischen der Fahrlässigkeit und dem Tode überhaupt beweisen läßt. Ist dies nicht der Fall, dann braucht man die Frage der Fahrlässigkeit gar nicht zu erörtern und sich vor allen Dingen auch nicht mit anderen Kollegen darüber zu zanken. Mir kommen manchmal Akten in die Hände, nach denen Gutachten und Gutachten über die Frage der Fahrlässigkeit erstattet wurden; eine frühzeitige kritische Würdigung des Gesamtmaterials hätte jedoch ergeben, daß der Kausalzusammenhang gar nicht bewiesen werden kann. Die Begutachtungen waren daher überflüssig.

Gewinnen wir bei Durchsicht der Akten den Eindruck, daß Kausalzusammenhang vorliegt, und kommt eine Fahrlässigkeit in Frage, so geben wir das Aktenstück an den zuständigen Facharzt weiter, der sich natürlich gar nicht darüber freut, daß er einen Kollegen begutachten muß. Unter diesen Umständen ist es berechtigt, wenn wir der Staatsanwaltschaft vorschlagen, die Akten einem Facharzt zu geben, der möglichst keine lokalen Bindungen hat.

Bei derartigen Begutachtungen ist es nicht ganz gleichgültig, ob es sich um eine Strafanzeige handelt oder um einen Zivilprozeß. *Fahrlässigkeit im Strafrecht ist nicht gleich Fahrlässigkeit im Zivilrecht, und Kausalzusammenhang im Strafrecht ist nicht gleich Kausalzusammenhang im Zivilrecht.* Es kommt durchaus vor, daß bei einer Strafanzeige das Verfahren eingestellt wird und daß das Gericht im Zivilprozeß trotzdem der Klage stattgibt und den Arzt zum Schadenersatz verurteilt. Diese Unterschiede zwischen Straf- und Zivilrecht stellen das eigentliche Thema meiner Ausführungen dar.

Bei der Beurteilung der Fahrlässigkeit im Strafrecht wird die Gesamtpersönlichkeit des Beschuldigten in Rechnung gezogen, dies gilt auch für die gesamten näheren Umstände. Wenn ein Arzt überlastet war, entschuldigt ihn dies strafrechtlich bis zu einem gewissen Grade, ebenso wenn er nicht hinreichend geübt war oder wenn er nicht die Möglichkeit hatte, Literatur zu lesen. Auch das Bestehen von Krankheiten oder gleichzeitig bestehenden Sorgen können bis zum gewissen Grade im Sinne einer Entlastung wirken. Wenn zwei dasselbe tun, ist es eben nicht dasselbe. Hierfür ein ganz banales Beispiel: Eine alte Frau aus einem Dorf, die noch nie aus ihrer Heimat herausgekommen ist, geht in Stuttgart ungeschickt über den nicht sehr glücklich angelegten Bahnhofsplatz und verursacht dabei einen Verkehrsunfall. Ob man ihr unter diesen Umständen Fahrlässigkeit zur Last legen muß, ist fraglich, denn sie kennt nicht den modernen Großstadtverkehr. Wenn dasselbe aber einem jungen Mann passiert, der gerade eilig einem Mädchen nachstieg und dabei die Leuchtzeichen nicht beachtete, dann ist sein Verhalten fahrlässig. Ähnlich ist es auch beim Arzt; was dem einen zugemutet werden muß, braucht für einen anderen nicht zu gelten. Im Zivilrecht liegen die Dinge aber etwas anders. Da stellt man sich einen Durchschnittsarzt vor, einen Durchschnittspraktiker vom Lande, einen Durchschnittspraktiker aus der Stadt, einen Durchschnittschirurgen eines großen Krankenhauses, einen solchen eines kleinen Krankenhauses usw. Man hat dann zu untersuchen, ob das beanstandete Vorkommnis in einem gleichartigen Krankenhaus oder in einer gleichartigen Praxis unterlaufen durfte oder nicht. War dies nicht der Fall, dann pflegt Fahrlässigkeit bejaht zu werden; persönliche Umstände, Überlastung, geringe Übung, Unkenntnis der Literatur werden im Zivilprozeß im allgemeinen nicht berücksichtigt; etwaige Fahrlässigkeit wird also im Zivilrecht strenger beurteilt als im Strafrecht. Hierzu zwei Beispiele:

1. In der Nähe einer zerbombten Mittelstadt Norddeutschlands war mit hinreichendem Komfort ein Baracken-Krankenhaus eingerichtet worden. Es lag 30 km von dieser Stadt entfernt. Das Krankenhaus hatte eine gynäkologische Abteilung, der ein erfahrener Gynäkologe vorstand. Er wohnte jedoch in der Stadt und wurde so schlecht bezahlt, daß er in dieser Stadt eine ausgedehnte Kassenpraxis betreiben mußte. Er kam dreimal in der Woche, wenn es nötig war auch öfter, in das Krankenhaus, um Visite zu machen und zu operieren. Den eigentlichen Dienst auf der Abteilung versah eine Assistenzärztin von sehr gutem Leumund. Sie stand am Ende ihrer fachärztlichen Ausbildung, war aber noch nicht Fachärztin. Es stand hin-

reichend Schwesternpersonal zur Verfügung. In diese Abteilung wurde ein Tubar-Abort in ausgeblutetem Zustande eingeliefert. Die Assistenzärztin operierte die Frau; der Chefarzt wurde nicht benachrichtigt; dies hatte auch keinen Zweck, er wohnte ja 30 km entfernt und wäre zu spät gekommen. Die Operation gelang. Eine Transfusion wurde angeschlossen. Der Zustand blieb bedenklich. Als die Operierte im Bett war, fiel der Assistenzärztin ein, daß ein intensiver Hautreiz am Platze sei. Ihr Blick fiel auf einen Lichtbügel. Er wurde über die Kranke gelegt. Die Haut wurde nicht abgedeckt; die Ärztin setzte sich jedoch daneben, kontrollierte den Puls und legte ihren Ellenbogen von Zeit zu Zeit unter den Lichtbügel, der kein Thermometer hatte. Sie wollte auf diese Weise die Temperatur kontrollieren. Der Zustand der Kranken besserte sich. Die Ärztin hatte das beglückende Gefühl, ein Leben gerettet zu haben. Am nächsten Tage zeigten die Oberschenkel und Schienbeine der Kranken Rötung und Blasenbildung. Der Befund schien nicht besonders gefährlich zu sein. Der Chefarzt wurde benachrichtigt. Es begann die übliche Behandlung nicht besonders gefährlicher Verbrennungen. Der Zustand verschlechterte sich jedoch rapide. Es entstanden Demarkationen und Ulcera, die sich vergrößerten. Der Gynäkologe stand sich mit dem Chirurgen des Krankenhauses schlecht. Als die Verbrennungen keine Neigung zum Heilen zeigten, zog er einen Orthopäden aus der Stadt zu. Die Frage einer Amputation wurde erwogen. Sie wurde jedoch vom Ehemann und von der Kranken selbst abgelehnt. Schließlich lagen die Schienbeine frei, die Kniegelenke waren eröffnet. Es resultierte ein septischer Zustand. Die Kranke starb. Sie war einige Zeit vor ihrem Tode auf die chirurgische Abteilung verlegt und hier nach modernen Richtlinien behandelt worden. Die Verstorbene war Mutter von vier Kindern. Der Ehemann kam durch ihren Tod in Not. Er zeigte die Assistenzärztin wegen fahrlässiger Tötung an. In diesem Verfahren wurden zahlreiche Gutachten erstattet, und zwar von zwei Chirurgen, einem Gynäkologen und zwei Gerichtsmedizinern. Die Fachärzte betonten, daß ischaemische Hautpartien Wärmeeinwirkung gegenüber sehr empfindlich sind und daß man bei ausgebluteten Patienten bei Wärmeapplikation besonders vorsichtig sein müsse. Ein guter und erfahrener Facharzt hätte von dieser Behandlungsmethode abgeraten. Nun handelte es sich aber hier um einen Strafprozeß, bei dem die subjektiven Verhältnisse der Beschuldigten zu berücksichtigen waren. Die Ärztin hatte noch niemals einen so ausgebluteten Tubar-Abort operiert, noch niemals waren auf dieser Abteilung derartige Kollapszustände zu behandeln gewesen. Von ihrem subjektiven Standpunkt aus war sie der Auffassung, daß etwas geschehen müsse. Sie war relativ sorgfältig gewesen. Sie hatte sich neben die Kranke gesetzt, um mit dem Ellenbogen von Zeit zu Zeit die Temperatur unter dem Lichtbogen zu prüfen. Allerdings hatte sie vergessen, die Haut abzudecken. Doch konnte ihr dies bei der Eile, die notwendig war, zugute gehalten werden. Die Gutachter kamen, wenn auch mit verschiedenen Begründungen zu der Auffassung, daß man dieser Ärztin eine Fahrlässigkeit nicht zur Last legen kann. Nunmehr beantragte der Ehemann *zivilrechtlich* Schadenersatz. Im Rahmen dieser Begutachtung mußte jedoch gesagt werden, daß derartiges in einem gut geleiteten Krankenhaus nicht vorkommen dürfe. Die Stadt ist jedoch verpflichtet, für eine gute Leitung des Krankenhauses zu sorgen. Es ist nicht richtig, wenn der verantwortliche Arzt so mäßig bezahlt wird, daß er in der Hauptsache in der Stadt Kassenpraxis treiben und sich nur verhältnismäßig wenig um seine Abteilung, die 30 km von der Stadt entfernt liegt, kümmern kann. Sein Vorgänger war fortgegangen, weil er glaubte, diese Zustände nicht länger verantworten zu können. Das gleiche Gefühl hatte auch der Nachfolger. Doch kann man heutzutage von einem Arzt nicht ohne weiteres verlangen, daß er eine schwierige Stellung aufgibt, bevor er eine andere hat. Wenigstens mußte für den sich anschließenden Zivilprozeß um Schadenersatz die Frage der Fahrlässigkeit bejaht werden, und es ist anzunehmen, daß es bei den weiteren Auseinandersetzungen zu einem Vergleich und zu einer Schadenersatzzahlung an den Ehemann kommt.

2. Ein relativ gut eingerichtetes Kreiskrankenhaus lag 20 km von einer Großstadt entfernt. Es hatte viel mehr als 100 Betten. In die Innere Abteilung dieses Krankenhauses wurde ein Vater von fünf Kindern zu einer Bandwurmkur eingeliefert. Der einweisende Arzt hatte mitgeteilt, der Kranke habe Bandwurmglieder gesehen und sie ihm aufgezeichnet. Eigene Untersuchungen wurden im

Krankenhause nicht angestellt, obwohl ein Laboratorium und eine technische Assistentin zur Verfügung standen. Zunächst wurde eine Filmaronkur durchgeführt. Nach Abschluß der Kur berichtete die Schwester bei der Visite dem Arzt, daß Bandwurmglieder abgegangen seien, der Kopf sei jedoch nicht dabei. Doch hat es kein Arzt für nötig gehalten, sich selbst den Inhalt des Stechbeckens anzusehen. Nunmehr wurde eine Chloroform-Kur angeordnet, und zwar traf diese Anordnung der Arzt, der auf allen Abteilungen Sonntagsdienst machte. Der Kranke wollte möglichst schnell das Krankenhaus verlassen. Er trug bei der Visite der Schwester auf, sie solle erst Calomel geben, dann solle sie ihm am Montag früh die Duodenal-Sonde legen und ihm 5 g Chloroform durch die Sonde injizieren. Die Schwester, die am Abend vorher spät nach Hause gekommen war, notierte nicht 5 g, sondern 50 g Chloroform. Wiederholt wurden die Anordnungen des Arztes nicht. Die Schwester ging nach der Visite zur Oberschwester, die die Apotheke verwaltete. Sie erklärte, die ganze Kur sei ihr unsympathisch, sie habe sie noch nie gemacht. Die Oberschwester meinte, sie solle eine andere Schwester fragen. Sie händigte ihr aus den Apothekenbeständen eine Flasche aus, die 50 g Chloroform enthielt, fügte aber hinzu, der nicht gebrauchte Rest solle nicht mehr verwendet werden. Am nächsten Morgen wurden 50 g Chloroform injiziert. Der Kranke klagte über Leibschmerzen. Es stellten sich blutige Durchfälle ein. Bald danach schlief er ein und wachte nicht mehr auf. Wegen fahrlässiger Tötung wurden beschuldigt: die Schwester, der Stationsarzt, die Oberschwester und der Chefarzt. Bei dieser strafrechtlichen Begutachtung war es notwendig, die im Krankenhause herrschenden Verhältnisse genauer zu berücksichtigen. Der Chefarzt war 27 Jahre alt, er hatte im Kriege im Jahre 1944 das Staatsexamen abgelegt, war dann Unterarzt und Assistenzarzt bei der Wehrmacht gewesen und hatte in Kriegsgefangenschaft in einem Kriegsgefangenenlazerett unter einem Internisten gearbeitet; nach dem Kriege war er Flüchtlingsbetreuungsarzt geworden. Aus den zunächst für kranke Flüchtlinge eingerichteten Häusern machte er, da er organisatorisch begabt war, ein gut eingerichtetes Krankenhaus, zu dessen Chefarzt er vom Kreise bestellt wurde; die Assistenzärzte, auf deren Einstellung er Einfluß hatte, waren jünger; die Oberschwester war zwar etwas älter, sie war Säuglingsschwester und nicht Vollschwester; sie machte die Narkosen auf der Chirurgischen Abteilung, dies hatte sie im Kriegseinsatz gelernt. Daß sie nicht Vollschwester war, war weder bei ihrem Einsatz als Narkoseschwester noch bei dem als Oberschwester berücksichtigt worden. In ihrer Eigenschaft als Oberschwester verwaltete sie auch die Apotheke. Die Arzneimittel wurden von der Schwester bei der Oberschwester geholt, einschließlich der stark wirkenden Arzneimittel, ohne daß der Stationsarzt gegenzeichnete. Die Opiate wurden allerdings sorgfältig verwaltet und registriert. Die Oberschwester hatte der beschuldigten Stationsschwester die 50 g Chloroform ohne schriftliche Verordnung eines Arztes herausgegeben. Sie war allerdings bei der Visite dabei gewesen und hatte gehört, daß der Stationsarzt eine Chloroform-Kur angeordnet hatte. Das Krankenhaus hatte eine Innere, eine Chirurgische und eine Hals-, Nasen- und Ohren-Station. Die zuständigen Fachärzte wohnten aber in der Stadt und kamen zwei- bis dreimal in der Woche zur Visite bzw. zu Operationen in das große Dorf, in dem sich das Kreiskrankenhaus befand. Der Chefarzt war gleichzeitig Assistenzarzt einer der Fachärzte. Er machte aber auch auf anderen Stationen die Visite mit. Im ganzen handelte es sich um eine recht abartige Krankenhaus-Organisation, die nur aus den Eigenheiten der Entstehung dieses Krankenhauses erklärt werden konnte. Wir haben zunächst untersucht, wie weit überhaupt die Anordnungsgewalt der Fachärzte ging. Es stellte sich heraus, daß sie gewissermaßen nur als beratende Fachärzte eingesetzt waren. Eine besondere Verantwortung für die Einzelheiten des Betriebes konnte man ihnen gar nicht zumuten. Verurteilt worden ist nur die Stationsschwester. Bezüglich des Chefarztes wurde in den Gutachten betont, daß er noch niemals in einem friedensmäßigen Krankenhaus gearbeitet, geschweige denn einen Krankenhausbetrieb geleitet hatte. Er hatte keinerlei Erfahrungen nach dieser Richtung hin. Dies galt auch für die Oberschwester. Die Verantwortung blieb an derjenigen Person hängen, die sich am wenigsten wehren konnte, nämlich an der Schwester. Dies mag nicht ganz gerecht sein. Anschließend war die *zivilrechtliche* Seite der Angelegenheit zu beurteilen. Das erkennende Gericht hatte bereits zum Ausdruck gebracht, das Publikum müsse unter allen Umständen davor geschützt werden, daß jemand, der sich in ein Krankenhaus zu einer harmlosen Bandwurmkur begebe, auf Grund derartiger Verhältnisse umkomme. Dies darf in einem gut geleiteten Krankenhaus zweifellos nicht passieren. Die Gemeinde ist verpflichtet, Krankenhäuser, die sie einrichtet, einwandfrei zu organisieren. Auch der zuständige ärztliche Berater des Kreisverbandes muß sich dafür einsetzen. Bei der zivilrechtlichen Begutachtung mußte aus diesem Grunde die Frage der Fahrlässigkeit bejaht werden. Wahrscheinlich wird nunmehr der Kreisverband Schadenersatz leisten, oder es wird zu einem Vergleich kommen. Meist kommt es zum Vergleich; daher hört man von den Ausgängen dieser Prozesse wenig.

Ich komme nunmehr zur Besprechung des *Kausalzusammenhanges.* Im Rahmen der Unfallversicherung genügt zur Annahme des Kausalzusammenhanges Wahrscheinlichkeit. Dies würde zahlenmäßig einer Wahrscheinlichkeit von rund 50% entsprechen. Im Strafrecht und Zivilrecht liegen jedoch die Verhältnisse anders; hier muß der Kausalzusammenhang exakt nachgewiesen werden, und zwar zum mindesten mit an Sicherheit grenzender Wahrscheinlichkeit, zahlenmäßig ausgedrückt: mit einer Wahrscheinlichkeit von rund 99%. Diesen Anforderungen an den Nachweis des Kausalzusammenhanges kann der Gutachter häufig nicht entsprechen. Nur selten können wir Ärzte sagen, daß wir unsere Patienten mit einer Wahrscheinlichkeit von 99% gesund machen. Ein Beispiel mag diese Verhältnisse illustrieren:

Bei einer schwangeren Frau traten während der Schwangerschaft Blutungen auf; sie teilte dies der Hebamme mit. Die Hebamme beruhigte sie und unternahm nichts. Die Geburt verzögerte sich. Einige Zeit nach dem zu erwartenden Geburtstermin begab sich die Hebamme zu dem Praktiker, mit dem sie zusammenarbeitete, und bat ihn um Erlaubnis zur Einleitung einer Wehenkur. Der Arzt billigte dieses Vorhaben, ohne die Frau persönlich zu untersuchen oder zu sprechen. Die Wehenkur wurde durchgeführt. Es traten geringe Wehen auf. Dabei begann die Frau, wiederum zu bluten, wenn auch nicht sehr stark. Die Hebamme beruhigte den besorgten Ehemann. Nachdem es in einer Nacht in Schüben geblutet hatte, benachrichtigte die Hebamme den Arzt mit der Bitte, er möge gegen Abend zu der Frau kommen. Als der Arzt erschien, blutete die Frau in geringem Maße. Der Arzt beruhigte zunächst die Angehörigen. Als er nach Hause ging, bekam er jedoch Bedenken; er kehrte spontan zurück und überwies die Frau, ohne mit der Hebamme Rücksprache genommen zu haben, wegen Verdachtes auf Placenta praevia in die gynäkologische Abteilung eines großstädtischen Krankenhauses. Die Hebamme quittierte dieses Verhalten des Arztes, das völlig indiziert war, mit der Bemerkung: „Diese Ärzte! Der hat sie ins Krankenhaus gesteckt, da wird schon was passieren; die Ärzte verbergen ihre Schande nachher mit hochtönenden Worten." Im Krankenhaus stellte man fest, daß die Blase schon längst gesprungen war. Dies war nicht bemerkt worden. Die Untersuchung ergab das Vorliegen einer Placenta praevia marginalis. Eine Möglichkeit zur operativen Beendigung der Geburt bestand nicht mehr, wenigstens wollte der Krankenhaus-Gynäkologe dies nicht verantworten. Das Kind starb ab. Die Frau verlor bei der Geburt eine weitere beträchtliche Blutmenge, kam aber zunächst durch; etwas später kam eine Infektion hinzu, hohes Fieber; trotz reichlicher Gabe von Antibiotica Exitus. Nach den vorliegenden Unterlagen mußte man annehmen, daß der Tod die Folge der Blutung und der Infektion war. Hier kann man wirklich nicht sagen, daß eine Fahrlässigkeit nicht vorgelegen hat. Wenn von allen Seiten exakt gehandelt worden wäre, hätte der Arzt nach dem ersten Besuch der Hebamme, bei dem sie um Erlaubnis zur Wehenkur bat, die Frau persönlich untersucht und mit ihr gesprochen, dann hätte er auch etwas über die Schwangerschaftsblutungen erfahren. Eigentlich hätte ihm dies die Hebamme schon vorher mitteilen müssen. Unter diesen Umständen hätte er niemals die Einleitung der Wehenkur erlaubt, sondern die Frau wegen Verdachtes auf Placenta praevia zur Entbindung in das Krankenhaus geschickt. Im Krankenhaus hätte man wohl eine Schnittentbindung durchgeführt, und nach menschlichem Ermessen wären Mutter und Kind gerettet worden. Ich sage „nach menschlichem Ermessen"; die Überprüfung der Statistik der Gynäkologen ergibt, daß bei dieser Situation noch in 3 bis 5% der Operationen Mißerfolge vorkommen. Demnach besteht keine mit an Sicherheit grenzende Wahrscheinlichkeit dafür, daß Mutter und Kind gerettet worden wären. Der Kausalzusammenhang zwischen der Fahrlässigkeit und dem Tode von Mutter und Kind konnte daher nicht mit der im Strafrecht erforderlichen Sicherheit bewiesen werden, und dem Staatsanwalt war es wenig angenehm, daß er das Verfahren einstellen mußte. Eine Fachbegutachtung durch den Gynäkologen hinsichtlich der Fahrlässigkeit war unter diesen Umständen nicht mehr erforderlich. Denn auf Beurteilung der Fahrlässigkeit kam es bei der vorliegenden Situation überhaupt nicht mehr an.

Herr KÖSTLIN hat mir einen anderen einschlägigen Vorfall zur Verfügung gestellt, bei dem gleichfalls der Kausalzusammenhang nicht mit hinreichender Sicherheit zu beweisen war, bei dem aber die Juristen auf einen Ausweg verfielen, um dennoch den Arzt verurteilen zu können. Ein Arzt hatte einen Abort ausgeräumt. Dabei ging auffällig schaumiges Blut ab. Es bestand Verdacht auf einen vorangegangenen abtreiberischen Eingriff. Nach seinen Ausführungen hatte er an die Möglichkeit einer vorangegangenen Perforation gedacht. Er fuhr jedoch nach Vornahme der Ausräumung im Privathaus auf Wochenendurlaub mit der Weisung, die Angehörigen sollten bei einer Verschlechterung des Befundes den Arzt benachrichtigen, der an diesem Ort zum Sonntagsdienst eingesetzt war. Eine nähere Information erteilte er dem diensthabenden Arzt nicht. Der Zustand verschlechterte sich über Sonntag. Am Tage darauf wurde die Frau mit einer Peritonitis in ein Krankenhaus eingeliefert und starb. Das Verhalten des Arztes mußte beanstandet und als fahrlässig angesehen werden. Andererseits konnte nicht gesagt werden, daß die Frau bei frühzeitiger Einlieferung in das Krankenhaus mit an Sicherheit grenzender Wahrscheinlichkeit gerettet worden wäre. Der Kausalzusammenhang war also nicht mit der im Strafrecht notwendigen Sicherheit zu beweisen, und der Arzt konnte nicht wegen fahrlässiger Tötung verurteilt werden. Nun hatte er aber einen schlechten Leumund. Das Gericht verurteilte ihn wegen fahrlässiger Körperverletzung mit der Begründung, er habe es unterlassen, den Leibschmerzen der Frau durch Zuführung von Analgetica zu begegnen. Dies ist medizinisch ein unmögliches Urteil. Gerade bei Gefahr einer Peritonitis soll man ja keine Analgetica geben. Wenn in Zukunft nach gleichen Gesichtspunkten geurteilt würde, so würden unsere anerkannten medizinischen Richtlinien völlig durcheinanderkommen.

Sie sehen also, daß sich diese Frage nicht befriedigend regeln läßt. Wir müssen abwarten, wie sich das Bundesgericht in Zukunft dazu einstellt. Vielleicht müssen die Anforderungen an den Kausalzusammenhang doch etwas aufgelockert werden.

Nun gibt es aber auch beim Kausalzusammenhang, je nachdem, ob es sich um einen strafrechtlichen oder zivilrechtlichen Fall handelt, einen verschiedenartigen Beurteilungsmodus. Man unterscheidet nämlich den *adäquaten* und den *inadäquaten* Kausalzusammenhang. Ein adäquater, also ein angeglichener Kausalzusammenhang würde vorliegen, wenn jemandem bei einem schweren Verkehrsunfall der Schädel zerschmettert wird. Eine Inadäquanz würde in folgendem Falle vorliegen:

Jemand wird vom langsam fahrenden Auto angefahren und fällt hin. Er zieht sich nur eine oberflächliche Hautabschürfung an der linken Schläfe zu. Der Kraftfahrer kümmert sich um den Betreffenden. Er lehnt jedoch jede Hilfe ab, verspricht aber, zum Arzt zu gehen. Die verletzte Stelle ist mit dem Straßenschmutz in Berührung gekommen. Der Arzt schlägt dem Verletzten vor, Tetanus-Antitoxin zu injizieren. Der Verletzte ist aber ein grundsätzlicher Gegner von Injektionen und lehnt strikt ab. Er erkrankt an Wundstarrkrampf und stirbt daran. Besteht hier überhaupt ein Kausalzusammenhang? Dies muß man bejahen. Wäre der Verletzte nicht angefahren worden, hätte er sich keine Hautabschürfung zugezogen, ebensowenig wäre er mit der Gegend der Schläfe ohne den Verkehrsunfall in den Straßenschmutz gekommen, er wäre also bei Fortdenken des Unfalles mit an Sicherheit grenzender Wahrscheinlichkeit am Leben geblieben. Es handelt sich jedoch hier um einen Zusammenhang, der im hohen Maße inadäquat ist. Denn unter normalen Umständen hätte die geringfügige Verletzung nicht zum Tode geführt.

Nun muß man wissen, daß im Strafrecht laut gleich gebliebener Auffassung des Reichsgerichtes der inadäquate Zusammenhang gilt, im Zivilrecht dagegen der adäquate. Es ist mir bekannt, daß namhafte Strafrechtslehrer einen anderen Standpunkt einnehmen. Die praktische Justiz richtet sich aber nach der Auffassung des jeweiligen höchsten deutschen Gerichtes. Der Kraftfahrer muß also wegen fahrlässiger Tötung verurteilt werden. Doch wird das Vorliegen der hochgradigen Inadäquanz das Strafmaß erheblich abmildern und unter Umständen nach Rechtskraft des Urteils eine Begnadigung veranlassen. Da im Zivilrecht nur der adäquate Kausalzusammenhang gilt, ist es wahrscheinlich, daß die Entschädigung, die der Kraftfahrer oder seine Haftpflichtversicherung zahlen muß, nur eine sehr geringe ist. Hier wird man berücksichtigen, daß der Verletzte die Injektion von Tetanus-Antitoxin ablehnte. Im Strafrecht pflegt dies jedoch, wenigstens grundsätzlich, nicht berücksichtigt zu werden. Die Verhältnisse liegen also umgekehrt, als es dem Gerechtigkeitsgefühl vieler Menschen entspricht. Der Sachverständige ist aber nicht dazu da, von sich aus ausgleichende Gerechtigkeit zu üben.

Nun gehe ich nicht so weit, zu behaupten, daß jeder Gutachter diese Feinheiten von vorn herein berücksichtigen muß. Dies wird vielen praktisch nicht möglich sein. Es wird vielmehr Aufgabe des Juristen sein, diese Unterschiede bei der Fragestellung an den Gutachter herauszuarbeiten. Manchmal gelingt dies den Juristen, manchmal auch nicht. So wird er in strafrechtlichen Gutachten fragen, ob der beschuldigte Arzt unter Berücksichtigung seiner Vorbildung und seiner Kenntnisse unter den damals vorliegenden Umständen daran denken mußte, daß eine bestimmte Behandlung erforderlich war; bei der zivilrechtlichen Begutachtung wird der Jurist fragen, ob bei einem entsprechend ausgebildeten Arzt diese oder jene Vorkommnisse unterlaufen dürfen. Beim Kausalzusammenhang wird die Frage dahin formuliert, ob bei diesem oder jenem Sachverhalt der Tod von vorn herein zu erwarten oder nur durch außergewöhnlich unglückselige Umstände eingetreten war. Der Gutachter weiß nach meinen Erfahrungen bei derartig zugespitzten Fragestellungen oft nicht, worauf der Jurist hinaus will. Vielfach läßt er sich vom Gerichtsmediziner entsprechend beraten. Doch ist es auch vorgekommen, daß der Gutachter, der nicht erkannte, was der Jurist mit dieser Frage bezweckte, bei der Beantwortung das Gegenteil von dem erreichte, was er beabsichtigte, und nachher über das Urteil äußerst überrascht war. Solche Vorfälle sind unerwünscht und vermehren die Rechtsunsicherheit. Unter diesen Umständen bin ich dem Herrn Vorsitzenden sehr dankbar, daß mir Gelegenheit gegeben wurde, diese Verhältnisse im einzelnen vor diesem Forum zu besprechen.

Einschlägige neue Literatur

GOLDHAHN und SCHLÄGER: Fehler und Gefahren bei Einspritzungen und ihre rechtlichen Folgen. Stuttgart 1948. — JUNGMICHEL: Haftpflicht und Arzt. Hefte zur Unfallheilk. 42: Verhdlg. Dtsch. Ges. f. Unfallheilk., Bochum 1950, S. 138. Berlin, Göttingen, Heidelberg: Springer 1951. — MUELLER, B.: N. Med. Welt 1950, Nr. 35/38. — SCHMIDT, E.: Der ärztliche Kunstfehler. In: Ponsold, Lehrb. d. gerichtl. Med. 1950, S. 36.

H. KÖSTLIN, Stuttgart: **Arzt-Haftpflicht.** (Mit 1 Textabb.)

Es ist ein etwas eigenartiges Gefühl, über ein fremdes Fachgebiet einen Vortrag halten zu sollen. Tatsache ist nun aber, daß Haftpflichtansprüche an den Arzt nach dem Zusammenbruch des Reiches gewaltig angestiegen sind und auch weiter ansteigende Tendenz zeigen, genau so, wie dies nach dem Zusammenbruch 1918 und dem Jahrzehnt folgender Notzeiten zu beobachten war. Die Gründe dafür liegen auf der Hand, je härter der Kampf um die Existenz, um so mehr das Streben nach irgendwelchem Ausgleich. Der Arzt ist in diesen Ansprüchen der direkt Betroffene, er muß sich also doch wohl oder übel mit den rechtlichen Grundlagen und der daraus gegebenen Jurisdiktion selbst befassen, so daß er den juristischen Gedankengängen folgen und — wo nötig — sich aus seiner eigenen Gedanken- und Erkenntniswelt mit ihnen auseinandersetzen kann.

Hier stoßen wir nun auf eine weitere Tatsache, daß nämlich medizinisches und juristisches Denken grundsätzlich verschieden ist. Es ist fast als normal zu bezeichnen, daß der eine den anderen nicht versteht und damit beide aneinander vorbeireden. Dank seiner ganzen Erziehung wird der Jurist gleich dem Pädagogen eine abgeschlossene Meinung äußern, während der Mediziner, ähnlich wie der Theologe, bei seinem Urteil noch immer mit dem Problem ringt und leicht aus der Darstellung des Tatsächlichen in die des theoretisch Möglichen und Zukünftigen übergreift. Fruchtbar ist dabei, daß bei der Auseinandersetzung der beiden Geistesrichtungen in der Praxis durch die juristische Beleuchtung die ärztlichen Dinge häufig genug eine andere, bisher nicht beachtete Färbung bekommen, wie umgekehrt die ärztlichen Erkenntnisse und das ärztliche Denken den Juristen u. U. die Notwendigkeit ganz anderer Schlußfolgerungen aufzeigt.

So fühle ich mich letzten Endes doch berechtigt, den Versuch zu machen, als Mediziner ein juristisches Thema zu behandeln, mit dem ich allerdings als Gesellschaftsarzt der Generaldirektion der ALLIANZ und in jahrzehntelanger Gutachtertätigkeit mich zu beschäftigen und hauptsächlich fast in jedem Einzelfall mit den Juristen gedanklich auseinanderzusetzen hatte. Ich bleibe mir dabei durchaus bewußt, auf fremdem Acker zu pflügen und habe keineswegs die Absicht, mich als besonderen Rechtskundigen aufzuspielen. Ich möchte für Sie nur den Dolmetscher einer zunächst als fremd erscheinenden Sprache spielen, um daraus Verständnis und Eigenkritik in der Begutachtung der rechtlichen Verhältnisse zu erwecken.

Wie jeder Staatsbürger ist auch der Arzt einerseits den Bestimmungen des Strafrechts, andererseits denen des Zivilrechts unterworfen. Die sehr verschiedenen Grundsätze der Rechtsprechung erfordern deren strenge Trennung. Im Folgenden soll nur das Zivilrecht behandelt werden.

Ihre gesetzliche Grundlage haben Haftpflichtansprüche im Bürgerlichen Gesetzbuch (BGB). Ein besonderes Arzthaftpflichtrecht gibt es nicht, die Bestimmungen des BGB gelten auch hierfür.

Bei zivilrechtlichen Ansprüchen müssen drei Voraussetzungen gleichzeitig erfüllt sein:

1. Es muß überhaupt ein *Schaden* — materiell oder immateriell — und zwar für den Geschädigten selbst — entstanden sein.

Ein Psychopath bekommt von seinem Hausarzt regelmäßig ohne sein Wissen ein paar Tropfen Odol in einem Glas Wasser höchst persönlich verabreicht und fühlt sich, in der Meinung, ein besonderes Wundermedikament zu bekommen, dabei ausgezeichnet. Durch eine Indiskretion erfährt der Patient die tatsächliche Beschaffenheit seiner Medizin. Er ist aufs höchste empört, fühlt sich direkt veralbert und in seinem Selbstgefühl geschädigt. Diese menschlich vielleicht recht verständliche Reaktion bedeutet aber weder einen materiellen noch einen immateriellen Schaden — ein Haftpflichtanspruch kommt nicht in Frage.

2. Es muß ein *Verschulden* in der seltenen Ausnahmeform als Vorsatz oder in der normalen Form als Fahrlässigkeit vorliegen.

3. Zwischen Verschulden und Schaden muß ein *kausaler*, adäquater *Zusammenhang* bestehen.

Die Forderungen 2 und 3 bergen noch eine ganze Reihe rechtlicher Voraussetzungen in sich, die zu behandeln in dem Rahmen dieses Vortrages unmöglich ist. Hier wären die Frage der Aufklärungspflicht des Arztes, die Einwilligung des Patienten für einen etwa beabsichtigten Eingriff, die Diagnose- und Therapiefehler, der Begriff der Fahrlässigkeit, die Beweislast, wie die Frage des Kausalzusammenhanges zu erörtern.

Sind diese Voraussetzungen gegeben, können Haftpflichtansprüche a) aus unerlaubter Handlung (§ 823, 1 BGB), b) aus Geschäftsführung ohne Auftrag (§ 677 BGB) und c) aus Vertrag (§ 276 BGB), je allein oder in Kombination, erhoben werden.

Nicht ohne weiteres sind diese Unterschiede verständlich, denn es handelt sich um zwei völlig verschiedene Rechtsgebiete. Nach a) und b) wird die Verletzung persönlicher Rechte und Rechtsgüter verfolgt, nach c) der Verstoß gegen vertragliche Verpflichtungen. Beide gipfeln im Schuldbegriff. Kommt dieser in a) in der Bezeichnung „unerlaubte" Handlung schon klar zum Ausdruck, so kann der Verstoß gegen eine vertragliche Verpflichtung ja auch nur vorsätzlich oder fahrlässig sein und wird damit zur „Schuld". Darin begründet sich wohl einleuchtend, daß auf jeden Fall eine Handlungs- oder Unterlassungsschuld auch im moralischen Sinne nicht nur im Rahmen des Anspruches aus schuldhaftem Handeln selbst, sondern auch in der Vertragshaftung vorliegen muß.

Der § 823, 1 BGB — schuldhaftes Handeln — lautet:

„Wer vorsätzlich oder fahrlässig das Leben, den Körper, die Gesundheit, die Freiheit, das Eigentum oder ein sonstiges Recht eines anderen verletzt, ist dem anderen zum Ersatz des daraus entstandenen Schadens verpflichtet."

Jeder Eingriff in die Integrität des Körpers ist eine vorsätzliche Verletzung des Körpers, auch wenn er zur Wiederherstellung der Gesundheit dienen soll. Er wird nur legitimiert durch das Einverständnis des Patienten damit.

Als ich von PERTHES, Tübingen, kommend bei HOFMEISTER, Stuttgart, die erste Leistenbruchoperation rechts durchgeführt hatte und ihm darüber Bericht gab, war seine erste Frage, ob ich den Blinddarm mit herausgenommen hätte. Rechtlich gesehen hat der Patient nur für die Bruchoperation seine Einwilligung gegeben. Würde bei gleichzeitiger Appendektomie die Bruchoperation ohne Komplikationen heilen, die Appendektomie aber etwa infolge Dehiszenz der Darmnaht zur Peritonitis führen, könnte der Patient voll begründet eine Forderung aus unerlaubter Handlung gegen den Arzt stellen.

Im allgemeinen ist ein Anspruch aus diesem Tenor in den Wechselbeziehungen zwischen Patient und Arzt verständlicherweise recht selten. Meist beruhen sie auf irgendwelchen vertraglichen Bindungen. Das hindert aber nicht, daß, um jede Chance auszunützen, eine Klagebegründung oft gleichzeitig auf beides sich stützt.

Der Paragraph 823 kann noch allenfalls bei der sog. Geschäftsführung ohne Auftrag, die ebenfalls außerhalb der vertraglichen Bindungen steht, Bedeutung bekommen. § 677 lautet:

„Wer ein Geschäft für einen anderen besorgt, ohne von ihm beauftragt oder ihm gegenüber sonst dazu berechtigt zu sein, hat das Geschäft so zu führen, wie das Interesse des Geschäftsherrn mit Rücksicht auf dessen wirklichen oder mutmaßlichen Willen es erfordert."

Diese Bestimmung findet aber eine bemerkenswerte Einschränkung in dem dazugehörigen § 680, wonach der Geschäftsführer nur Vorsatz und grobe Fahrlässigkeit zu vertreten hat, wenn die Geschäftsführung die Abwendung einer dem Geschäftsherrn drohenden dringenden Gefahr bezweckt.

Vor dem Hause eines Arztes bricht ein älterer Mann plötzlich ohne äußere Ursache ohnmächtig zusammen. Passanten schleppen ihn in die Praxis des Arztes, der aus der Situation nicht recht klug wird, aber doch an ein Coma diabeticum denkt, katheterisiert und den Urin untersucht. In der Aufregung verwechselt er dabei seinen Nylander mit dem benachbart stehenden ESBACHschen Reagens, kommt damit zu einer falschen Diagnose und versäumt die rettende Insulinspritze.

Zunächst handelt der Arzt an dem bewußtlosen Patienten in Geschäftsführung ohne Auftrag, irgendwelche direkte oder indirekte vertragliche Bindung ist dabei nicht zustande gekommen. Die Hinterbliebenen, denen Diabetes und comatöse Zustände bekannt waren, erheben Haftpflichtansprüche aus § 823 wegen fahrlässiger Verletzung des Lebens. Da nach den gegebenen Umständen in der Verwechselung des Reagens eine *grobe* Fahrlässigkeit nicht zu sehen ist, kommt der Anspruch nicht zum Zuge.

Der dem § 823 — schuldhaftes Handeln — gegenüberstehende § 276 BGB — Haftpflicht aus Vertrag — lautet:

„Der Schuldner hat, sofern nicht ein anderes bestimmt ist, Vorsatz und Fahrlässigkeit zu vertreten. Fahrlässig handelt, wer die im Verkehr erforderliche Sorgfalt außer acht läßt..."

Kommt in diesen beiden Bestimmungen die unmittelbare persönliche Verantwortung für den Effekt der Handlung oder Unterlassung zum

Ausdruck, so ist in beiden Rechtsgebieten auch die Haftung über einen Dritten gegeben bei der unerlaubten Handlung durch den § 831, bei der Vertragshaftung durch § 278 BGB.

Der § 831 BGB — im schuldhaften Handeln — lautet:

„Wer einen anderen zu einer Verrichtung bestellt, ist zum Ersatz des Schadens verpflichtet, den der andere in Ausführung der Verrichtung einem Dritten widerrechtlich zufügt. Die Ersatzpflicht tritt nicht ein, wenn der Geschäftsherr bei der Auswahl der bestellten Person und, sofern er Vorrichtungen oder Gerätschaften zu beschaffen oder die Ausführung und Verrichtung zu leiten hat, bei der Beschaffung oder der Leitung die im Verkehr erforderliche Sorgfalt beobachtet, oder wenn der Schaden auch bei Anwendung dieser Sorgfalt entstanden sein würde.‘‘

Der § 278 BGB — im Vertrag — :

„Der Schuldner hat ein Verschulden seines gesetzlichen Vertreters und der Personen, deren er sich zur Erfüllung seiner Verbindlichkeiten bedient, in gleichem Umfange zu vertreten wie eigenes Verschulden.“

Trotzdem diese Paragraphen u. U. den gleichen sachlichen Vorgang mit gleichem Endeffekt treffen können, ist darin eine ganz verschiedene Regelung vorgesehen. Im Rahmen der schuldhaften Handlung tritt der Mittelsmann als „Verrichtungsgehilfe“ in Erscheinung, für den der „Geschäftsherr“ sich exkulpieren kann, während er im Vertrag als „Erfüllungsgehilfe“ des „Schuldners“ ohne Exkulpationsmöglichkeit für diesen ihn mit der gleichen Verantwortung wie für eigenes Verschulden belastet. Die Haftpflicht aus Vertrag für den Erfüllungsgehilfen nach § 278 BGB sieht einen Anspruch aus immateriellem Schaden (Schmerzensgeld) nicht vor, dagegen für den Verrichtungsgehilfen nach § 831 BGB im Rahmen der unerlaubten Handlung.

Wie erklärt sich diese verschiedene Behandlung? Der Verrichtungsgehilfe befindet sich ganz allgemein in einem Angestelltenverhältnis und ist abhängig von dem Willen und den Weisungen des Geschäftsherrn, die irgendwelche gewünschte Leistung, nicht aber die Erfüllung einer bestimmten vertraglichen Verpflichtung betreffen. Der Haftungsgrund liegt primär nicht in einem Verschulden des Verrichtungsgehilfen, sondern in einem aus der Anstellung, Überwachung oder Leistung des betreffenden, herrührenden, vermuteten Verschulden des Geschäftsherrn. Der Geschäftsherr kann deshalb gegenüber dieser Vermutung den sog. Entlastungsbeweis führen, d. h. nachweisen, daß er bei der Auswahl der bestellten Person, bei der Bereitstellung der Vorrichtungen und Gerätschaften, wie bei der Leitung die im Verkehr erforderliche Sorgfalt beobachtet hat. Die Erfüllung eines Vertrages erwartet die Leistung vom Vertragspartner persönlich. Ist er dazu nicht in der Lage, so kann er sich eines Erfüllungsgehilfen bedienen, von dem die Vertragsverpflichtung aber genau die gleiche Leistungserfüllung bis in alle Konsequenzen verlangt. Eine Entlastung von dieser Verpflichtung gibt es nicht. Ein immaterieller Schaden — ein Schmerzensgeld — ist eigentlich auch nur im Rahmen verletzter persönlicher Rechte — also dem des unerlaubten Handelns (§ 823) — vorstellbar, nicht aber für nicht oder ungenügend erfüllte Verträge. So gibt es in der Tat im BGB einen immateriellen Schaden nur unter dem § 823, der unerlaubten Handlung und logischerweise damit auch für den Verrichtungsgehilfen nach § 831, nicht aber für den Erfüllungsgehilfen nach § 278.

Eine graphische Darstellung soll das Verständnis des Gesagten erleichtern:

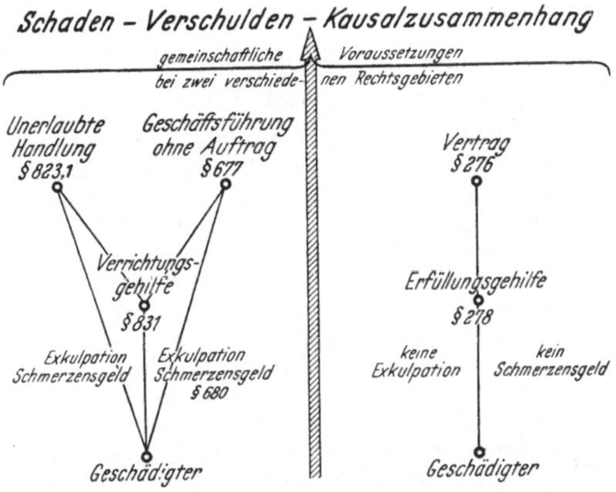

Für beides zusammen ein Beispiel des täglichen Lebens:

Wenn Sie bei Ihrem Malermeister das Streichen und Malen Ihrer Wohnung bestellen, so schließen Sie mit ihm automatisch einen Vertrag. Sie erwarten von ihm eine vollendete Arbeit, gleichgültig, ob sie der Meister selbst oder sein Gehilfe ausführt.

Auch Sie werden bei mangelhafter Arbeit die Entschuldigung nicht gelten lassen: „Ich konnte nur meinen Gehilfen

Abb. 1.

schicken und bin deshalb von meiner Leistungspflicht frei.“ Schließlich müssen Sie ja auch dem Meister die Rechnung zahlen und nicht dem Gehilfen. In solchem Rahmen bleibt kein Raum weder für eine Exkulpation noch für „immateriellen Schaden" (Schmerzensgeld).

Der Lehrjunge des Malermeisters fährt nun die Malerutensilien aus, unter anderen Kunden auch zu Ihnen. Auf dem Wege verursacht er einen Zusammenstoß mit einem Passanten, den er verletzt.

Er tat dies als Verrichtungsgehilfe des Meisters und seine Verrichtung hat mit Ihrem, mit dem Malermeister geschlossenen Vertrag nichts zu tun. Gegenüber dem verletzten Passanten kann sich der Meister für seinen Lehrling exkulpieren und wird damit von einer Ersatzpflicht frei. Sollte er dies aber nicht können, so haftet er im Kriterium eines eigenen moralischen Verschuldens, womit auch ein Ersatz für immateriellen Schaden fällig wird.

Wenn von dem relativ kleinen Anteil von Arzthaftpflichtansprüchen aus unerlaubter Handlung gesprochen wurde, so steht in Parallele dazu der Anteil in Haftung für den Verrichtungsgehilfen:

Ein Arzt kommt zufällig zu einem Autounglück mit zwei Schwerverletzten. Der eine scheint in extremis, weshalb die Sorge des Arztes zunächst und auf längere Zeit ihm gilt. Er sieht aber, daß bei dem anderen Verletzten eine starke, offenbar arterielle Armblutung besteht. Die Reihe der Herumstehenden wird befragt, ob sich etwa eine im Sanitätsdienst erfahrene Person darunter befinde. Es meldet sich auch ein Mann, der im Felde Krankenträger war. Der Arzt fragt, ob er eine Abbindung vornehmen könne, was bejaht wird, worauf der Arzt dem Mann die Anweisung gibt, fest abzubinden. Der Mann zieht einen Strick aus der Tasche und schnürt den Arm so ab, daß eine irreparable Lähmung daraus resultiert.

Der Mann hat als Verrichtungsgehilfe des Arztes gehandelt, eine Verantwortung trifft den Arzt nicht, da er nach bestmöglicher Sorgfalt seinen Gehilfen bestellt hat.

Eine interessante Sachlage ist folgende:

Bei der Vornahme eines kriminellen Abortes holt sich der Arzt den Ehemann zu Hilfe und läßt ihn die Narkose (Basisnarkose!) überwachen. Die Frau kommt durch Herz- und Kreislaufkollaps ad exitum. Da die Unterbrechung kriminell war, konnte wegen Sittenwidrigkeit ein Vertrag überhaupt nicht zustande kommen, trotzdem technisch die Unterbrechung in bestellter ärztlicher Leistung rite durchgeführt wurde. Der Ehemann war Verrichtungsgehilfe des Arztes, der naturgemäß einen Entlastungsbeweis nicht führen kann.

Im Krankenhaus kommen zunächst und vor allem die Fragen der Haftung aus Vertrag zum Zuge.

Ein 73jähriger Patient eines Kreiskrankenhauses wird von dem Chefarzt an Prostata-Carzinom operiert. Bei dem besonders schwierigen Eingriff kam es auch zu einem großen Blutverlust, der eine sofortige Bluttransfusion erforderte. Neben dieser Bluttransfusion war auch die übliche, möglichst intensive Erwärmung des Patienten unmittelbar nach der Operation zur Unterstützung des ganzen Wärmehaushaltes des Körpers notwendig. Der Chefarzt, der selbst steril für die weiter angesetzte, sofort anschließende Operation im Operationssaal verbleiben mußte, übergibt deshalb die Ausführung aller weiter notwendigen Maßnahmen seinem Assistenzarzt. Dieser hat in selbständiger Durchführung die Bluttransfusion vorzunehmen, muß aber dabei in den zahlreichen Vorbereitungs- und Ausführungsmanipulationen Pflegepersonal in Anspruch nehmen. Die weiteren Anordnungen des Lagerns, des Bettens und der Erwärmung nach der Operation sind sowieso Obliegenheiten des Pflegepersonals und wurden auch hier offenbar vom Pflegepersonal durchgeführt. Gleichzeitig mit den Vorbereitungen für die Bluttransfusion und deren Durchführung wurde dem Patienten ein Lichtkasten über die Beine zur raschmöglichsten Erwärmung gestellt. Der Patient war aus seiner Narkose noch nicht erwacht. Es kam dabei zu Verbrennungen an beiden Beinen. Diese Verbrennungen machten eine längere Krankenhausbehandlung notwendig, für deren Kosten nunmehr Haftpflichtanspruch gestellt wird.

Grundsätzlich wäre zunächst zu klären, in welchen Rechtsbeziehungen Patient, Krankenhaus und Chefarzt zueinander stehen, und in wessen Rechtskreis der Schaden fällt. Wurde der Patient als Privatpatient des Chefarztes oder im Zuge der Sozialversicherungsbehandlung mit Pauschalabkommen für Krankenhaus-Unterkunft, Pflege und ärztlichen Verrichtungen behandelt? Ist das Krankenhaus für das bei ihm angestellte Hilfs- und Pflegepersonal, evtl. den von ihm angestellten Assistenz- oder gar Chefarzt, haftbar oder der Chefarzt in persönlicher Verantwortung für die unter seine Regie fallenden Hilfsdienste?

In unserem Beispiel ist in üblichem Vorgang der Patient zum Chefarzt zur Untersuchung und Beratung gekommen und hat mit ihm die Operation vereinbart. Er wurde als Privatpatient des Chefarztes zweiter Klasse in das Krankenhaus aufgenommen. Es wird im weiteren unterstellt, daß der Chefarzt in seinem Vertrag mit dem Krankenhaus die Berechtigung hat, unter Benützung der Krankenhauseinrichtung und unter eigener direkter Liquidation Privatpraxis auszuüben und zu operieren. Gleichgültig ist es dabei, ob der Chefarzt für die vom Krankenhaus gestellten Hilfspersonen und Einrichtungen dem Krankenhaus einen Pauschal-, einen Einzelsatz oder überhaupt einen direkten Barentgelt leistet. Entscheidend ist nur die Abgrenzung der ärztlichen Verpflichtungen gegenüber denen des Krankenhauses.

Für eine Krankenhausbehandlung wird vom Patienten neben dem ärztlichen Vertrag gleichzeitig ein solcher mit dem Krankenhaus geschlossen, der allerdings nur die Gewährung von Unterbringung, Ernährung und allgemeiner Krankenpflege umfaßt, weshalb dem Arztvertrag die Anmeldungs- und die Aufnahmezeremonien im Krankenhaus nicht entgegenstehen. Dem steht auch nicht entgegen, daß evtl. die Krankenhausverwaltung für allgemeine Hilfeleistungen, Lieferung der Medikamente, Benützung des Operationssaales, Verabreichung physikalischer Leistungen (medizinische Bäder, Diathermie usw.), Verbandmaterial u. a. m., direkt an den Patienten die Rechnung stellt — soweit es sich eben um selbständige Leistungen der Krankenhausverwaltung im allgemeinen Pflegedienst handelt.

Nach der herrschenden Auffassung ist der Arztvertrag ein Dienstvertrag, wodurch der Arzt gemäß § 613 BGB:

„. . . die Dienste im Zweifel in Person zu leisten hat. Der Anspruch auf die Dienste ist im Zweifel nicht übertragbar."

Ist diese Dienstleistung für die Einzelperson des praktischen oder durchschnittlichen Facharztes klar und selbstverständlich, so kommen doch auch für seine Tätigkeit anderweitige Hilfeleistungen auf dem ärztlichen Gebiet in Frage. Im Krankenhausbetrieb ist erst recht es nicht möglich, alle Dienste „in Person" zu leisten. Es muß die Hilfe von technischen Assistentinnen, Laboratorien, Pflegepersonal und Assistenten in Anspruch genommen werden. Überläßt in letzterem, also rein ärztlicher Dienstleistung, der Arzt eine Maßnahme einem Assistenten, so kann der Patient die Leistung als Nichterfüllung des Vertrages ablehnen. Mit ausdrücklicher oder stillschweigender Hinnahme dieser Leistung ist aber das Einverständnis des Patienten damit zu unterstellen und ein Anspruch aus Vertragsverletzung — „weil nicht in Person geleistet" — wird gegenstandslos.

Im Rahmen der Haftung aus Vertrag wird das entscheidende Problem in der Abgrenzung der Rechtssphären für den Individualfall, also in der Analyse bestehen, ob die schädigende Leistung in den Rahmen der allgemeinen Krankenhauspflege oder in den einer mehr oder weniger spezifisch ärztlichen Verrichtung gehört, was im weiteren mit „ärztlich gezielter Leistung" bezeichnet ist.

Für das nichtärztliche Personal, das vom Krankenhaus als ausgebildetes Pflegepersonal angestellt ist, bleibt es individuell zu behandelnde Frage, in welcher Funktion und damit unter wessen Verantwortung es im Einzelfall handelt. Dabei können sich die Kompetenzen von Chefarzt und Krankenhausverwaltung überschneiden. Das Kriterium hängt letzten Endes davon ab, ob Schwester oder Pfleger zur Erfüllung direkter chefärztlicher Verbindlichkeiten, also in gezielter ärztlicher Leistung, gedient, oder eben nur im allgemeinen Krankenhauspflegedienst eine grundsätzlich-generelle Anordnung des Chefarztes, die sich im Rahmen dieses Pflegedienstes bewegt, ausgeführt hat. Zur Krankenpflege gehören alle die Verrichtungen, die in der Ausbildung zur Krankenpflege gelehrt werden (Krankenpflegelehrbücher und Ausbildungskurse) und unter eigener Verantwortung des Personals ohne gezielten ärztlichen Effekt ausgeführt werden. Dazu gehören Temperatur- und Pulsmessungen, die allgemeinen Vorbereitungen einer Operation (gewärmtes Bett, Lagerung, Überwachung bis zum Aufwachen aus der Narkose), das Anlegen von einfachen Verbänden, die Verabreichung verordneter Arzeneien, auch Injektionen der üblichen und gängigen Medikamente, sei es subkutan, sei es intramuskulär (vgl. Krankenpflegeordnung) und vor allem die auf den ganzen Krankenstationen betriebene physikalische Therapie. Es kann nicht bestritten werden, daß letzten Endes und in philosophischem Kausalzusammenhang (also etwa im Sinne der strafrechtlichen Bedingungslehre im Gegensatz zur Adaequanz des Zivilrechts) alle diese Nebenverrichtungen doch ebenfalls zur Erfüllung der Verbindlichkeiten des Chefarztes dienen, der nämlich, den Patienten gesund zu machen. Dazu gehört aber gerade so gut die entsprechende Unterbringung, auch in entsprechend psychischem Milieu, die Verpflegung und Wartung — Dinge, für die ganz gewiß niemand den Chefarzt verantwortlich machen wird. Man sieht aber jedenfalls, daß die „Erfüllung der Verbindlichkeit" des Chefarztes nicht ins Uferlose gehen kann.

Ich muß hier allerdings darauf hinweisen, daß in der Rechtsprechung auch durch höhere Gerichte darin noch große Meinungsverschiedenheiten — auch mit sich widersprechenden Urteilen — bestehen. Es ist aber überwiegende Rechtsmeinung, daß für das Krankenpersonal im grundsätzlichen die Krankenhausverwaltung auch bei technisch-ärztlichen Hilfeleistungen allgemeiner Art verantwortlich ist, wogegen allenfalls der Chefarzt in evtl. besonderer Ausbildung und Überwachung dieser Hilfeleistungen mit haftbar gemacht werden kann. Geht allerdings eine derartige Hilfeleistung über den Rahmen des allgemein Üblichen und Geübten hinaus, und zwar wieder in gezielter ärztlicher Zweckbestimmung, so wird der Anteil der chefärztlichen Verantwortung überwiegend, wenn nicht gar ausschließlich.

§ 823 BGB — unerlaubte Handlung — käme in dem Verbrennungsfall nur dann zum Zuge, wenn der Arzt selbst schuldhaft gehandelt und etwa die Pflicht gehabt hätte, die zur Diskussion stehende Erwärmung selbst vorzunehmen oder persönlich zu überwachen. Es würde die Leistungsfähigkeit eines Arztes bei weitem übersteigen, wäre ihm schon rein zeitlich unmöglich und würde ihn auch hauptsächlich von seinen eigentlichen Aufgaben abziehen, wenn er auch noch ärztliche Hilfs- und Nebenleistungen selbst durchführen oder auch nur regelmäßig persönlich überwachen müßte. Die Rechtsprechung darüber ist einmütig. Selbstverständlich kann das Krankenhaus erst recht nicht aus diesem Paragraphen in Anspruch genommen werden (Exkulpation). Allenfalls könnte damit ein Anspruch direkt an die Person gerichtet werden, die den Schaden verursacht hat mit der Voraussetzung, daß der Nachweis einer fahrlässigen Handlung derselben zu führen ist.

Da nach unserer Unterstellung die Operation mit ärztlicher Vor- und Nachbehandlung von dem Chefarzt nicht in einer evtl. Eigenschaft als Angestellter des Krankenhauses, als Organ, Vertreter oder Verrichtungsgehilfe desselben durchgeführt wurde, scheidet eine Haftpflicht des Krankenhauses für diesen von vornherein aus.

Hinsichtlich der Krankenhaushaftung für das Pflegepersonal als Verrichtungsgehilfe nach § 831 BGB ergibt sich folgendes: Das Krankenhaus stellt dem Chefarzt für die Ausübung seiner Privatpraxis seine

Einrichtungen einschließlich Personal zur Verfügung. In dem Moment, wo dieser solche Dienste als ärztliche Hilfeleistung in Anspruch nimmt, entsteht automatisch ein direktes und ausschließliches Rechtsverhältnis zwischen Chefarzt und Hilfspersonal — „Wechsel des Geschäftsherrn". Er bestellt die jeweiligen Personen zu einer Verrichtung im Sinne des § 831 BGB — Verrichtungsgehilfe —, wie sie ebenso und gleichzeitig Erfüllungsgehilfen im Sinne des § 276 BGB sind. Damit scheidet eine Haftung des Krankenhauses unter dem Gesichtswinkel des § 831 BGB — Verrichtungsgehilfe und „Geschäftsherr" — aus.

Der etwaige Einwand, der Chefarzt könne für das Personal nicht haften, weil er auf seine Bestellung keinen Einfluß habe, wird schon damit gegenstandslos, daß ein Chefarzt unzweifelhaft die Möglichkeit hat, ihm für die Ausführung angeordneter Verrichtungen ungeeignet erscheinende Personen von dieser Tätigkeit auszuschließen. Es gehört gerade zu den Funktionen eines Chefarztes, daß er das Pflegepersonal überwacht und für die Nichtverwendung ungeeigneter Kräfte im ärztlichen Hilfsdienst Sorge trägt. Bleibt so einerseits in einem Anspruch aus diesem Paragraphen der Chefarzt als „Geschäftsherr" verantwortlich, so kann er sich daraus mit dem Nachweis befreien, daß er in Auswahl, Leitung und Überwachung die im Verkehr erforderliche Sorgfalt beobachtet hat.

Wenn also, was wohl anzunehmen ist, der Chefarzt im vorliegenden Falle den „Entlastungsbeweis" führen kann, dann bleibt er nach § 831 — Verrichtungsgehilfe — so wenig ersatzpflichtig, wie es das Krankenhaus von vornherein ist.

Da in unserem Beispiel ein Vertrag über ärztliche Behandlung (Operation) zwischen Patient und Krankenhaus nicht vorliegt, entfällt für dieses zunächst die Haftung aus § 276 BGB — Vertrag —. Die Frage bleibt nur, ob die zur Diskussion stehende Erwärmung des Frischoperierten mit dem Lichtkasten eine Leistung innerhalb der allgemeinen Krankenpflege oder eine solche im Rahmen spezifisch-ärztlicher Hilfeleistung zur Erfüllung der Verbindlichkeiten des Chefarztes darstellt.

Zu einer Stellungnahme bedürfte es erst noch der Klärung einiger Fragen:

1. Wer hat den Auftrag zu der Erwärmung gegeben? War dieser Auftrag aus besonderem Grund oder nur in der Erinnerung an die üblichen Krankenpflegeverrichtungen bei Frischoperierten gegeben?

2. Wurden üblicherweise, mit oder ohne besondere ärztliche Indikation, die Betten Frischoperierter angewärmt und diese Erwärmung auch fortgesetzt, wenn der Frischoperierte ins Bett gebracht und noch nicht aus der Narkose erwacht war, oder hat es sich im vorliegenden Fall um eine Ausnahme gehandelt? In welcher Form und mit welchen Geräten werden normalerweise diese Erwärmungen vorgenommen?

3. Insbesondere, war die Erwärmung mit dem Lichtbügel das Übliche und Regelmäßige, oder wurde dieser aus besonderer Verordnung oder aus sonstigen besonderen Gründen genommen? Wer hat evtl. die besondere Verordnung erlassen und aus welchem Grunde?

Würden die Nachforschungen ergeben, daß die Erwärmung im vorliegenden Fall und in der Form des Lichtbügels im Zuge des gewohnheitsmäßigen Krankenpflegedienstes in üblicher und Regelleistung ohne besondere ärztliche Anordnung erfolgte, und daß die Art seiner technischen Anwendung in der allgemeinen Pflege des Krankenhauses gelehrt, geübt, üblich und kontrolliert war, dann ginge der eingetretene Schaden klar über den Weg des Personals zu Lasten des Krankenhauses, das in der Form der allgemeinen Krankenpflege seinen Vertrag mit dem Patienten und für sein Personal einzustehen hat (§ 278 BGB — Erfüllungsgehilfe —).

Als Erfüllung ärztlicher Verbindlichkeiten wären aber alle übrigen Möglichkeiten aufzufassen und würden damit unter § 278 BGB — Erfüllungsgehilfe — zur Verantwortung des Chefarztes fallen, ob nun auf seine oder des Assistenzarztes Anordnung die Verwendung des Lichtbügels geschah oder die rasche Erwärmung nur in vorliegendem Individualfall überhaupt notwendig war — soweit eben die Situation unter dem Gesichtspunkt direkter ärztlicher Hilfeleistung in gezielter Richtung fällt. —

Eine Möglichkeit wäre noch zu erwähnen, daß Assistenzarzt oder Hilfspersonal den Lichtbügel ohne Wissen, womöglich gegen den Willen des Chefarztes, zur Anwendung brachten. In diesem Fall könnte ein direkter Anspruch des Patienten an Assistenzarzt oder Pflegepersonal nach § 823, 1 BGB — schuldhafte Handlung — gerichtet werden. Trotzdem würde aber in erster Linie der Chefarzt, evtl. nach gezeigten Kriterien auch das Krankenhaus je nach § 278 BGB — über den Erfüllungsgehilfen — zu haften haben. Daß von vornherein der Assistenzarzt in seiner ärztlichen Tätigkeit für den Chefarzt als dessen Vertreter zu betrachten ist und deshalb unter die Haftung des Chefarztes nach § 278 BGB — Erfüllungsgehilfe — fällt, bedarf keiner weiteren Begründung.

Der Vollständigkeit halber sei noch darauf hingewiesen, daß, wenn ein Verschulden des vom Krankenhaus angestellten Personals vorliegen sollte, der Chefarzt zumindest der Theorie nach die Möglichkeit eines Regresses an das Krankenhaus hätte. Wie oben gezeigt, bestehen zwischen Krankenhaus und Chefarzt vertragliche Verhältnisse, die ja eben in der Zurverfügungstellung des Personals ihren Ausdruck finden. Dementsprechend haftet dem Chefarzt gegenüber auch das Krankenhaus über Vertrag und Erfüllungsgehilfe nach § 278 BGB, ohne daß es sich durch den Entlastungsbeweis daraus befreien könnte.

Nach einer größeren Operation in einem Kreiskrankenhaus, die ohne Komplikationen verlaufen war, soll der Patient in sein Zimmer zurückverbracht werden. Die grundsätzliche Organisation im Operationssaal sieht vor, daß nach der Operation der Patient auf seiner Fahrbahre in einen Vorraum geschoben, dort vom Stationspersonal abgeholt und in sein Bett verbracht wird. Operateur und Operationspersonal verbleiben steril im Operationssaal zur anschließenden nächsten Operation. Der Patient klagt nach dem im Bett erfolgten Erwachen aus der Narkose über Nervenstörungen in seinem rechten Arm und am nächsten Tag wird objektiv eine Plexusparese festgestellt.

Zunächst dreht sich die Frage um die Ätiologie dieser Lähmung. Handelt es sich um eine typische Narkoselähmung, die im Operationssaal zustande kam, um eine solche evtl. beim Transport oder um eine solche aus ganz anderer Ätiologie?

Für die Narkoselähmung selbst wäre nach Gesagtem der Operateur haftpflichtig, denn er bleibt für das unmittelbare Drum und Dran der Operation gemäß seinen vertraglichen Verpflichtungen verantwortlich. Schon schwieriger wird das Problem, wenn durch unsachgemäßen Transport es zu der Lähmung kam. Zum Teil geht die Rechtsprechung dahin, daß der Operateur im Rahmen seines Behandlungsvertrages vom Beginn der Narkose bis zum völligen Erwachen aus derselben, verantwortlich ist, natürlich ganz abgesehen davon, was sonst im Zuge der Nachbehandlung für den Erfolg der Operation („gezielte ärztliche Hilfeleistung") geschieht. Andererseits muß sich der Operateur zwangsläufig auf sein entsprechend geschultes Personal verlassen.

In einem Strafrechtsverfahren hat Prof. SCHMIDEN dem Gericht ein ausführliches, in allen Einzelheiten begründetes Gutachten geliefert.

Ein Kind war in der Narkose erstickt, weil es davor von der Stationsschwester nicht nüchtern gehalten worden war. Prof. SCHMIDEN stellte sich ganz eindeutig auf den Standpunkt, daß das Personal besonders dafür geschult sei, alle Vorbereitungen für die Narkose zu treffen, die ganze Pflege bis zum Erwachen aus derselben, einschließlich etwa dabei notwendiger besonderer Handreichungen, durchzuführen. Damit müsse es auch die volle Verantwortung für den ordnungsgemäßen Verlauf auf sich nehmen. Der beklagte Arzt wurde auf dieses Gutachten hin freigesprochen.

Für unsere Narkoselähmung käme zur Diskussion, ob nach den gegebenen individuellen Umständen nicht in der Tat die Verantwortung des Operateurs an der Operationssaaltüre aufgehört hat und auf das Stationspersonal, das den Transport und die Lagerung im Bett zu besorgen hat, überging. Zwanglos läßt sich dabei vorstellen, daß für etwa weitere Komplikationen im Bett, die unter den Gesichtspunkt zielgerichteter ärztlicher Behandlung fallen, wiederum die Verantwortung des Operateurs zum Zuge kommt. Wie gesagt, in der Rechtsprechung finden sich beide Meinungen vertreten, zu einer einheitlichen Auffassung ist es bisher nicht gekommen.

Es stellte sich nachträglich heraus, daß infolge irgendwelcher Lücke der Krankenhaus-Stations-Organisation der Patient wohl ordnungsgemäß auf seine Fahrbahre gelagert war, aus dem Operationszimmer in den Vorraum geschoben wurde, dann aber 1½ Std. in dem zugigen Vorraum ohne Überwachung lag, ehe er endgültig zurück in sein Zimmer verbracht wurde. In der näheren Erforschung des Sachverhaltes konnte eine echte Narkoselähmung abgelehnt werden, die Frage einer mechanischen Lähmung infolge Lageveränderung auf der Fahrbahre oder eine akute entzündliche Neuritis anderer Ätiologie — evtl. Erkältungsneuritis — blieb offen.

Ich vertrat unbedingt die Meinung, daß dieser Schaden einzig und allein in die Kompetenz des Krankenhaus- und Pflegepersonals fällt, also das Krankenhaus für sein Personal und nicht der Operateur dafür einzustehen hat. Trotzdem muß man sich bewußt bleiben, daß die juri-

stische Auslegung vertraglicher Verpflichtungen außerordentlich weitgehend ist und in diesem Sinne kurzerhand für all das, was zu einer
Operation mit ihrem gesamten Ablauf gehört, der Arzt als Vertragspartner verantwortlich gemacht wird.

Besonders häufig sind unerwünschte Komplikationen durch die Behandlung mit Injektionen gegeben. Abgesehen von dem heute wieder
akuten Streit, ob man dem ausgebildeten Krankenpersonal die Verabreichung intravenöser Spritzen überlassen darf, dreht es sich im Rahmen
dieser Ausführung wieder um die Frage der Kompetenz: Hat es sich um
eine Spritze in gezielter ärztlicher Leistung gehandelt oder eine solche
im Zuge des normalen Kranken- und Pflegedienstes? Gibt die Nacht-
schwester bei einem Schmerzzustand, mit dem an und für sich gerechnet
war, eine Morphiumspritze, so geschah dies ohne spezielle therapeutische
Indikation. Eine andere Sachlage wäre dann gegeben, wenn der Arzt —
etwa zu einem postoperativen Kollaps — geholt, der Schwester die Anordnung gibt, eine therapeutisch „gezielte" Injektion zu machen. Hier
gehört die Spritze zur Erfüllung der speziellen vertraglichen Verpflichtungen des Operateurs, dort zum allgemeinen Pflegedienst im Rahmen
des Krankenhausvertrages.

Meine Herren! Ich bin mir bewußt, daß es kaum möglich ist, in einem
einmaligen Vortrag diese für den juristischen Laien eigenartigen und in
der Tat recht komplizierten Gedankengänge so klar und einleuchtend
zu entwickeln, wie man dies möchte. Zu einem gewissen Begreifen kommt
man auch erst im langjährigen Umgang mit dieser Materie. Trotzdem
bleiben genügend Zweifel und gegensätzliche Auffassungen, in denen
wir uns nur damit trösten können, daß auch die Rechtsprechung selbst
sich darin keineswegs einig ist. Eines nur bleibt übrig, nämlich sich in
seiner ärztlichen Haftpflicht vor Augen zu halten, daß die vertragliche
Haftung in juristischer Beleuchtung weit über die ärztlichen Vorstel-
lungen von moralischer Verantwortlichkeit und gegebenen technischen
Möglichkeiten hinausgeht.

BÖHLER, Wien: Wir haben von MUELLER gehört, daß sich die Prozesse wegen
Kunstfehlern in der letzten Zeit außerordentlich gehäuft haben. Das gleiche ha-
uns HELLNER vor zehn Wochen in Bonn bei der Tagung der Deutschen Gesellt
schaft für Unfallheilkunde berichtet. In Österreich sind sie glücklicherweise selten.
Viele kommen dadurch zustande, daß ein lieber Kollege das Wort „Kunstfehler"
einem Patienten gegenüber ausspricht. Es wird dann von diesem und seiner Umgebung aufgegriffen.

Von meinen Assistenten darf das Wort „Kunstfehler" nie ausgesprochen und
auch nie schriftlich niedergelegt werden. Ich lehre dies auch in meinen Vorlesungen.
Damit betreibt man die wichtigste Prophylaxe gegen Schadenersatzprozesse. Wir
haben jetzt 500000 Verletzte in 26 Jahren behandelt, und zwar 72000 stationär
und 428000 ambulant. Dabei kam es nur fünfmal zu Schadenersatzklagen. Alle
wurden abgewiesen. Dabei ist uns, so wie jedem, auch manches Unangenehme
passiert, wie ich Ihnen bei der Marknagelung gezeigt habe. Die letzte Anzeige
wurde wegen einer Hautnekrose von 1 cm Durchmesser in der Ellenbeuge nach
einer paravenösen Injektion erstattet, die in kurzer Zeit abgeheilt war, ohne einen
Schaden zu hinterlassen.

Ich habe bei meinem Vortrage: „Die Entwicklung der Unfallchirurgie für Betriebsunfälle in Österreich" auf der 15. Tagung der Deutschen Gesellschaft für
Unfallheilkunde am 26. 10. 1951 in Bonn unter anderem gesagt: „Man wird nicht

mehr einen einzelnen Arzt, der keine entsprechende Ausbildung und Ausrüstung hatte, für Mißerfolge verantwortlich machen oder gar wegen eines sog. Kunstfehlers gerichtlich belangen, sondern man wird nach jenen forschen, welche ihm die Behandlung übertrugen, obwohl ihm die entsprechende Ausbildung fehlte."

Solche, welche Ärzte ohne entsprechende Ausbildung anstellen, haben dagegen Einspruch erhoben. Ich habe ihnen gesagt, sie können ganz ruhig bleiben, denn nach einem uralten Rechtsgrundsatz hängt man die Kleinen und die Großen läßt man laufen. Wir wollen aber trotzdem die kleinen Erfüllungsgehilfen zu verteidigen versuchen.

Ich wurde einmal in einem Schadenersatzprozeß wegen eines schief geheilten Oberschenkelbruches zum Gutachter bestellt. Es war ein Fall, wie es deren Hunderte gibt. Ich habe gesagt, man müßte nachforschen, wo der angeklagte Arzt die von ihm angewandte Behandlungsart gelernt hat. Wenn er nachweisen kann, daß er es von seinem Lehrer der Chirurgie gelernt hat, dann müßte man diesen verklagen. Aber auch er trägt nicht die Schuld, sondern der Unterrichtsminister, der jemanden ernennt, der die Behandlung der Oberschenkelbrüche in solcher Art lehrt. Nachdem aber der betreffende Unterrichtsminister von der Behandlung der Oberschenkelbrüche nichts verstanden hat, müßte derjenige zur Verantwortung gezogen werden, der ihn ernannt hat. In diesem Falle war es der Kaiser Franz Josef I. Der Angeklagte wurde daraufhin freigesprochen.

G. Neubauer, Tobelbad b. Graz: **Erfahrungen über die Wiedereingliederung Körperbehinderter in England.**

Als ich gestern hier eintraf, kam ich mir irgendwie als Heimkehrer vor. Ich hatte das Glück, vier Jahre während des Krieges unter dem Vorsitzenden der heutigen Tagung, Herrn Prof. Zukschwerdt, arbeiten zu dürfen und während dieser Zeit auch durch zwei Jahre am Aufbau des berufsgenossenschaftlichen Heilverfahrens im Elsaß und am Aufbau des Unfallkrankenhauses Straßburg als dessen Oberarzt mitzuarbeiten. Ich möchte Ihnen daher ganz besonders danken, daß Sie mich eingeladen haben und mir Gelegenheit geben, heute vor Ihnen zu sprechen.

Während des zweiten Weltkrieges waren bald alle beteiligten Staaten gezwungen, Maßnahmen zu treffen, um aus dem ständig wachsenden Heer der Körperbehinderten, der Kriegs- und Unfallverletzten Arbeitskräfte für verschiedene Berufe, vor allem für die Kriegsindustrie zu finden. Die bei der Wiederertüchtigung und Beschäftigung von Invaliden gemachten Erfahrungen übertrafen alle Erwartungen. In England und den Vereinigten Staaten konnten 95% aller Körperbehinderten nach entsprechendem Training und Einschulung zum Arbeitseinsatz gebracht werden. Sie leisteten größtenteils vollwertige Arbeit. Oft überboten sie bei richtigem Einsatz die Arbeitsleistung von Gesunden. Dabei wurde, wie schon während und nach dem ersten Weltkrieg, das ganze Problem der Körperbehinderten neu aufgerollt, wobei die realistisch-volkswirtschaftliche Seite gegenüber der humanitären in den Vordergrund trat. In den Vereinigten Staaten ergaben Statistiken der Sanitätsbehörden und Arbeitsämter im Jahre 1949 22 Millionen Körperbehinderte. Herzkranke und Lungenkranke und intern-Kranke wurden den orthopädisch-chirurgischen Fällen und denen durch Schäden der Sinnesorganbehinderten und Geisteskranken hinzugerechnet. Vergleichszahlen aus früheren Jahren ergaben ein ständiges Ansteigen des Prozentsatzes der Behinderten, welche parallel ging mit dem Ansteigen des durchschnittlich erreichten Lebensalters. Während vor 2000 Jahren das erreichte Durchschnittsalter 25 Jahre betrug, betrug es um die Jahrhundertwende 49 Jahre und beträgt gegenwärtig 67 Jahre. Es klingt paradox, ist aber nicht wegzuleugnen, daß mit der Verbesserung unserer chirurgischen und medizinischen Behandlungsmethoden jedes Jahr mehr Menschen nach Verletzungen und Erkrankungen als Invalide oder chronisch Kranke am Leben bleiben bzw. bei dem längeren Leben mehr Gelegenheit haben, durch Unfälle und chronische Erkrankungen eine Minderung ihrer Erwerbsfähigkeit zu erleiden.

Ich muß diese Feststellung voraussetzen, da uns sowohl von seiten der Amerikaner wie der Engländer immer wieder betont wurde, daß es in beiden Staaten nicht möglich gewesen wäre, die umwälzenden modernen Gesetze und Einrichtungen der öffentlichen und privaten Hand zu schaffen, wenn man sich auf die Körperbehinderten im engeren Sinne, also auf orthopädisch Kranke und Sinnesbehinderte bei der Aufklärung der Öffentlichkeit allein beschränkt hätte. Erst die Einbeziehung der chronisch Kranken, der Rheumatiker, der Herz- und Lungenkranken in das Wiederertüchtigungsprogramm läßt die Öffentlichkeit den Umfang des Problems und seine wirtschaftliche Bedeutung erkennen. Nüchterne Kalkulationen ergeben, daß es billiger komme, einen Versehrten durch ein, zwei Jahre oder noch länger zu behandeln und umzuschulen und in Arbeit zu bringen, als auf seine Arbeitsleistung ganz zu verzichten und 30, 40 oder noch mehr Jahre lang eine Unterstützung zu zahlen. Die Amerikaner errechneten, daß mit jedem Dollar, der für die Wiederertüchtigung von Körperbehinderten ausgegeben wird, 47 Dollar der Allgemeinheit durch erhöhte Arbeits- und Steuerleistung und durch Einsparung an Renten zurückfließen. Mit der Wiederertüchtigung wird auch für den Versehrten das Bestmögliche erreicht. Er verliert die Abhängigkeit von seinem Gebrechen und findet in den eigenen und in den Augen der Gesellschaft seine Selbstsicherheit und Achtung wieder. Die Berufseingliederung der Invaliden ist heute ein internationales Problem. Daher haben sich auch die Vereinten Nationen in seltener Einmütigkeit in den Dienst dieser Aufgabe gestellt. Die Weltgesundheitsorganisation hat eine eigene Abteilung unter der Leitung von Rusk und Balme geschaffen, die sich ausschließlich mit den Fragen der Wiederertüchtigung und Berufseingliederung der Körperbehinderten beschäftigt und ihre Mitgliedstaaten beim Aufbau eines eigenen Arbeitsprogramms unterstützt. Neben der Entsendung von erfahrenen Experten auf Vortragsreisen, Aufklärung der Öffentlichkeit durch Presse und Rundfunk, Bereitstellung von Büchern und Lehrmaterial wurden in den letzten Jahren Studienreisen und Kurse für Ärzte, Heilgymnastiker, Arbeitstherapeuten, Sozialbetreuer, Lehrer, Prothesenbauer und Berufsberater durchgeführt.

Im März und April vergangenen Jahres hatte ich mit sieben weiteren Teilnehmern aus den genannten Fachgebieten aus Österreich Gelegenheit, an einem achtwöchigen Kurs in England teilzunehmen. In diesem Kurs, dessen 50 Teilnehmer aus sieben europäischen Staaten stammten, wurde uns theoretisch und praktisch die Gesetzgebung, die Organisation und die Durchführung des Wiederertüchtigungsprogrammes (Rehabilitation) und der Berufseingliederung (Resettlement) vorgeführt. Auch in England befaßten sich schon seit Jahrzehnten charitative Vereine und Stiftungen mit dem Unterhalt von Krankenanstalten, Umschulungswerkstätten, Heimschulen und besonderen Werkstätten für Invalide, Kinder und Erwachsene. Viele arbeiteten nach modernen Gesichtspunkten und hatten zum Ziel den selbständig arbeitenden und seinen Unterhalt selbst verdienenden Invaliden. Viele begnügten sich mit Befürsorgung und Geben von Almosen. Die meisten beschränkten ihre Tätigkeit auf bestimmte Gruppen von Kranken. Auch die Gesetzgebung beschränkte sich ursprünglich auf Kriegsbeschädigte und bei der Arbeit Verunglückte und allgemeine öffentliche Fürsorge. Interessant ist, daß sich die Unfallversicherung in England auch heute noch ausschließlich auf Berentung beschränkt. Gestützt auf die im Krieg gemachten Erfahrungen im Arbeitseinsatz von Invaliden erließ das Britische Parlament im Jahre 1944 den „Disabled Persons (Employment)-Akt", das Gesetz über die Beschäftigung invalider Personen. Die Begünstigungen dieses Gesetzes kommen jenen Invaliden zu, die infolge Verletzung, Krankheit oder angeborener Mißbildung weitgehend behindert sind in der Erlangung oder Ausübung einer Anstellung oder in der Übernahme einer Arbeit auf eigene Rechnung, die unabhängig von den erwähnten Behinderungen ihrem Alter, ihrer Erfahrung und ihren Fähigkeiten entsprechen würde. Es wird weniger die Versehrtheit an sich als die Behinderung in der Berufsausübung betont. Dieses Gesetz verpflichtet den Staat, jedem Körperbehinderten zu helfen, ohne Rücksicht darauf, ob die Behinderung angeboren, durch Krankheit oder Unfall erworben, oder auf Kriegsereignisse zurückzuführen ist. Die Rechte der Arbeits- und Kriegsinvaliden auf besondere Renten werden dadurch nicht berührt. Um der Regierung und den ausführenden Behörden die nötigen Unterlagen für die zu ergreifenden Maßnahmen zu geben, ist im Gesetz eine freiwillige Registrierung aller Invaliden vorgesehen, die sich um die Begünstigung dieses Gesetzes bewerben wollen. Bis 1950 ließen sich über eine Million Körperbehinderte registrieren, was mehr als 2% der gesamten Bevölkerung entspricht. Mehr als die Hälfte der Registrierten sind Kriegsinvaliden, Soldaten und Zivilisten. Von den Registrierten sind 37% orthopädische Fälle, einschließlich der Gelähmten, 8% Amputierte, 35% herz-, rheuma- und intern-chronisch Kranke, 5% Geistes- und Nervenkranke und 1% Blinde. Das Gesetz verpflichtet jedes Unternehmen, das mehr als 20 Personen beschäftigt, 3% Invalide einzustellen. Es schuf das Amt des Disablement Resettlement Officers, welcher sich mit allem, was der Wiedereingliederung des Beschädigten in den Arbeitsprozeß dient, als Beamter des Arbeitsministeriums zu beschäftigen hat. Das Gesetz empfiehlt und fördert die Schaffung einer Disablement Persons Employment Corporation, einer privaten, vom Staat unterstützten Organisation, deren Aufgabe es ist, Schwerzubeschäftigenden Gelegenheit zur Arbeit in Sonderwerkstätten oder Heimarbeit zu verschaffen. Wo nach fachärztlichem Urteil durch operative oder konservative Maßnahmen eine Besserung oder Beseitigung der Gebrechen möglich ist, wird diese empfohlen und seit dem Inkrafttreten des National Health Service im Jahre 1948 jedem kostenlos, ohne Rücksicht auf die Dauer der Behandlung, gewährt. Das Ziel der Behandlung ist, sofern keine volle Wiederherstellung möglich ist, der von seiner Umwelt unabhängige Invalide, der einen seinen geistigen und körperlichen Fähigkeiten entsprechenden Arbeitsplatz ausfüllt und über ein ausreichendes Einkommen aus eigener Arbeit verfügt. Diese Arbeit der Wiederertüchtigung kann der Arzt allein nicht leisten, da in jedem Falle neben den medizinischen eine Reihe von sozialen, wirtschaftlichen, oft auch technischen Aufgaben zu lösen sind. Es stehen ihm daher in allen größeren Krankenanstalten ein Stab von besonders geschulten Mitarbeitern zur Seite. Die vorbildliche Zusammenarbeit im Team zwischen Arzt, Heilgymnasten, Arbeitstherapeuten und medizinischen Technikern, Sozial- und Berufsfürsorgern mit dem Patienten erscheint mir eine der wichtigsten Grundlagen der beachtlichen Erfolge zu sein, auf welche das Rehabilitations-Programm in England schon jetzt zurückblicken kann. Alle Mitarbeiter haben nach abgeschlossener Mittelschulbildung mindestens drei Jahre Spezialschulen besucht und wurden für ihre Fachgebiete vorzüglich geschult. Neben der Vermittlung des Fachwissens werden alle medizinischen Hilfskräfte in der Psychologie des Körperbehinderten besonders unterrichtet. Während in England die Baulichkeiten, in denen Rehabilitation-Centres untergebracht sind, sehr bescheiden sind — häufig sind es nur Baracken und einfache Blockhäuser —, ist man äußerst großzügig in der Bereitstellung eines ausreichenden, gut bezahlten Personals und einer modernsten Ausstattung. Wir konnten feststellen, daß praktisch das gesamte Stammpersonal im Wiederertüchtigungs-Programm aus dem Sanitätsdienst der Royal-Air-Force stammt. Brigadier Wandt Tetly, der während des Krieges im Kriegsministerium das Referat „Rehabilitation" führte, zog 1946 mit seinem gesamten Stab in das Gesundheitsministerium ein und führte alle für den Zivildienst geeigneten Sanitätseinrichtungen seines Ressorts in den öffentlichen Gesundheitsdienst über. So verfügte England mit einem Schlag über eine über das ganze Land verteilte, erprobte Organisation, in der durchweg bewährte und erfahrene Fachkräfte tätig waren. Auch sämtliche Ärzte, die sich jetzt mit der Rehabilitation beschäftigen, waren im Kriege Sanitätsoffiziere. So ergab es sich zwangsläufig, daß in den jetzt zivilen Rehabilitationzentren die Tradition der Lazarette, vor allem aber ein gesunder Kameradschaftsgeist weitergepflegt wird.

Turn- und Heilgymnastik unterscheiden sich nicht wesentlich von den bei uns angewandten Methoden. Die Behandlung wird, wo immer es möglich ist, in Gruppen durchgeführt.

Die Tätigkeit des *Beschäftigungs-* und *Arbeitstherapeuten* nimmt in den letzten Jahren einen immer größer werdenden Raum im Rehabilitationprogramm ein. Die *Arbeit* ist als entscheidender Heilfaktor in den Behandlungsplan eingebaut. Sie soll dem Kranken und Verletzten zeigen, daß er trotz Bettlägerigkeit und Behinderung durch Verbände Nützliches schaffen kann und ihn von Sorgen und Grübeln ablenken. Sie soll seine Arbeitslust wachhalten oder wiedererwecken und soll, wenn die Schwere der Verletzung eine Arbeitsaufnahme im alten Beruf nicht mehr erwarten läßt, beim Suchen und Finden einer neuen und geeigneten Beschäftigung mithelfen. Es gibt heute kein größeres Krankenhaus mehr, gleichgültig welchem Fachgebiet es dient, in dem keine Arbeitstherapie-Werkstätte eingerichtet wäre. Bettlägerige werden mit Leder-, Web-, Korb- oder leichteren Bastelarbeiten beschäftigt, Auf-Patienten werden mit Holz-, Metall-, Töpfer- und Tapeziererarbeiten beschäftigt. Verstellbare Hebel und Griffe an verschiedenen Maschinen ermöglichen den Bewegungsablauf der Arbeit in therapeutisch gewünschte Formen zu lenken. Die Patienten stellen zum Teil Gebrauchsgegenstände für sich und ihre Familien her, wofür sie das Material kostenlos beigestellt erhalten, zum Teil wird produktive Arbeit geleistet, auch als Lohnarbeit für Fabriken gemacht oder Gegenstände für den Spitalsgebrauch hergestellt. Der Patient bekommt dafür eine angemessene Entlohnung. Auch ambulante Patienten arbeiten in diesen Werkstätten. Als Hilfsarbeitstherapeuten werden häufig ehemalige Patienten mit Erfolg beschäftigt. Wir sahen im Kings-College als Leiter der Holz-Therapiewerkstätte einen 70jährigen hochqualifizierten Tischlermeister, welcher nach einem Schlaganfall mit Halbseitenlähmung nun mit großer Begeisterung und viel Geschick, nachdem er zunächst selbst Patient war, diese Werkstätte leitet.

In den Industrial Rehabilitation-Centres steht die Arbeitstherapie im Vordergrund der Behandlung. Seit 1945 wurden vier derartige Zentren eingerichtet. Das bekannteste, das der Vauxhall Motors-Werke in Luton, konnten wir besichtigen. In den Vauxhall Motors-Werken sind 12000 Menschen beschäftigt, davon 9000 Handarbeiter. Die Therapiewerkstätte ist in einer normalen Werkshalle des Betriebes mit 80 Arbeitsplätzen untergebracht. Die im örtlichen Krankenhaus nach Unfällen behandelten Patienten werden, sofern die Behandlung ambulant durchführbar ist, sofort, die übrigen nach ihrer Entlassung aus dem Krankenhaus hier beschäftigt. Alle geleistete Arbeit ist produktiv. Während der Tätigkeit in dieser Werkstätte erhalten die Arbeiter vollen Lohn, ohne Rücksicht auf die tatsächlich geleistete Arbeit, und befinden sich nicht im Krankenstand. Das Zentrum ist dem Betriebsarzt unterstellt und ist von einem besonders ausgebildeten, langjährig erfahrenen Ingenieur geleitet. Der behandelnde Orthopäde bestimmt den therapeutisch gewünschten Bewegungsablauf, welcher dann vom leitenden Ingenieur in produktive Arbeit umgesetzt wird.

Mit Hilfe dieser Behandlungsmethoden ist es gelungen, die Zeit der Arbeitsunfähigkeit nach Hand- und Fingerverletzungen, welche 60% der Unfälle dieses Betriebes ausmachen, auf ein Viertel zu senken. Patienten mit Speichenbrüchen verlieren jetzt in der Regel keinen Arbeitstag mehr. Auch bei allen übrigen Verletzungen wurde die Dauer der Arbeitsunfähigkeit durchschnittlich um 50% gekürzt. Die Produktivität der Werkstätten liegt bei 65%, verglichen mit dem Durchschnitt des übrigen Betriebes. Neben den therapeutisch verordneten Arbeitsverrichtungen wird der Patient zur Durchführung von Arbeiten, welche seinem Intelligenzgrad und seiner Handfertigkeit entsprechen, herangezogen. Im Jahre werden 400 Patienten aufgenommen. Die durchschnittliche Behandlungsdauer beträgt drei Wochen. Von der Therapiewerkstätte werden die Patienten ohne Zwischenschaltung von sog. leichter Arbeit oder Schonung direkt an den alten Arbeitsplatz entlassen.

Besondere *Forschungsteams*, welche je nach den gestellten Aufgaben bei den Behörden, Krankenanstalten und Industrieunternehmungen eingesetzt werden, befassen sich mit Untersuchungen über die Dauer der Krankenstände bei den verschiedenen Behandlungsfällen und mit der Ausarbeitung von Behandlungsmethoden. Sie bestehen aus mehreren Fachärzten, Laboranten und Schreibkräften. Von allen in England behandelten Unfällen entfallen 30% auf Industrieunfälle. Für die jährlich gemeldeten 500000 Betriebsunfälle beträgt der Kostenaufwand 70 Millionen englische Pfund. Das Gesundheitsministerium war daher gerne bereit, im Zusammenwirken mit der Nuffield Fundation die Kosten des eben genannten Forschungsteams zu tragen. Durch Verbesserung und Vereinheitlichung der Behandlung unter Mitwirkung der Teams konnte der durchschnittliche Krankenstand in ganz England bei Fingerverletzungen von 25 Tagen im Jahre 1946 auf 14 Tage im Jahre 1949 und bei Frakturen von 40 auf 20 Tage verkürzt werden. Da Handverletzungen und Frakturen 70% aller Betriebsunfälle ausmachen, ergab dies eine bedeutende Einsparung. Die einheitliche Anwendung von Penicillin, die Verwendung von Nylon-Bandagen bei kleinen Fingerverletzungen, die Aufnahme der Arbeit bei noch liegendem Gipsverband und die Behandlung von Zehenfrakturen mit an den Schuhen montierten Stahlsohlen, trugen zur Kürzung der Krankenstände bei. Die Untersuchungen der Teams ergaben, daß in vielen Fällen Sorge um die Familie, um den Arbeitsplatz und daher soziale Probleme den Heilwillen und die Energie der Unfallverletzten beeinträchtigen. Es wurden daher im Unfallkrankenhaus Birmingham den drei chirurgischen Teams, welche abwechselnd in der Erstversorgung, Nachbehandlung und Station Dienst machen, im Tag- und Nachtdienst *Sozialbetreuer* zugeteilt. Ihre Aufgabe ist es, bei Unfällen, die längere Behandlungsdauer oder eine dauernde Verstümmelung oder Behinderung zur Folge haben können, sofort alle sozialen Probleme des Verunglückten und seiner Familie zu untersuchen und alle Hilfsmaßnahmen einzuleiten. Der Sozialbetreuer setzt sich auch umgehend mit dem Unternehmer ins Einvernehmen, um die Rückführung des Verunglückten in seinen Beruf von vornherein sicherzustellen.

Im ausgezeichnet organisierten Unfallkrankenhaus Birmingham, dessen ärztlicher Leiter Guisane, wie viele englische Chirurgen und Orthopäden, welche sich vornehmlich mit Unfallchirurgie beschäftigen, seinerzeit mehrere Monate im Unfallkrankenhaus Wien verbracht hatte, wurde uns in besonders eindrucksvoller Weise die Continuity of Treatment, die Forderung, daß nach Möglichkeit die Behandlung von der Erstversorgung bis zur Wiederaufnahme der Arbeit ohne Unterbrechung vom gleichen Arzt durchgeführt und überwacht wird, vor Augen geführt. Die ärztliche Arbeit ist hier so organisiert, daß der Patient während der stationären Behandlung, während der Nachbehandlung und während seiner Behandlung am angeschlossenen Rehabilitations-Zentrum und bei der Arbeitstherapie stets in Obhut derselben Ärzte verbleibt, welche die Erstversorgung durchgeführt haben. In Gebieten mit aufgelockerter Besiedlung, wie das in Westengland und Wales der Fall ist, ist die Organisation der Versorgung der Unfallverletzten wieder anders. In diesen Gebieten werden diese zunächst in vier Landkrankenhäusern versorgt, je zwei Landkrankenhäuser haben einen beratenden Orthopäden, welcher dann notwendigenfalls bei besonderen Knochen- und Gelenk- oder Fingerverletzungen herangezogen wird und der dann gegebenenfalls, wenn die Einrichtungen des Krankenhauses zur Behandlung nicht ausreichen, deren Verlegung in das orthopädische Zentrum Oswestry veranlaßt. Um nach der stationären Behandlung den Kontakt mit dem Patienten und damit die Continuity of Treatment auch in diesen ländlichen Bezirken sicherzustellen, werden an 29 verschiedenen Orten an bestimmten Tagen, je nach Bedarf ein- bis zweimal wöchentlich Sprechstunden und Behandlungen durch Fachorthopäden und Heilgymnastinnen durchgeführt und auch Prothesen und orthopädische Behelfe kontrolliert. Die entlassenen Patienten werden regelmäßig zu laufenden Untersuchungen und Kontrollen zu diesen Sprechtagen vorgeladen und hierbei auch der Erfolg nach Wiederaufnahme der Arbeit im Auge behalten.

In South Yorkshire, einem der größten Bergwerksdistrikte, in welchem 95000 Bergarbeiter beschäftigt sind, liegen wieder andere Verhältnisse vor und ist die Organisation der Behandlung der unfallverletzten Bergleute den örtlichen Verhältnissen angepaßt. Den drei diesen Distrikt versorgenden General-Hospitals sind orthopädisch-chirurgische Abteilungen angeschlossen, wo die primäre Behandlung durchgeführt wird. Zur Nachbehandlung werden die Patienten in das zentral gelegene Miners' Rehabilitation Centre Firebek überwiesen. Das Wiederertüchtigungsprogramm ist hier den harten Anforderungen des Bergmannsberufes angepaßt. Die Patienten sind je nach ihrer Leistungsfähigkeit und dem Fortschritt der Behandlung in drei Gruppen eingeteilt. Einzelbehandlung wird nur in besonderen Fällen durchgeführt. Physikalische Behandlung spielt praktisch keine Rolle. Eine Reihe von Turngeräten sind so gestaltet, daß die durchgeführten Übungen den Arbeitsverrichtungen im Bergbau ähneln; Wälzen von Baumstämmen auf einem schrägen Gestänge, Hochziehen von Gewichten durch vier bis sechs Männer, ähnlich wie beim Pilotenrammen, Schieben von Hunten und ähnliche Übungen. Die Bergleute haben sich all diese Einrichtungen selbst geschaffen; u. a. haben sie im Park einen 25 m langen Grubengang gegraben, durch den die Patienten der Gruppe III täglich in voller Bergmannsrausüstung in einer bestimmten Zeiteinheit auf allen Vieren durchkriechen. Daneben gibt es täglich Ballspiele und Schwimmen. Es herrscht ein ganz ausgezeichneter Geist. Alle Insassen sind mit Begeisterung beim Training und bei der Arbeit. Auch zahlreiche über 60 Jahre alte Bergleute wetteifern bei allen Turn- und Sportübungen mit ihren jungen Kollegen. Seit Übernahme des Zentrums durch den staatlichen Gesundheitsdienst vor einem Jahr sind Bestrebungen im Gange, auch dieses Nicht-Bergarbeitern zu erschließen. Die ärztliche Leitung wehrt sich jedoch dagegen, da sie befürchtet, daß eine Reihe von entscheidenden Heilfaktoren, vor allem aber die für die Bergarbeiter selbstverständliche Kameradschaft und Disziplin darunter leiden würde.

Für die Betreuung der Amputierten wurden mehrere Limb-fitting-Centres, deren größtes und bekanntestes in Roehampton, einem Vorort von London, liegt, eingerichtet. Neben der chirurgischen und heilgymnastischen Behandlung werden alle Patienten von Anfang an auch in Arbeitstherapie geschult, sämtliche Prothesen werden in den eigenen Werkstätten zum Teil von den Patienten selbst mit angefertigt. Armprothesen werden den besonderen Berufserfordernissen des einzelnen angepaßt. Als Material dient fast ausschließlich Leichtmetall, die Patienten werden erst entlassen, wenn sie im vollen Gebrauch ihrer Prothesen unterwiesen sind und entweder einen Arbeitsplatz antreten oder in eine Umschulungswerkstätte eintreten können. Besonders eindrucksvoll war für uns der Besuch des Rehabilitation-Centers für Querschnittsgelähmte in Stoke-Mandeville. Dort wurden seit 1944 bis 700 Fälle mit irreparablen Querschnittslähmungen behandelt. Der Leiter des Zentrums, Dr. Guttmann, ein Schüler Lexers, hatte dort den Nachweis erbracht, daß es möglich ist, auch die Schwerstverletzten durch ein konsequent durchgeführtes Behandlungsprogramm und ein unermüdliches Training zu 90% am Leben zu erhalten und zu 74% bis zu einem gewissen Grad wieder arbeitsfähig zu machen. Es würde zu weit führen, auf die Einzelheiten der Behandlung, Vermeidung und Ausheilung von Druckgeschwüren, der Haut- und Blasenpflege und das Gefäßtraining einzugehen. Gipsmieder oder Gipsbetten werden grundsätzlich nicht verwendet. Neben der Vermeidung von Kontrakturen steht von Anfang an ein kompensatorisches Übertraining der funktionstüchtigen Körperteile im Vordergrund der Behandlung. Sobald als möglich werden die Patienten mit Schiene versehen, lernen zunächst im Parallelbarren, später mit Krücken gehen. Die Patienten werden den ganzen Tag über mit Behandlung, Wettspielen, Ball- und Polospielen, Bogenschießen und Arbeitstherapie beschäftigt. Schon der bettlägerige Patient beginnt mit einfachen Handarbeiten, Leder-, Flecht- und Papparbeiten. Bald setzt das Berufstraining ein, die Patienten werden zu Feinmechanikern, Uhrmachern und Facharbeitern für feine Lederwaren ausgebildet. Ein Teil absolvierte mit Erfolg Kurse in Buchhaltung, Bankwesen, Stenographie und Maschineschreiben und fand auch entsprechende Anstellungen. Die Patienten gehörten zu den fröhlichsten und ausgelassensten, die wir in England zu sehen bekamen. Viele von ihnen sind vor ihrer Überstellung nach Stoke-Mandeville als hoffnungslose, völlig auf fremde Hilfe angewiesene Krüppel mit großen Druckgeschwüren durch Monate und Jahre in Krankenhäusern und Siechenanstalten gelegen. Sie sind glücklich, daß man sie nun gelehrt hat, ein neues Leben zu führen, das sie durch eigene Energie fast frei von fremder Hilfe selber meistern können und die Aussicht haben, auch wieder einen geeigneten Arbeitsplatz zu finden. Stoke-Mandeville war für uns ein leuchtendes Beispiel, wie durch hohe Spezialisierung und durch einmalige Konsequenz und Energie erstaunliche Behandlungserfolge, auch bei ursprünglich hoffnungslosen Fällen, erzielt werden konnten.

Wenn nach Abschluß der Behandlung und des Wiederertüchtigungsprogramms infolge der verbliebenen Gebrechen eine Weiterbeschäftigung im bisher ausgeführten Beruf nicht mehr möglich ist, so werden, sobald die endgültige Prognose gestellt werden kann, der Arbeitspsychologe und der Berufsberater herangezogen. Gemeinsam mit dem Arbeitstherapeuten werden nach entsprechender Prüfung, nötigenfalls unter Verwendung besonderer Testverfahren, die Möglichkeiten und Aussichten einer Umschulung besprochen. Die Arbeitstherapie wird dann gleich in entsprechende Bahnen gelenkt, um als Vorbereitung für die später vorgesehene Umschulung zu dienen. Je schwerer die zu erwartende oder dauernde Körperbehinderung sein wird, desto mehr soll bei der Auswahl des neuen Berufes auf die möglichst weitgehendste Ausnützung der vorhandenen geistigen und verbliebenen körperlichen Funktionen Wert gelegt werden. Zu Beginn der Umschulung wird festgestellt, ob der Invalide in seinem Heimatort einen Arbeitsplatz in dem neu zu erlernden Beruf auch wirklich vorfinden kann. Die Berufsumschulung wird in besonderen Schulen, sog. Vocational Trainings Colleges, durchgeführt. Das bekannteste haben wir in Leatherhead besucht. Die Umschulung dauert 6 bis 24 Monate. Es werden praktisch alle Berufe, von Büroarbeiten bis zu allen handwerklichen und gewerblichen Arbeiten, unterrichtet. Die Patienten werden erst entlassen, wenn sie unmittelbar nach der Entlassung einen Arbeitsplatz antreten können. Arbeitsrechtlich und in bezug auf Entlohnung sind sie den Gesunden derselben Berufsgruppe gleichgesetzt. Zuerkannte Unfall- und Invalidenrenten werden unabhängig vom Einkommen weitergewährt. Die Bewährung am Arbeitsplatz wird durch Mitarbeiter des Umschulungszentrums durch regelmäßige Besuche kontrolliert und die Ergebnisse in Jahresberichten, welche das Arbeitsministerium gemeinsam mit dem Gesundheitsministerium herausgibt, veröffentlicht. Die bisherigen Erfahrungen haben gezeigt, daß nach konsequent durchgeführter Wiederertüchtigung und Umschulung die Arbeitsleistung eines Invaliden bei richtiger Auswahl des Arbeitsplatzes der eines Gesunden zumindest nicht nachsteht, die Gefahren von Betriebsunfällen geringer sind und die Invaliden der Arbeit seltener fernbleiben als Gesunde.

Die Unterbringung der Invaliden in einem endgültigen Arbeitsplatz ist die letzte Phase der im Krankenbett begonnenen, im Rehabilitationszentrum und im Trainings-College fortgesetzten Bemühungen, den ehemaligen Patienten wieder voll und ganz auf sich selbst zu stellen. Verantwortlich für die Arbeitsbeschaffung ist der Disablement Resettlement Officer. Das deutsche Wort „Berufsfürsorger" umschreibt seine Aufgabe nur unvollkommen. Seine Dienststelle ist den lokalen Arbeitsämtern angegliedert. Er kennt seinen Schützling oft schon zur Zeit der Spitalsbehandlung und hat in Zusammenarbeit mit dem Behandlungs-Team schon rechtzeitig die notwendigen Vorarbeiten geleistet. Er besitzt von jedem Invaliden eine Art kleines Gesundheitsbuch, welches Angaben über die Diagnose, über seine Kenntnisse, seine bisher durchgeführte Umschulung, seine Empfindlichkeit gegen Hitze, Kälte, Feuchtigkeit und sonstige Umweltsbesdingungen enthält. An Hand dieser Unterlagen wird der neue Arbeitsplatz ausgewählt, der Berufsfürsorger stellt dann selbst die Verbindung mit dem Arbeitgeber her und überwacht den neuen Arbeiter auch durch längere Zeit, bis beide Teile, sowohl der Arbeitgeber wie der Arbeitnehmer, von der Arbeitsleistung zufrieden sind und eine sichere Anstellung erreicht ist. Für Personen mit schweren Gebrechen, die für eine Arbeitsaufnahme unter normalen Bedingungen nicht geeignet sind, hat die vorhin schon erwähnte Disabled Persons Employment Corporation vier verschiedene Möglichkeiten, sie zu beschäftigen: 1. die reservierte Anstellung als Fahrstuhlführer oder Wagenparkhüter. Es sind die beiden Berufe, die ausschließlich für Invalide reserviert sind. Anstellungen in Sonderwerkstätten, Remployment factories (für bestimmte Invalidenkategorien, wie Tuberkulose, Gelähmte, doppelt Amputierte und Blinde). Sonderwerkstätten konnten bisher über 30 geschaffen werden. Sie sind richtige Fabriksbetriebe, welche in größeren Industriezentren errichtet wurden und den Bedürfnissen der Industrie angepaßt sind. In diesen Betrieben werden die einzelnen Arbeitsplätze mit Maschinen und Spezialwerkzeugen den Fähigkeiten der einzelnen unter ihnen angepaßt und damit versucht, den Funktionsausfall durch entsprechende Geräte so gut wie möglich zu kompensieren. Die Arbeiter begeben sich mit ihren Selbstfahrern zur Arbeit oder werden in einem Ambulanzwagen zur Arbeit gebracht. Sonderwerkstätten waren ursprünglich als eine Art verschleierte Fürsorge gedacht und wurde keine positive Ertragsleistung erwartet. Durch geschickte Kalkulation und Organisation und durch Einsetzen von 15 bis 20% Gesunder oder weniger behinderter Arbeiter konnte jedoch das Budget der meisten dieser Betriebe ausgeglichen werden. Bleibt beim Jahresabschluß ein Passivum, so wird dieses vom Arbeitsministerium getragen, welches diese Art der Unterstützung einer gedankenlosen, unproduktiven Wohltätigkeit vorzieht. Die Heimarbeiter werden vorläufig von den Sonderwerkstätten mit Arbeit versehen. Werkzeuge, Arbeitstische und besondere Sitzgelegenheiten werden durch die Berufsfürsorge beigestellt. Es wurden für Schwerbeschädigte, deren physischer oder psychischer Gesundheitszustand ständige Fürsorge oder ständige Pflege erfordert, besondere Siedlungen geschaffen. Es sind dies Werkstätten oder kleinere Fabriken mit angeschlossenen Unterkünften. Eine der bekanntesten ist die seit 30 Jahren bestehende Tuberkulosen-Siedlung in Popworth bei Cambridge. In diesem Tuberkulosen-Dorf befindet sich eine Heilstätte für bettlägerige Fälle sowie Unterkünfte für ledige und Einfamilienhäuser für Familien. Alle arbeiten in einer großen Tischlerei, in der durch besondere Absaugevorrichtungen die Luft vollkommen staubfrei gehalten wird, und stellen serienmäßig Farmer-Karosserien und Koffer her. In einem anderen von uns besichtigten Betrieb arbeiten 160 schwerstbehinderte, verkrüppelte Frauen und Mädchen. Der Betrieb deckt den gesamten Bedarf Englands an Kunstblumen. Daneben werden noch Bestandteile für Radio und Fernsehgeräte hergestellt. Die Einrichtung der Unterkünfte, Werkstätten und sanitären Anlagen bieten den Insassen alle Erleichterungen, um sie von fremder Hilfe zu befreien. Aufzüge und Rampen ermöglichen den an den Rollstuhl Gefesselten, ohne fremde Hilfe von der Wohnung zum Arbeitsplatz, zu den Gemeinschafts- und Speiseräumen und zu den stets vorhandenen Gärten zu gelangen. Auch diese, ursprünglich als Zuschußbetriebe gedachten Anstalten — durchweg private Stiftungen wohltätiger Organisationen — können sich heute selbst erhalten und werden vom Staat in jeder Hinsicht gefördert. Es wird nicht daran gedacht, diese Unternehmungen zu verstaatlichen, da man sich, wie uns ein Beamter des Arbeitsamtes selbst mitteilte, im klaren ist, daß diese Betriebe nach einer Verstaatlichung wegen des erhöhten Personalbedarfes der komplizierten Verwaltung und des Fortfalles der ehrenamtlichen Helfer passiv werden müßten.

Meine Damen und Herren, ich habe versucht, Ihnen in groben Zügen über die Bemühungen Englands, das Problem der Körperbehinderten zu meistern, zu berichten. Wenn England, welches noch vor einem Jahrzehnt in bezug auf soziale Gesetzgebung im Verhältnis zu Europa relativ rückständig war, heute mit so eindrucksvollen Erfolgen aufwarten kann, so glaube ich dies auf folgende Umstände zurückführen zu können. Erstens ist die Öffentlichkeit seit vielen Jahrzehnten durch die Tätigkeit zahlreicher freiwilliger Organisationen und seit einigen Jahren auch durch die zuständigen Behörden in besonderem Maße mit den Problemen der Körperbehinderten vertraut gemacht worden. Zweitens wurde dem Arzt, vor allem dem Facharzt, eine absolut entscheidende Rolle bei der Beratung aller Gesetze und beim Aufbau der Organisation eingeräumt. Drittens wurde vorzüglich geschultes Personal in ausreichender Zahl in allen Einrichtungen eingesetzt und in erster Linie auch auf das erfahrene Sanitätspersonal der Wehrmacht zurückgegriffen. Viertens wurden keinerlei Mittel und Wege gescheut, um die beschriebene Continuity of Treatment konsequent im ganzen Lande durchzuführen.

W. Tönnis, Köln: **Die Behandlung der gedeckten traumatischen Hirnschädigung.**

Wenn das Problem der gedeckten traumatischen Hirnschädigung zur Diskussion gestellt wird, so drängt sich sofort als entscheidend die Frage in den Vordergrund, inwieweit und wie überhaupt ist es möglich, *reversible* von *irreversiblen* Folgezuständen zu trennen, oder *commotionelle* von *contusionellen* Schäden zu unterscheiden, oder *funktionelle* von *anatomischen Läsionen* abzugrenzen! Um die Lösung dieser Frage haben sich von jeher alle an diesem Problem interessierten Ärzte leidenschaftlich bemüht.

Die frischen Kopfverletzungen bildeten immer die Domäne des *Chirurgen*. Im Schrifttum des Ausgangs des vorigen Jahrhunderts finden wir die besten klinischen Darstellungen dieses Gebietes. Gerade unsere größten Chirurgen, wie v. Bergmann und Kocher, haben — unter dem Einfluß der damaligen epochalen Entdeckungen der Gehirnphysiologie — für längere Zeit wesentliche Richtlinien in der Diagnostik und Behandlung herausstellen können. Aber mit der zunehmenden Entwicklung der operativen Chirurgie erlahmte das Interesse der Chirurgen an den gedeckten traumatischen Hirnschädigungen, bzw. es beschränkte sich auf die Anzeigestellung zur operativen Behandlung lebensbedrohender Komplikationen. *Diese* Einstellung, die *nur die* Frage kennt, ob eine intrakranielle Drucksteigerung — also Blutung oder Ödem — vorliegt, beherrscht heute noch die Mehrzahl unserer chirurgischen Abteilungen und Kliniken. Die eingangs angeschnittene Frage — funktionell oder anatomisch — wird höchstens am Rande gestellt und geht dann endgültig unter in der schablonemäßigen Diagnose „Commotio", die mehr als wahllos verwendet wird.

Der *Neurologe* sieht gewöhnlich nur Folgezustände der gedeckten traumatischen Hirnschädigung bis auf die Commotionspsychosen und gelegentliche, meist einmalige konsiliarische Untersuchungen auf chirurgischen Abteilungen. So blieb ihm von jeher das Bild der frischen traumatischen Hirnschädigung fremd. Unter der Entwicklung der Hirnlokalisationslehre aber ergab sich das Bedürfnis, bestimmte traumatische Folgezustände entsprechenden Hirnabschnitten zuzuordnen. So entstand die These von der Oblongatalokalisation der Commotio durch REICHARDT und der Beziehung dieses Syndroms zum Mittelhirn und Hypothalamus durch KLEIST, GAMPER und BAY. Dazu kommen die Bemühungen von WANKE u. a. um die Klärung der zentralen regulatorischen Störungen.

All diese Versuche stützen sich auf die Bearbeitung von herausgegriffenen Fällen, nicht aber auf eine statistische Sichtung eines *einheitlich* beobachteten Krankengutes.

Somit schießen alle diese Bestrebungen zur Lösung des Problems der gedeckten traumatischen Hirnschädigung am Ziel vorbei, d. h. sie berücksichtigen die Kernfrage nicht, *wie unterscheidet man die reversible von der irreversiblen Schädigung.* Ob *reversibel* oder *irreversibel*, ob *funktionell* oder *anatomisch*, läßt sich klinisch *nur* aus der *Dauer der Ausfallerscheinungen* erkennen. Eine *nur funktionelle* Schädigung wird in kürzerer Zeit ihre Rückbildung erfahren als eine *anatomische*, die länger oder gar dauernd nachweisbar bleibt.

Während meiner fünfjährigen Tätigkeit am Knappschaftskrankenhaus in Bochum-Langendreer haben wir unter äußerst günstigen Bedingungen, d. h. einer sehr verständnisvollen Unterstützung durch die Ruhr-Knappschaft und die Bergbau-Berufsgenossenschaft, eine große Reihe von Kopfverletzungen bis zu vier Jahren fortlaufend verfolgen können, bei denen wir in jedem Falle genaue Zeugenaussagen über den Unfallhergang und die Reaktion des Verletzten hatten. In mehreren Referaten habe ich über unser diagnostisches und therapeutisches Vorgehen, sowie das Nachuntersuchungsergebnis berichtet, zuletzt auf dem letztjährigen Chirurgenkongreß in München. Eine zusammenfassende Darstellung gab mein Mitarbeiter LOEW (D. med. Wschr. 76 (1951); 41, 1261/64). Aus dem Unfallkrankenhaus Bergmannsheil in Bochum ist von BÜRKLE DE LA CAMP und seinem Mitarbeiter HARTMANN die Richtigkeit unseres diagnostischen Vorgehens an einem zahlenmäßig sehr viel größeren Krankengut bestätigt und in einzelnen Fragen noch erweitert worden. So kann ich mich hier auf eine kurze Wiederholung beschränken, um dann auf einige Krankheitsbilder von *späteren* Traumafolgen etwas näher eingehen zu können, die im Schrifttum — wie mir scheint — bisher nur sehr geringe Beachtung fanden.

Zur Festlegung der *Rückbildungsdauer* der neurologischen Ausfallserscheinungen benutzen wir ein *Schema*, in das täglich der Untersuchungsbefund eingetragen wird. Dieses Schema muß aber — und damit steht und fällt unser diagnostisches Vorgehen — bei der Temperatur- und Pulskurve am Krankenbett vorhanden sein. Werden die Eintragungen erst nach Tagen oder gar erst wie das Krankenblatt nach der Entlassung des Kranken geschrieben, so sind sie völlig wertlos. Werden sie aber täglich und sorgfältig geführt, so besitzen sie für alle späteren Begutachtungen *den* ausschlaggebenden Wert. Tab. 1 zeigt das Krankengut. Tab. 2 vermittelt unsere Einteilung in Hirnschaden I, II und III und die Nachuntersuchungsergebnisse. Dabei zeigt sich, daß die Einteilung unserer Fälle in die drei Gruppen nach der Rückbildungsdauer ihrer Ausfallserscheinungen mit einer erstaunlichen Sicherheit eine Prognose der Spätfolgen erlaubt. Die Fehlerquote bei den als reversibel angesprochenen Fällen betrug nur 5%. Unser *therapeutisches* Vorgehen ist in Tab. 3 zusammengestellt.

Tabelle 1.

```
Von 1946—1950 stationär beobachtete Fälle
    mit frischer gedeckter Hirnschädigung ...................422
davon ausgesondert wegen:
Todesfall........................................ 18
gleichzeitiger Kreislaufkrankheiten (z. B. Hypertonie) ....  9
gleichzeitiger Hirnerkrankungen (z. B. Anfallsleiden,
    Zerebralsklerose, frühere traum. Schädigungen)....... 34
anderweitiger schwerer Verletzungen .................  9
                                                     ——
                                                     70
Verwertbare, fortlaufend nachuntersuchte Fälle..............352
```

Tabelle 2.

Rückbildung der akuten cerebalen Ausfallssymptome und Nachuntersuchungsbefund.

Beobachtungszeit:

4 Jahre	20 Fälle
3 Jahre	70 Fälle
2 Jahre	147 Fälle
1 Jahr	115 Fälle

| Rückbildung | ohne Em. | | 30% Em. 50% | | Zusammen |
| | Keine | diffuse | mäßige | ausgesproch. | |
	Beschwerden		Leistungsminderung		
I in 4 Tagen	59%	36%	5%	—	111=31%
II in 3 Wochen	40%	46%	13%	1%	164=47%
III später bzw. nicht	22%	36%	26%	16%	77=22%
Zusammen	147=42%	144=41%	48=13%	13=4%	352

Tabelle 3. *Die Behandlung der gedeckten Hirnschädigungen.*

Kreislauf.

Schock-stadium	Stadium der Kreislaufregul. Störungen	Stadium d. Rekonvalescenz
Transfusion oder Infusion v. Kolloidalen Lösungen	Bettruhe bis zum normalen Ausfall der orthost. Belastungsprobe. Ab 7. Tag allmählich gesteigertes Kreislauftraining (Bürsten-massage, Wechselduschen)	Vorsicht. gesteig. Belastung Spaziergänge Gymnastik Leichte Tätigkeit

Stoffwechsel.

A Wasserhaushalt
1. Unkomplizierte Fälle: Begrenzung der Flüssigkeitszufuhr auf 1000 ccm täglich.
2. Bei Rentention im Ödemstadium: Entwässerung m. Salyrgan u. Traubenzucker.
3. Bei erheblich überschießender Ausscheidung: Flüßigkeitszufuhr, Hypophysen-hinterlappenhormon (Gefahr des intrakraniellen Unterdruckes).

B Kohlehydrate ⎰ Bei langer Bewußtlosigkeit und
C Eiweiß   ⎱ rasch eintretender Kachexie

Bluttransfusion, Sondenernährung u. zusätzl. Traubenzucker + Insulin 01 E/Kg.

Das folgende Schema vermittelt eine Übersicht über die *Art der Spät-folgen* (Tab. 4). Hier interessieren uns im wesentlichen die *diffusen.* Im Vor-dergrund steht die *Hirnleistungsschwäche.* Sie ist einmal direkte Trauma-folge, zum andern wird sie durch die vegetativen Regulationsstörungen oder die Liquorzirkulationsstörungen hervorgerufen oder verstärkt. Die primäre Hirnleistungsschwäche als Folge einer primären diffusen Hirn-schädigung muß als unbeeinflußbar angesehen werden. Therapeutische Möglichkeiten bietet nur die sekundär durch vegetative Regulationsstörun-gen oder Liquorzirkulationsstörungen hervorgerufeneo der verstärkte.

Tabelle 4. *Schema der Spätfolgen nach gedeckten Hirnschädigungen nach Tönnis.*

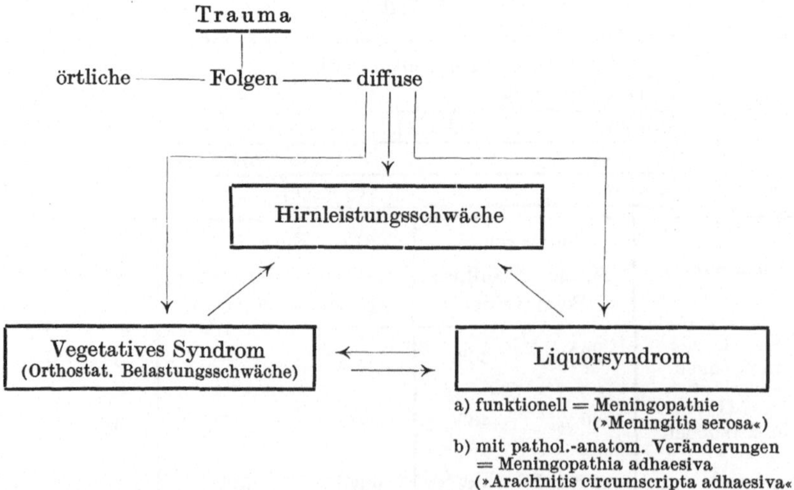

Bei der Behandlung der *vegetativen Regulationsstörungen* befinden wir uns noch völlig am Anfang. In einzelnen Fällen gelang es hormonell eine zum Teil wesentliche Besserung zu erzielen, während viele oder besser die meisten Fälle bisher völlig refraktär blieben. Doch darf man hier einen gewissen, wenn auch zunächst bescheidenen Optimismus gelten lassen, da die hormonelle Substitutionstherapie ja gerade heute so sehr in Fluß zu kommen scheint.

Eine wesentlich klarere Situation bietet uns das *Liquorsyndrom*. Um seine praktische Bedeutung näher zu beleuchten, haben wir seine prozentuale Häufigkeit an einem Jahresmaterial an Gutachten dargestellt (Tab.5).

Tabelle 5. *Gutachten nach gedeckten Hirnschäden (Tönnis)*

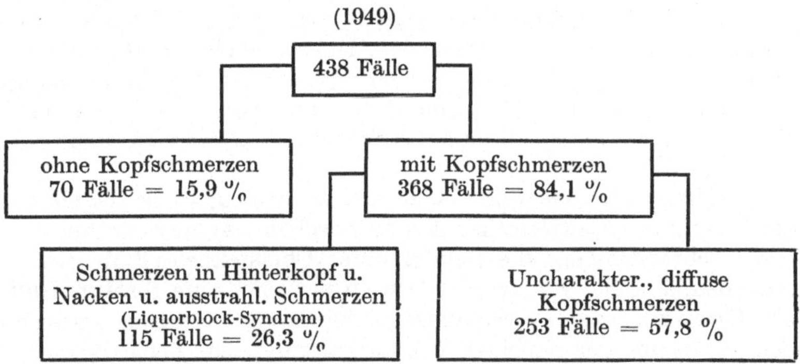

Etwa vier Fünftel aller Fälle klagen über Kopfschmerzen. Bei mehr als der Hälfte sind diese Kopfschmerzen uncharakteristisch. In einem Viertel aber lassen sie auf einen Zusammenhang mit der Liquorzirkulation schließen. Hier hören wir von Schmerzen im Hinterkopf und Nacken, die teilweise in eine oder beide Schultern ausstrahlen, von Paraesthesien wie „Ameisenlaufen" in den Händen begleitet. *Diese Beschwerden lassen eine deutliche Zunahme bei körperlicher Belastung erkennen.* Für besonders charakteristisch möchte ich die Angabe dieser Kranken halten, daß schon Verrichtungen des alltäglichen Lebens, die mit einer Liquordrucksteigerung einhergehen und beim Gesunden keinen Kopfschmerz hervorrufen, wie z.B. Heben von adaequaten Lasten, Tragen von Koffern, Husten, Pressen beim Stuhlgang, eine Steigerung der Kopfschmerzen verursachen. In vielen Fällen bedingt auch die beiderseitige Kompression der Vena Jugularis Schmerzen oder verstärkt sie. Bei der größten Mehrzahl dieser Fälle findet man außer dieser für eine Liquorzirkulationsstörung im Bereich des Hinterhauptloches, bzw. der hinteren Zisterne charakteristischen Vorgeschichte noch neurologische Ausfälle am N. cochlearis, vestibularis und trigeminus, die auf den Sitz der Störung in der hinteren Schädelgrube deuten. Typisch erscheint auch der *anfallsartige Charakter* der Beschwerden, die geradezu durch stärkere Flüssigkeitszufuhr, besonders natürlich Alkohol, ausgelöst werden können.

Das *anatomische Substrat* stellt sich in den schwersten Fällen dar in narbigen Membranen und Strängen im Bereich der hinteren und basalen Cisternen. Wie die Schwere des klinischen Befundes, so wechselt auch der Umfang der pathologischen Veränderungen. Dazu kommt die schlagartige Besserung der Beschwerden durch eine einfache Entlastungsoperation über der hinteren Schädelgrube. Von 1936 bis 1950 haben wir 33 dieser schwersten Fälle operiert. Bei 23 fand sich ein ausgedehnter narbiger Prozeß im Bereich der hinteren Schädelgrube. Neun Fälle ließen nur einen geringeren aber deutlichen Befund erkennen. Ein Fall bot bei der Operation keinen Befund. Er kam ad Exitum. An der Basis des Gehirns fanden sich ausgedehnte narbige Veränderungen. Von 23 Fällen haben wir den postoperativen Verlauf von zwei bis zu 15 Jahren in Erfahrung bringen können. 16 sind beschwerdefrei arbeitsfähig, neun arbeitsfähig mit geringen Beschwerden, drei arbeitsunfähig und zwei sind an unbekannter Ursache gestorben. Die große Mehrzahl dieser Fälle mit posttraumatischem Liquorsyndrom reagiert gut auf Entwässerung und Flüssigkeitskontrolle. Eine operative Entlastung haben wir nur in den Fällen ausgeführt, wo diese konservativen Maßnahmen nicht zum Ziele führten.

Eine besondere Gruppe bildet die *Arachnoiditis der Chiasmagegend*. Sie führt zu charakterischen konzentrischen, asymmetrischen Gesichtsfeldeinschränkungen, die kein anderer Chiasmaprozeß in dieser Form erkennen läßt. Bei Visusverfall besteht natürlich eine absolute Indikation zur Operation, die — rechtzeitig angewandt — durch Auslösung der Sehnerven aus der narbigen Umklammerung sehr befriedigende Ergebnisse haben kann.

Seltener finden wir die *Arachnoiditis über den Großhirnhemisphären*. In diesen Fällen sehen wir gewöhnlich auch epileptische Anfälle.

Krampfanfälle nach gedeckten Hirnschädigungen behandeln wir zunächst konservativ, d. h. unter fortlaufender EEG-Kontrolle mit *Comital* und *Glyboral*, gelegentlich im Wechsel mit Zentropil oder Mesantoin. Findet sich bei mehrfacher Kontrolle ein Herd im EEG, so kommt beim Versagen der konservativen Behandlung die Frage der Operation zur Entscheidung. Die *einfache Narbenexzision*, wie wir sie früher ausführten, hat nur in etwa 30% Anfallsfreiheit, in etwa der Hälfte der Fälle eine wesentliche Besserung ergeben. Damals stand die Hirnnarbe als ursächlicher Faktor im Vordergrund. Das EEG hat uns aber gelehrt, daß die epileptogenen Herde nicht *in* der Narbe, sondern in ihrer *Umgebung* sitzen, d. h. daß wir wesentlich weitergreifende Resektionen ausführen müssen. Die Ableitung der Hirnströme am freigelegten Hirn weist uns hier den Weg. Eine besonders günstige Situation bieten die *Herde im Stirnhirnpol, im Schläfenlappen und im Okzipitallappen*. Hier besteht die Möglichkeit, durch eine Lobotomie, d. h. eine Durchtrennung der Markfasern, die Ausbreitung epileptogener Reize vom Herd aus zu unterbrechen. Bei zehn so behandelten Fällen haben wir in drei Jahren keinen Anfall mehr erlebt.

Zum Schluß möchte ich Ihnen noch ein — anscheinend verhältnismäßig seltenes — Krankheitsgeschehen vorführen, nämlich das Wachsen eines kindlichen Frakturspaltes. Wir haben bisher vier einschlägige Fälle sammeln können. Immer handelt es sich um frühkindliche gedeckte Frakturen des Schädels, die sich erweitert haben und nach einigen

Jahren wegen epileptischer Anfälle zur Behandlung kamen. Ein fünfter Fall wurde vor kurzem aus der WANKEschen Klinik in Kiel veröffentlicht.

Zusammenfassung.

1. Die Rückbildungsdauer der Ausfälle, ob vier Tage, drei Wochen oder darüber hinaus, läßt entscheiden, ob es sich um reversible oder irreversible Schädigungen handelt und gibt deshalb die einzige sichere Grundlage für die spätere Begutachtung.

2. Unter den späteren Folgen verdient besondere Beachtung das *Liquorsyndrom.* Konservative, flüssigkeitsbeschränkende und entwässernde Maßnahmen, in schwereren Fällen Entlastung über der hinteren Schädelgrube sind wirksame Maßnahmen.

3. Die *Arachnitis chiasmatis* mit einem charakteristischen Gesichtsfeld kann bei Visusverfall durch rechtzeitige operative Auslösung des N. opticus beherrscht werden.

4. Die Behandlung der *Krampfanfälle* nach gedeckten Hirnschäden ist zunächst eine konservative, wobei mit Hilfe des EEG die Wirksamkeit der Medikation kontrolliert wird. Zeigt sich bei wiederholten Kontrollen ein Herd und läßt sich das Krampfleiden medikamentös nicht in der gewünschten Weise beherrschen, so ist die operative Exzision des Krampfzentrums angezeigt. Hierbei leistet die Corticographie, d. h. die Ableitung des EEG von der Hirnrinde besondere Dienste.

5. Herde im Frontal-, Temporal- oder Okzipitalpol können durch eine Lobotomie ausgeschaltet werden.

6. Seltene Fälle von sich während des Schädelwachstums vergrößernden Frakturspalten verdienen Beachtung. Sie gehen immer mit Duradefekten und Hirnläsionen einher und müssen wegen der sie begleitenden Krampfanfälle durch radikale Narbenexzision behandelt werden.

BÜRKLE DE LA CAMP, Bochum (Mit 2 Abb.): Erlauben Sie mir, daß ich das, was Herr TÖNNIS uns soeben gesagt hat, noch kurz von der praktischen Seite des Krankenhausarztes etwas beleuchte. Von unseren Lehrern hatten wir übernommen, daß man eine Gehirnerschütterung 3 Wochen mit Bettruhe behandeln soll. Bei der großen Zahl von stumpfen Schädelverletzungen, die wir am „Bergmannsheil" in Bochum haben, mußten wir die Erfahrung machen, daß es gar nicht immer möglich ist, diese Zeit einzuhalten, — wir würden dadurch in große Bettennot kommen. Und außerdem hatten wir mit den Leichtverletzten stets Schwierigkeiten, weil sie nicht solange das Bett hüten wollten. Wir haben daher die Bettruhezeit früher schon vorsichtig auf 14 Tage verkürzt, ohne das allerdings richtig verantworten zu können. Seitdem wir nun aber die Einteilung in die drei Grade der gedeckten Hirnschädigung machen: „Hirnschaden I, II und III", sind wir doch in der Lage, die Patienten besser beurteilen zu können. Wir legen sehr großen Wert auf die SCHELLONGsche orthostatische Belastungsprobe. Wir machen bei allen leichten oder leicht erscheinenden Hirnschadensfällen diese Probe gleich bei der stationären Aufnahme, also schon in der Poliklinik, wo der Patient aufgenommen wird. Man kann sie machen, indem man den Patienten auf einen Tisch legt, Blutdruck und Puls aufzeichnet, ihn dann aufstehen läßt genau in senkrechte Lage und sein Verhalten im Stehen beobachtet, ihn dann wieder hinlegt und die Prüfung abschließt. Wir haben dazu einen Kipptisch, der mit Hebeldruck den liegenden Patienten in senkrechte und dann wieder in waagerechte Lage versetzt. Bei sehr vielen Verletzten, die bei der Aufnahme angeben, 10 oder 20 Minuten bewußtlos gewesen zu sein, sehen wir schon bei dieser ersten Prüfung überhaupt keine Störung durch die orthostatische Belastung, so daß wir diese Fälle von vornherein als leicht betrachten können und annehmen müssen, daß die Angabe einer 10- oder 20minütigen Bewußtlosigkeit wahrscheinlich gar nicht zutrifft. Beobachten wir aber bei der Prüfung Schweißausbruch, Schwindelerscheinungen, Veränderungen von Blutdruck und Puls oder gar einen Kollaps, so wissen wir, daß hier bestimmt ein Hirnschaden vorhanden ist. Sehen wir bei der Behandlung eine Besserung, so wiederholen wir

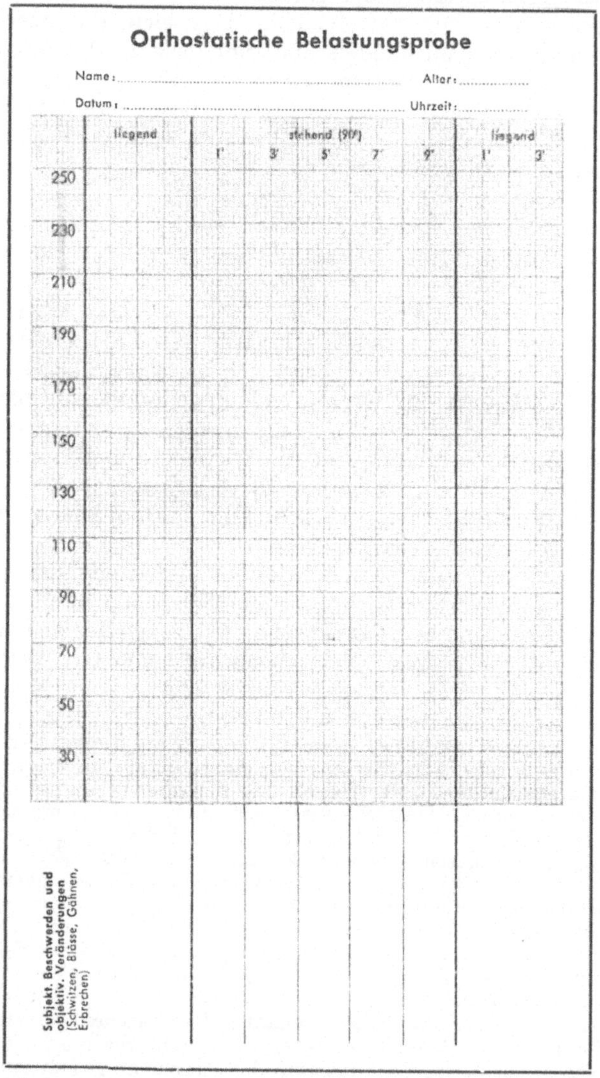
Orthostatische Belastungsprobe

Name: .... Alter: ....

Datum: .... Uhrzeit: ....

liegend | stehend (90°) | liegend

1' 3' 5' 7' 9' 1' 3'

250
230
210
190
170
150
130
110
90
70
50
30

Subjekt. Beschwerden und objektiv. Veränderungen (Schwitzen, Blässe, Gähnen, Erbrechen)

Abb. 1

diese Prüfung nach 3 bis 4 Tagen. Treten keine Veränderungen auf, darf der Patient aufstehen, kann sogar schon frühzeitig entlassen werden. Simulanten lassen sich dabei leicht erkennen. Treten wieder Veränderungen bei der orthostatischen Belastungsprobe in Erscheinung, so halten wir ihn in Bettruhe, bis diese Prüfung erscheinungsfrei abläuft. Wir tragen alle Beobachtungen über Puls und Blutdruck kurvenmäßig in das Formblatt ein, das ich hier abbilde (Abb. 1).

Berufsgenossenschaftliche Krankenanstalten
»Bergmannsheil«
Bochum
Chirurgische Klinik und Poliklinik

Bewußtlosigkeit: ....
Amnesie: ....
Erbrechen: ....
Schwindel: ....

Name: .... Alter: .... Unfallzeit: .... Aufnahmezeit: ....

Datum:							
1. Bewußtsein und Hirnleistung:							
Reaktion:							
Orientierung:							
Aufmerksamkeit:							
Konzentration:							
Ermüdung:							
Merkfähigkeit:							
Antrieb:							
Kritik:							
2. Subjektive Beschwerden: (keine = ∅, ja = im Liegen →, im Stehen ↑, im Bücken ↓, mit Jugulariskompression: O)							
a) Kopfschmerz:							
b) Schwindel:							
c) Brechreiz:							
3. Neurologischer Befund Hirnnerven							
I Olfact. IV Trochl. VII Facial. X Vagus / II Optic. V Trigem. VIII Akust. XI Access / III Oculomot. VI Abduz. IX Glossoph. XII Hypogl.							
Pupillen (=; re > li; re < li) Augenstellung: r. ⊙ ⊙ l.							
Reflexe: Radiusperiost							
Bauchdecken							
Cremaster							
PSR							
ASR							
Patholog. Reflexe:							
Bewegung:							
Gefühlstörung:							
4. Vegetative Regulationen:							
Kreislauf:							
Zucker:							
Wasserhaushalt: Einfuhr:							
Ausfuhr:							
5. Liquor:							

Abb. 2.

Wir legen großen Wert darauf, daß uns von der Verletzungsstelle schon schriftlich mitgeteilt wird, wann und wie sich der Unfall ereignet hat und welche Beobachtungen über Bewußtlosigkeit, Benommenheit, Erbrechen usw. von den Mitarbeitern gemacht worden sind. Der Zechenheildiener gibt dem Verletzten beim Transport zum Krankenhaus schon den „Schädelverletzungsschein" mit. Diese Angaben sind von großer Wichtigkeit für die Beurteilung des Verletzungsfalles, auch für die spätere Begutachtung.

Vom Augenblick der klinischen Aufnahme an führen wir einen Beobachtungsbogen, den ich hier abbilde (Abb. 2). Dieser Beobachtungsbogen hängt mit der Fieberkurve am Bett und wird täglich oder bei Besserung in mehrtägigen Abständen bei der Visite vervollständigt. Dieses Formblatt gewährleistet die genaue Beobachtung und vor allem die regelmäßige Eintragung aller Beobachtungen. Ein Blick auf das ausgefüllte Formblatt läßt den ganzen Krankheitsablauf erkennen. Bei der späteren Begutachtung ist dieses Formblatt nicht nur für den Chirurgen, sondern auch für den Neurologen, der bei jeder Begutachtung hinzugezogen wird, von großem Wert. Ich kann daher nur eindringlich den Versicherungsträgern empfehlen, solche Beobachtungsbogen in den zugelassenen Krankenhäusern führen zu lassen, und kann den Ärzten nur wärmstens raten, diese Bogen auf ihren Abteilungen einzuführen.

BÖHLER, Wien: Am 16. 11. 1950 erhielt ich durch zwei Briefe die Vorgeschichte, die Untersuchungsbefunde und die Behandlungsvorschläge einer angeblichen Diskushernie und einer angeblichen Gehirnerschütterung. Ich[1] habe beide veröffentlicht.

Da die Vorgeschichten nicht stimmten und die Behandlungsvorschläge mir nicht gefielen, habe ich mit Herrn Prof. HOFF, dem Direktor der psychiatrisch-neurologischen Klinik, darüber gesprochen. Er berief eine Enquete ein, an der ungefähr 300 Neurologen und Chirurgen teilnahmen. Nach langer Wechselrede wurde von allen festgestellt, daß Nichtversicherte nach einer einwandfrei nachgewiesenen Gehirnerschütterung in der Regel nach wenigen Wochen nicht mehr über Kopfschmerzen und andere Beschwerden klagen und daß sie sich wieder ganz gesund fühlen. Unter den Anwesenden waren auch mehrere Ärzte, die selbst eine Gehirnerschütterung gehabt hatten. Alle bestätigten, daß sie beschwerdefrei seien. Wenn Unfallversicherte außer der Gehirnerschütterung noch andere Verletzungen haben, was recht häufig ist, pflegen sie in der Regel nicht über Kopfbeschwerden zu klagen, worauf besonders SIMON MAYR[2] hingewiesen hat. Daraus wurde der Schluß gezogen, daß monate- und jahrelang anhaltende Kopfschmerzen, Schwindel und Rentenneurosen nach einer Gehirnerschütterung nicht Folgen des Unfalles, sondern Folgen des Versichertseins sind und daß deshalb wegen einer Gehirnerschütterung weder eine vorübergehende noch eine Dauerrente gegeben werden soll. Auf Grund dieser Besprechungen erhalten die bei uns behandelten Gehirnerschütterungen seit März 1951 keine Renten mehr. Seit unsere Neurologen dies durchführen, sind auch die unfallversicherten Gehirnerschütterungen nach 4 bis 8 Wochen beschwerdefrei, so wie die nicht versicherten. Es kommt nur selten vor, daß jemand Berufung einlegt, obwohl wir im vergangenen Jahr ungefähr 150 Fälle behandelt haben.

Die Voraussetzung für ein derartiges Vorgehen ist die Aufnahme einer gründlichen Vorgeschichte, in welcher der Hergang, die Zeit und der Ort des Unfalles, die Dauer der Bewußtlosigkeit, die retrograde Amnesie usw. und der Zustand bei der Einlieferung genau schriftlich festgehalten sind. Wir haben immer zwei Ärzte in der Erstuntersuchung, welche eine Erfahrung von mindestens drei Jahren haben. Jedem steht eine Schreibkraft zur Verfügung, so daß alle Befunde sofort geschrieben werden können und nicht erst später einmal aus dem Gedächtnis zusammengestellt werden. Am Tage des Unfalles oder spätestens einen Tag später nimmt einer unserer drei sehr erfahrenen Neurologen unabhängig von uns einen Befund auf, so daß wir Gehirnschädigungen zweiten Grades mit großer Sicherheit ausschließen können.

Früher war es so, daß die meisten Gehirnerschütterungen eine vorübergehende Rente für sechs Monate erhielten. Nach dem fünften Monat pflegten viele zu erscheinen und über zunehmende Kopfschmerzen zu klagen. Sie mußten es tun, denn

---

[1] BÖHLER, L.: Wiener med. Wschr. **102**, 162 (1952).

[2] MAYR, S.: Wiener med. Wschr. **102**, 126 (1952).

sonst hätten sie ihre Rente verloren. So erhielten sie dieselbe häufig weiter, obwohl objektiv nichts gefunden werden konnte. Wenn sie lange über Beschwerden klagten, glaubten sie schließlich selbst daran und fühlten sich krank.

Seit diese Verletzten keine Renten mehr bekommen, erscheinen sie nicht mehr mit ihren Klagen in der Ambulanz und es geht nicht nur ihnen gut, sondern auch den Ärzten, welche keine richtige Behandlung für die Leute wußten. Außerdem braucht die Versicherung keine Renten zu bezahlen, und die Schiedsgerichte werden nicht mehr bemüht. Gerade diese leichten Fälle haben sonst die größten Schwierigkeiten gemacht. Auch die Gewerkschaftssekretäre haben vor diesen Leuten Ruhe, welche früher häufig mit dem Ersuchen kamen, man möchte sich für sie einsetzen, weil sie angeblich zu niedrig eingeschätzt seien.

Unsere *Behandlung* besteht in der Regel nur in Bettruhe, die wir so lange einhalten lassen, als der Verletzte nicht mehr über Kopfschmerzen klagt. Dies dauert in der Regel 1 bis 3 Wochen. Ich habe in 26 Jahren mehr als 2000 Gehirnerschütterungen auf diese Weise behandelt.

H. U. Buff, Zürich: **Fortschritte der Chirurgie der Hand.**

Von einem Vortrag über Fortschritte in der Chirurgie erwartet man in der Regel die Mitteilung über neue, größere Operationen, über solche, die man bisher für unmöglich oder zu gefährlich betrachtete. Dies trifft zu in der Großchirurgie, in der Chirurgie der großen Kliniken, oder etwas anders ausgedrückt, in der Chirurgie der Chefärzte und der Professoren. Die Chirurgie der Hand gehört aber nicht in diesen Bereich. Sie ist die Chirurgie des Assistenten und des praktischen Arztes. So war und ist es jedenfalls bis heute. Der wichtigste Fortschritt in der Chirurgie der Hand scheint mir darin zu bestehen, daß man von ihr spricht, daß man sie als Vortragsthema wählt. Erst in letzter Zeit hat man allerorts begonnen, sie aus der Versenkung etwas herauszuholen. Denn man hat erkannt, daß man durch Pflege vieler Details unendlich viel herausholen kann. Diese Kleinigkeiten und Einzelheiten, auf die es ankommt, um die Behandlungsresultate ganz wesentlich zu verbessern, sind den speziellen Verhältnissen der Handchirurgie angepaßt. Wenn es mir auch nicht richtig erscheint, die Chirurgie der Hand als Spezialfach aus der übrigen Chirurgie herauszunehmen, so nimmt sie doch in vielen Beziehungen eine Sonderstellung ein, die berücksichtigt werden muß. Die Chirurgie der Hand ist weder Großchirurgie noch ist sie Kleinchirurgie. Sie verlangt einen vollständigen chirurgischen Rahmen, das heißt gute Asepsis, Assistenten, Schwestern und Schmerzbetäubung durch Plexus-Anästhesie oder allgemeine Betäubung. Sie verlangt sogar spezielle Instrumente, denn die üblichen Instrumente der allgemeinen Chirurgie sind zu grob. Messer und Scheren müssen fein und ganz scharf geschliffen sein, Pinzetten müssen ersetzt werden durch feine Einzinkerhäkchen. Sie verlangt genaue anatomische Kenntnisse, die über das hinausgehen müssen, woran man sich vom Examen her noch erinnern kann, ja sogar größer sein müssen als das, was man im Moment des Examens gewußt hat. Sie verlangt aber vor allem viel Zeit und eine große Erfahrung. Es ist ganz wesentlich, alle behandelten Handverletzungen in gewissen Zeitabständen nachzukontrollieren, um über die Endresultate ein völlig klares Bild zu bekommen. Am wichtigsten sind Interesse und Freude an kleinen

kniffligen Dingen. Wer alle diese Bedingungen erfüllt, ist ein guter Hand-
chirurg, ganz unabhängig von seiner sonstigen Stellung in Klinik oder
Krankenhaus, sei er nun Chefarzt, Assistent oder praktischer Arzt. Zu
einem solchen Arzt sollen die Patienten gehen oder die Berufsgenossenschaften ihre Patienten schicken. Dann werden sie kürzere Heilungszeiten, geringere Invaliditäten und kleinere Renten haben.

Ganz besonders muß betont werden, daß *das Heilresultat einer Handverletzung in erster Linie vom ersten Chirurgen abhängt,* das heißt von
denjenigen Maßnahmen, welche bei der ersten Versorgung getroffen
werden. Es ist ganz falsch zu glauben, man könne die erste Behandlung
einem Unerfahrenen überlassen, in der Annahme, man könne ja später,
wenn das Resultat ungünstig ausfalle, immer noch korrigieren. Das ist
nur in ganz beschränktem Maße möglich. Am Anfang kommt es auf die
allerkleinsten Details an. Später ist es außerordentlich schwierig, zeit-
raubend und nur zu oft enttäuschend, eine schon eingetretene Schädigung im Sinne einer Versteifung, einer Verkrüppelung, einer narbigen
Verbackung der Hand wieder rückgängig zu machen. Solche Spätope-
rationen, wie zum Beispiel Kapsulotomien, können wohl die Hand verbessern, sie können aber nie so gute Resultate erzielen wie eine von
Anfang an richtig durchgeführte Behandlung.

Wenn man sich über die wichtigsten Behandlungsprinzipien ein klares
Bild machen will, so ist es am besten, einmal zu untersuchen, welches
die *Ursachen der Invalidität* sind. Weitaus im Vordergrund stehen zwei
Gründe: Die Störungen der Bewegungen und die Störung der Sensibilität.
Die Hauptursache bildet *die Versteifung der Hand in einer fehlerhaften
Stellung:* Das Handgelenk ist volar gebeugt, die proximalen Fingergelenke sind gestreckt oder sogar überstreckt, die normale Wölbung der
Hand ist aufgehoben, die distalen Fingergelenke stehen in Streck- oder
Beugestellung und die wenigen noch möglichen Bewegungen sind praktisch nutzlos, ganz besonders dann, wenn zudem der Daumen seitlich
von der Hand absteht und nicht oponiert werden kann. Die Langfinger
können nun weder mit dem Daumen noch mit der Handvola einen Griff
bilden und auch relativ große Bewegungsexkursionen sind fast völlig
nutzlos. Wenn es nicht zu vermeiden ist, daß Hand und Finger ihre
Beweglichkeit mehr oder weniger verlieren, so muß dies wenigstens in
einer Stellung eintreten, in der die noch bleibenden Bewegungen voll ausgenutzt werden können. Das ist *die Funktionsstellung der Hand:* Handgelenk dorsal flektiert, alle Fingergelenke etwa 45° gebogen, der Daumen
in Opositionsstellung. Das Schlüsselgelenk für die Hand ist das Handgelenk, das wichtigste Gelenk der Finger das Grundgelenk. Wenn die
Hand dorsal flektiert und die proximalen Fingergelenke 45° gebogen
werden, nehmen auch die anderen Gelenke ganz automatisch eine normale Ruhestellung ein. In dieser Funktionsstellung können auch die
kleinsten Bewegungsmöglichkeiten der Finger ausgenutzt werden und
sind von unendlichem Wert. Jede Versteifung, die nicht in dieser Funktionsstellung erfolgt, führt zu einer schweren Behinderung. Es muß deshalb als erster und wichtigster Grundsatz aufgestellt werden: Jede Ruhigstellung einer Hand, bei welcher die Gefahr einer Versteifung besteht,

muß in Funktionsstellung erfolgen. Alle anderen Gesichtspunkte haben demgegenüber in den Hintergrund zu treten. Es ist wichtiger, daß bei einer Fraktur zum Beispiel die Gelenke in guter Stellung stehen, als daß die Knochenfragmente ganz genau reponiert sind und dafür der Finger gestreckt fixiert wird. Es nützt zum Beispiel auch gar nichts, durch eine spektakuläre Lappenplastik vom Abdomen einen Hautverlust zu decken und dadurch auf eine Fixierung der Hand in günstiger Stellung zu verzichten. Eine volare Gipsschiene darf zum Beispiel nicht weiter reichen als bis zur distalen Beugefalte der Handvola, denn sonst ist eine Beugung in den proximalen Fingergelenken nicht mehr möglich. Sobald die Gefahr der Versteifung besteht, muß die Hand also unter allen Umständen, unter Hintanstellung aller anderen Überlegungen in Funktionsstellung fixiert werden. *Unter welchen Umständen besteht nun die Gefahr einer Versteifung?* Für eine Versteifung sind die Verkürzung der Gelenkbänder, die Schrumpfung der Gelenkkapsel, die Fibrose der Muskulatur, kurz irgendwelche narbigen Veränderungen ausschlaggebend. Eine Narbenbildung tritt immer auf, sobald Zellen geschädigt sind und zugrunde gehen, sei es durch eine mechanische Ursache, wie besonders eine Quetschung, oder sei es durch eine Infektion. Klinisch tritt eine solche Zellschädigung immer in Erscheinung in Form eines *Ödems*. Sobald Finger oder Hand geschwollen sind, besteht die Gefahr einer späteren Versteifung. Schon vorhandene Schädigungen können wir nicht rückgängig machen, wir können aber ihre Folgen einschränken. Im Vordergrund stehen dabei folgende zwei Maßnahmen: *Hochlagerung und leichter Kompressionsverband*. Die *Hochlagerung* muß während mindestens 48 Stunden nach einem Unfall oder einer Operation konsequent durchgeführt werden, am besten durch Aufhängen der gut verbundenen Hand. Besteht dann immer noch Ödem, so muß die Hochlagerung weitergeführt werden. Beim *Kompressionsverband* muß besonders betont werden, daß er nicht zu straff angezogen werden darf. Auf keinen Fall darf die Zirkulation gehemmt sein. Nach 24 Stunden muß jeder Kompressionsverband deshalb kontrolliert, das heißt die äußere Schicht muß entfernt und wieder neu angelegt werden.

Nach der Versteifung der Gelenke kommt als nächst wichtiger Punkt als Folgezustand nach Handverletzung *die störenden Narben*. Wie können solche vermieden werden? Die Antwort heißt: Durch eine entsprechende *Wundbehandlung*. Hier gilt ein Grundsatz, der allen anderen vorangestellt werden muß, er heißt: „*Jede Wunde muß primär verschlossen werden.*" Dieses Prinzip gilt für den ganzen Körper, hat aber bei den Wunden der Hand eine ganz besondere Bedeutung. Was geschieht, wenn eine Wunde offen bleibt? Es kommt zu einer PS-Heilung. Es bildet sich Granulationsgewebe und dieses wandelt sich um in fibröses Narbengewebe, die Epithelisierung erfolgt langsam vom Rande her und gleichzeitig tritt eine Schrumpfung der Wunde ein. Die Narbe ist nachher kleiner als der frühere entsprechende Hautbezirk. Die anderen Gewebe, die Nerven, Gefäße, Sehnen usw. werden zusammengeschnürt, die Zirkulation wird gestört, es kommt zu Störungen der Bewegung und der Sensibilität. Wenn die Narbe über ein Gelenk verläuft, entsteht eine Beugekontraktur oder Bewegungseinschränkung. Bei einer ps-heilenden Wunde tritt zudem immer eine Komplikation im Sinne einer sekundären Infektion auf, welche wiederum zu einer Vermehrung des sich bildenden Narbengewebes führt und die Heilung verzögert. Eine solche sekundäre Infektion ist nicht zu vermeiden, auch nicht durch Einstreuen von Puder, Verwendung spezieller Salben usw. Die einzige Möglichkeit, sie auszuschalten, ist eben die, daß man die Wunde vermeidet, indem man sie primär verschließt. Das soll nun aber nicht heißen, daß jede Wunde primär genäht werden soll. *Naht und Verschluß sind nicht dasselbe.* Die *direkte Wundnaht* darf nur ausgeführt werden, wenn sie ohne jegliche Spannung möglich ist. Dies ist der wichtigste Punkt. An der Nahtstelle darf es auf keinen Fall zu einer Spannung kommen, denn dadurch wird die Zirkulation in der Tiefe gestört und die Möglichkeiten einer Infektion in hohem Maße gefördert. Bei guter Zirkulation wird vitales Gewebe mit eingedrungenen Infektionskeimen gut fertig. Sobald die Zirkulation aber gestört ist, bekommen die Infektionserreger die Überhand. Zudem können an den Wundrändern kleine Nekrosen auftreten. Die Wunde darf also unter keinen Umständen unter Spannung stehen. Wenn die spannungslose Wundnaht nicht möglich ist, muß man zu anderen Mitteln des Wundverschlusses greifen. Dies sind die lokalen Verschiebelappen, die gestielten Lappenplastiken und die freien Transplantate. Welche dieser Methoden sollen wir anwenden? Die Entscheidung soll nicht abhängen vom persönlichen Geschmack des Chirurgen, sondern dafür gibt es ganz bestimmte Indikationen, bestimmt durch Vor- und Nachteile der betreffenden Methoden und Art und Lokalisation der zu deckenden Wunde. Durch ihre Nachteile treten ganz besonders die *gestielten Lappenplastiken* hervor. Jede gestielte Lappenplastik verlangt eine Zwangsstellung während zwei bis drei oder vier Wochen. Während dieser Zeit kann die Hand nicht in Funktionsstellung fixiert werden. Wenn man zum Beispiel einen Lappen vom Abdomen verwendet, so sind alle Hand- und Fingergelenke in Streckstellung. Bei solchen Verletzungen, bei denen zum Beispiel die ganze Haut der Dorsalseite fehlt, bestehen meistens auch Schädigungen von anderen Geweben, besonders Quetschungen. Es sind also alle Voraussetzungen für Ödem und anschließende Vernarbung gegeben. Wenn eine solche Hand für drei Wochen in Streckstellung ans Abdomen fixiert wird, erreicht man vielleicht eine relativ gut gelungene Lappenplastik, aber gleichzeitig eine in hoffnungsloser Stellung versteifte Hand, die praktisch fast wertlos ist. Doch auch ohne Versteifung ist das Resultat eines gestielten Lappens im Bereiche der Hand fast nie ein gutes, denn es gibt am Körper keine Haut, welche derjenigen der Hand weitgehend entsprechen würde. Besonders die Haut des Abdomens ist viel lockerer, das Fettgewebe viel reichlicher, was an der Hand zu einem häßlichen, kissenartigen Aussehen führt. Die Patienten sind mit solchen Lappen später nie zufrieden, sie pflegen ihre Hand zu verbergen und immer Handschuhe zu tragen. Gestielte Lappenplastiken sollen in der primären Behandlung der Handverletzungen fast vollständig gestrichen werden. Durch ihre Vorteile treten jedoch *die freien Transplantate* hervor. Die Hand kann in Funktionsstellung fixiert werden, ein guter Kompressionsverband kann angelegt werden, der Verband ist jederzeit kontrollierbar, mit Bewegungen kann in jedem gewünschten Zeitpunkt begonnen werden, kurz, die übrige Behandlung ist keineswegs beeinträchtigt. *Lokale Verschiebelappen* sind bei frischen Verletzungen eine gefährliche Maßnahme. Zur Abschätzung der Möglichkeiten der Ausdehnung der entsprechenden Schnitte, der Unterminierung und Verschiebung braucht es größere Erfahrung. Zudem ist es oft schwer, festzustellen, in welcher Ausdehnung die Umgebung einer Wunde geschädigt und in der Vitalität gestört ist. Es ist vorsichtiger, sich primär auf die freien Transplantate zu beschränken. Wenn diese später den an sie gestellten Forderungen in funktioneller und kosmetischer Beziehung nicht genügen, können sie später durch eine andere Art der Hautbedeckung, zum Beispiel einen lokalen Verschiebelappen, ersetzt werden. Ein freies Transplantat erfüllt immer die hauptsächlichste Forderung der Wundbehandlung, daß die Wunde vollkommen geschlossen ist, eine PS.-Heilung und eine sekundäre Infektion verhindert werden.

Welche Methode der freien Transplantate soll angewendet werden? Wir unterscheiden die Methode nach REVERDIN, die Methode nach OLLIER-THIERSCH, den „Dermatom-Lappen" intermediärer Dicke, den wir mit dem Dermatom von PADGETT entnehmen und den WOLFE-KRAUSE-Lappen, also ganze Hautdicke, aber selbstverständlich ohne Fettgewebe. Welche dieser vier Möglichkeiten ist die beste? Die *Reverdinplastik* ist abzulehnen, besonders deshalb, weil man eine vollständige zusammenhängende Bedeckung der Wunde durch Haut erreichen will und bei der Methode nach REVERDIN, auch wenn die Läppchen ganz eng aneinandergelegt werden, immer kleine Zwischenräume auftreten, an denen es zu einer PS.-Heilung kommt und zudem das Resultat an Empfänger- und Spenderstelle in kosmetischer Hinsicht schlecht ist. *Die Wahl zwischen Thiersch, Dermatom und Wolfe-Krause-Lappen* hängt von der Ausdehnung und Lokalisation ab. Auf der Volarseite der Hand ist eine gute Elastizität erforderlich. Hier ist die funktionelle Beanspruchung sehr groß. Hier sollen möglichst dicke Lappen verwendet werden, das heißt WOLFE-KRAUSE-Lappen oder bei größeren Wundflächen Dermatom-Lappen. Auf der Dorsalseite der Hand ist die funktionelle Beanspruchung hingegen klein. Hier genügen Thierschungen. Die verschiedenen Möglichkeiten und Resultate solcher Hautplastiken lassen sich besser durch Bilder als durch Worte darstellen.

Wenn auch die Behandlung der Hautwunden im Vordergrund steht, so dürfen *die anderen Verletzungen* doch nicht vernachlässigt werden. Nach welchen Gesichtspunkten soll deren Behandlung vorgenommen werden? Besonders wichtig sind die Verletzungen der *Nerven*. Ein durchtrennter Nerv muß immer genäht werden. Bei günstigen Wundverhältnissen soll die Naht primär gemacht werden. Wenn hingegen mit einer glatten Wundheilung nicht mit Sicherheit gerechnet werden kann, ist es besser, sie sekundär nach etwa drei Wochen auszuführen. Die Aussichten bei durchtrennten Fingernerven sind nicht allzu schlecht. Je peripherer ein Nerv durchtrennt ist, desto größer ist in der Regel die

Chance, daß er nach erfolgter Naht wieder funktionstüchtig wird. Ein volarer Fingernerv ist ziemlich dick und kann ohne große Schwierigkeiten schön dargestellt und mit feiner Nadel gut adaptiert werden. Die Folgen eines nicht genähten durchtrennten Fingernerven sind sehr schwerwiegend; zumindest bleibt der Finger gefühllos und kälteempfindlich, nur zu oft kommt es zudem zu schmerzhaften Zuständen, zu Neurinombildung usw.

In der Beurteilung der *Sehnennähte* muß streng unterschieden werden, um welche Sehnen es sich handelt. Man kann nicht sagen: „Die Sehnenverletzungen der Hand sollen primär oder sekundär genäht werden", oder „die Sehnennähte der Hand haben eine gute oder eine schlechte Prognose". Man muß in erster Linie zwei Kategorien streng auseinanderhalten. Zur ersten gehören alle Strecksehnen, die Beugesehne des Daumens und die Beugesehnen der Langfinger proximal der distalen Beugefalte der Hand oder ganz distal auf Höhe des Ansatzes am Endglied. Alle diese Sehnenverletzungen haben eine sehr gute Prognose, und in der Indikation zu einer primären Naht kann sehr weit gegangen werden. In die zweite Kategorie fallen die Beugesehnen der Langfinger im Abschnitt zwischen distaler Beugefalte der Handvola und Mitte Mittelglied. Bei diesen Verletzungen pflegen die Heilresultate sehr schlecht zu sein. Es bestehen folgende Möglichkeiten des Vorgehens: Primäre Naht, primäre Verwendung eines Transplantates, sekundäre Naht oder sekundäre Verwendung eines Transplantates. Eine ganz eindeutige Abgrenzung der jeweiligen Indikation wage ich nicht zu machen. Folgende Punkte scheinen mir sicher zu stehen: Wenn sowohl die Sehnen des Flexor sublimis und des Flexor profundus durchtrennt sind, so soll nur die eine, und zwar diejenige des profundus genäht werden. Wenn ein Transplantat verwendet wird, so soll es von Höhe der distalen Beugefalte der Handvola bis auf Höhe des Endgliedes des Fingers reichen. Dadurch wird vermieden, daß im für Verwachsungen besonders gefährdeten Gebiet eine Naht zu liegen kommt. Als Transplantat eignet sich die Sehne des Musculus palmaris longus am besten. Diese Methode ist immer notwendig, wenn es sich nicht um eine Schnittwunde mit scharfer Durchtrennung der Sehne handelt und soll dann in der Regel sekundär nach erfolgter Wundheilung ausgeführt werden. Bei ganz glatten scharfen Wunden ziehen wir die direkte primäre Naht, oder, sofern dies nicht möglich war, die sekundäre Naht nach drei Wochen vor. Bis zur endgültigen Beurteilung des Resultates muß lange gewartet werden. Oft ist das definitive Endresultat erst nach $\frac{1}{2}$ bis 1 Jahr erreicht und, verglichen mit dem Zustand nach drei Monaten, erstaunlich gut.

Ganz kurz soll die Behandlung der *Infektionen* gestreift werden: In letzter Zeit sind starke Veränderungen eingetreten; denn im Gegensatz zur Wundbehandlung haben hier die Antibiotica eine große Bedeutung. Sie haben es ermöglicht, daß die Chirurgie viel vollständiger und mutiger sein kann. Der chirurgische Eingriff bei einer Infektion darf sich nicht mehr darauf beschränken, den Eiterherd zu eröffnen und zu dränieren, sondern muß alles nekrotische und infizierte Gewebe radikal entfernen, was selbstverständlich nur in Blutleere und bei guter Schmerzbetäubung in Form einer Plexus-Anästhesie oder besser einer Allgemeinnarkose möglich ist. Nach erfolgter radikaler Exzision richten wir unsere ganze Aufmerksamkeit auf die Vermeidung der Bildung störender Narben durch eine möglichst rasche Bedeckung der Wunde durch Haut und durch Vermeidung einer sekundären Infektion. In gewissen Fällen kann man so weit gehen, die Wunde sofort nach der Exzision des infizierten Gewebes wieder zu verschließen, ganz selten durch direkte Naht, häufiger aber durch ein freies Transplantat. Wenn dies nicht sofort angezeigt ist, so vielleicht nach 5 bis 10 Tagen. In der Zwischenzeit soll die Wunde trocken verbunden und vollständig in Ruhe gelassen werden. Handbäder und feuchte Verbände sollen im Anfang nicht gemacht werden, sondern trockene Verbände, seltene Verbandwechsel und selbstverständlich Fixierung der Hand in Funktionsstellung, Hochlagerung und Verabreichung von Antibiotica. Die Antibiotica haben aber auch im Frühstadium in dem Sinne einen Einfluß, daß bei beginnenden Panaritien bei völliger Ruhigstellung und unter genauer Kontrolle mit dem chirurgischen Eingriff zugewartet werden kann. Ganz beginnende Entzündungen können noch vollständig zurückgehen, andere lokalisieren sich, so daß der Eingriff beschränkt werden kann. Bei Infektion der Sehnenscheide kann man oft mit Erfolg so vorgehen, daß die Sehnenscheide von einem kleinen Schnitt aus freigelegt und mit Penizillin ausgespült wird und ohne Dränage, eventuell sogar nach Verschluß der Wunde der Finger durch eine Gipsschiene fixiert wird und weiterhin Penizillin parenteral verabreicht wird.

In der Behandlung der *Verbrennungen* kommt es selbstverständlich in erster Linie auf deren Tiefe an. Bei einer Verbrennung dritten Grades sind alle epithelialen Elemente der Haut zerstört. Der ganze betroffene Hautbezirk wird also nekrotisch, stößt sich ab und läßt eine Wundfläche zurück, welche durch Einwachsen des Epithels von den Wundrändern her und durch Schrumpfung heilt, wobei es zu schwersten Narbenkontrakturen und Bewegungsstörungen kommt. Solche katastrophalen Endzustände können nur vermieden werden, wenn die Wunden frühzeitig durch Hauttransplantate gedeckt werden. Das beste Vorgehen besteht zweifellos in der *primären Exzision* des geschädigten Gewebes und der primären Deckung der Wunde. Solch ein aktives Vorgehen ist immer dann angezeigt, wenn es sich um eine streng umschriebene, eindeutig als dritten Grades zu erkennende Verbrennung handelt, wie man sie bei elektrischen Verbrennungen oder Kontaktverbrennungen findet. Bei Verbrennungen der ganzen Hand sowie bei solchen zweiten Grades soll vorerst in Funktionsstellung ein leichter Kompressionsverband angelegt und dieser während etwa 14 Tagen, sofern keine manifesten Zeichen einer Infektion bestehen, belassen werden. Beim Verbandwechsel nach dieser Zeit wird es klar, ob es sich um eine Verbrennung ersten bis zweiten Grades gehandelt hat und man die Heilung sich spontan abwickeln lassen kann, oder ob eine Verbrennung dritten Grades vorliegt, die eine Transplantation verlangt. Im letzteren Fall soll mit allen Mitteln, das heißt mechanisch, durch Salben oder durch Verwendung von

Streptokinase, zum Beispiel Varidase, eine rasche Abstoßung der Nekrosen gefördert und die Wunde durch Thiersch-Lappen gedeckt werden.

Bei der *Korrektur von Folgezuständen nach Handverletzungen,* also der eigentlichen Wiederherstellungschirurgie der Hand, gibt es selbstverständlich sehr viele Variationen. Das Wichtigste ist die Aufstellung eines genauen Behandlungsplanes, die Festsetzung der Reihenfolge der auszuführenden Maßnahmen und Operationen. *Im Vordergrund steht wiederum die Haut.* Diese muß zuallererst in tadellosem Zustande sein. Nur bei guten Hautverhältnissen darf an die anderen Gewebe herangegangen werden. An zweiter Stelle stehen *die Gelenke.* Diese müssen wieder beweglich gemacht werden. Durch konservative Maßnahmen, das heißt aktive Bewegungen, elastische Züge, entsprechende Schienen kann sehr viel erreicht werden. An dritter Stelle stehen die *Nerven* und *Knochen* und erst zuallerletzt kommt die Reihe an die *Sehnen.* Es ist ja selbstverständlich, daß es sinnlos ist, eine Sehnennaht zu machen an einem Finger, dessen Gelenke versteift sind, denn von einer genähten Sehne oder einem Sehnentransplantat kann nicht erwartet werden, daß sie dieses Gelenk wieder beweglich machen. Bei der Korrektur der Hautnarben gelten im Prinzip dieselben Prinzipien wie bei der Behandlung der frischen Wunden, nur finden hier die lokalen Verschiebelappen, besonders die *Z-Plastik,* und auch die gestielten Lappen von einem Finger zum anderen Finger eine häufigere Verwendung.

Unter den krankhaften Veränderungen der Hand kommt der Dupuytrenschen Kontraktur eine besondere Bedeutung zu. Eine gut ausgeführte Operation führt zu sehr guten Resultaten und ist angezeigt, wenn die Kontraktur eindeutig zunimmt und beginnt, dem Patienten Beschwerden zu verursachen. Die Auffassung, daß immer auch die Haut der befallenen Partie mit entfernt werden und durch ein freies Transplantat ersetzt werden soll, teile ich nicht, sondern bin im Gegenteil der Auffassung, daß eine Hauttransplantation nur in ganz seltenen Fällen notwendig und angezeigt sei. Die Schnittführung entsprechend der distalen Beugefalte der Handvola und der Beugefalte des Thenars, kombiniert mit Z-Plastiken auf Höhe der Fingergrundglieder, hat sich sehr gut bewährt.

Relativ jung ist der Begriff des *Carpaltunnelsyndroms.* Es handelt sich dabei um die Kompression des Nervus medianus bei seinem Durchtritt durch das Carpaltunnel, ohne daß dafür eine eindeutige Erklärung zum Beispiel im Sinne eines luxierten Lunatums usw. vorliegen würde. Die Erscheinungen treten ganz allmählich auf. Der Patient kommt zum Arzt wegen Gefühlsstörungen, Kribbeln usw. im Versorgungsbereich des Nervus medianus der Hand. Man pflegt eine Hypästhesie, eventuell auch trophische Störungen und eine Atrophie der durch den Nervus medianus inervierten Muskeln, also besonders des Thenars zu finden. Die Erscheinungen sind oft doppelseitig. Der Verlauf kann sehr verschieden sein. Sehr häufig nehmen die Erscheinungen zu. Chirurgisches Vorgehen ist dann unbedingt angezeigt. Die Operation ist sehr einfach. Sie besteht lediglich in einer Spaltung des Ligamentum carpi transversum, um dem Nerven mehr Platz zu gewähren. Irgendwelche Nachteile für die Funktion der Hand konnten dadurch nicht festgestellt werden. Der Erfolg dieser entlastenden Operation ist häufig sehr spektakulär. Die subjektiven Beschwerden und trophischen Störungen können fast schlagartig verschwinden. Eine völlige Wiederherstellung, besonders der atrophischen Muskulatur, ist hingegen kaum zu erwarten.

Diese Ausführungen stellen nur Hinweise auf einige allgemeine Prinzipien in der Chirurgie der Hand dar. Das Gebiet der Chirurgie der Hand ist weit größer und vielgestaltiger. Sie ist ein unerschöpfliches und äußerst dankbares Gebiet für alle, die sich eingehend damit beschäftigen.

Literatur.

Buff, H. U.: Hautplastiken, Indikation und Technik. Stuttgart, Thieme, 1952. — Praxis 1950, 422. — Helvet. Chir. Acta 16, Fasc. 4/5. — Helvet. Chir. Acta 17, Fasc. 4/5.

P. Rostock, Bayreuth: **Probleme der Begutachtung.**

Wenn ich in diesem Kreise über Begutachtung zu Ihnen sprechen soll, so kann es nicht meine Aufgabe sein, Ihnen in akademischer Form etwa eine lückenlose Darstellung der für die Begutachtung wichtigen Regeln zu bringen. Dies ist in mehreren guten Büchern oft genug geschehen, so daß jeder es dort nachlesen kann. Ich möchte mich vielmehr darauf beschränken, schlaglichtartig einige Probleme zu beleuchten, welche nach meiner Erfahrung vielleicht der Besprechung wert sind und welche auch im Augenblick eine gewisse Aktualität haben. Dabei sei es mir gestattet, zur Abrundung gelegentlich einmal Vergleiche zu ziehen mit dem heute ganz besonders aktuellen Gebiet der Begutachtung auf Grund des Bundesversorgungsgesetzes, also der Begutachtung von Kriegsversehrten.

Eine Tatsache, welche in der Unfallbegutachtung seit Jahrzehnten meiner Auffassung nach leider nicht genügend beachtet worden ist, ist die Erfahrung, daß eine gute Anamnese die halbe Diagnose ist. Nun besteht ein gewisser Grund, daß dieser Satz wenig beachtet wurde, darin, daß in den meisten Fällen der Unfallbegutachtung die Anamnese kurz und klar ist. Nämlich ein Mann hat irgendwann einen Unfall erlitten und hat die und die Verletzungen davongetragen. Größere Anamnesenerhebungen waren eigentlich nur dann notwendig, wenn es sich darum handelte, daß etwa nicht alltägliche Erkrankungen als Folge eines Unfalls anerkannt werden mußten oder nicht. Dann waren schon eine eingehendere Befragung des Kranken und ein systematisches Nachforschen nach Vorerkrankungen notwendig.

Und doch ist es meiner Auffassung nach ein absoluter Nachteil zahlreicher Formblätter der Berufsgenossenschaften, daß vor allem bei Nachuntersuchungen und besonders auch bei der Begutachtung zum Zwecke der Festsetzung der ersten Dauerrente auf die Anamnese gar kein Wert gelegt ist und daß eine entsprechende Rubrik im Formblatt nicht vorhanden ist. Auch ein Gutachten zum Zwecke der Nachuntersuchung eines Unfallverletzten muß mit der Feststellung der Tatsache beginnen, daß am soundsovielten die und die Verletzung (genaue Diagnose) stattgefunden hat. Mitunter ist es auch zweckmäßig, einige Worte über den Heilverlauf hinzuzufügen.

Der Denkvorgang bei der Begutachtung ist doch so, daß zunächst der Arzt einmal ermitteln muß, was hat dem Mann überhaupt gefehlt, also daß er einen Knöchelbruch rechts gehabt hat oder eine Meniscusverletzung links oder einen Rippenbruch mit oder ohne Pleuraverletzung, und daß er dann an die Untersuchung des Mannes herangeht. Wenn er sich nur darauf beschränkt, die häufig nicht einmal sehr ausreichend genauen Symptome des letzten Gutachtens mit dem zu vergleichen, was er jetzt findet, dann wird er immer in bezug auf die Beurteilung der Frage im Dunkeln tappen, ob die Beschwerden, die der Mensch ihm jetzt vorbringt, die Folge des hier in Rede stehenden Unfalls sind oder nicht. Ich würde es also sehr begrüßen, wenn gelegentlich einmal dieser Gesichtspunkt bei der Bearbeitung der Formblätter etwas mehr berücksichtigt würde.

Und da wir gerade bei dem Begriff „Formblatt" sind, so sei es mir ketzerisch gestattet, eine Kritik am Geschäftsgebaren vorzubringen. Wir könnten eigentlich das schöne Lied singen: „Wer hat dich, du schöner Wald, abgeholzt zu Formularen." Wir leben im Zeitalter der Formulare. Wir wissen ganz genau, daß sie notwendig sind, denn sie sagen dem Befragten, was der Fragesteller wissen will. Auf die Begutachtung in Unfallangelegenheiten angewendet, heißt es also, daß die Berufsgenossenschaft mit dem Formblatt einen Arzt fragt, was sie wissen muß, um die verwaltungsrechtlichen Unterlagen für Bescheiderteilung und Derartiges zu erhalten. Das hat seine Berechtigung, und zwar leider einzig und allein deswegen, weil eine große Zahl der Ärzte mit der Materie der Begutachtung nicht so vertraut ist, wie es eigentlich sein sollte. Vielleicht kann ich die Situation, etwas überspitzt, so darstellen, daß das Formular, auch das Gutachtenformular, angebracht ist für einen Lehrling und vielleicht noch für einen Gesellen auf dem Gebiete der Unfallbegutachtung. Es einem Meister zu übersenden, sollte eigentlich als Taktlosigkeit bewertet werden, denn man weiß, daß dem Meister bekannt ist, worum es sich handelt. Und wenn darüber hinaus die Fragesteller, sei es die Berufsgenossenschaft, sei es das Oberversicherungsamt, Sonderfragen haben, so mögen sie diese Sonderfragen klar formulieren. Denn nur dann, wenn einem Arzt, auch einem Meister auf dem Gebiete der Unfallbegutachtung, klare Fragen vorgelegt werden, kann der Fragesteller erwarten, daß er ebenso klare Beantwortungen erhält. Es sei zur Ehre der Landesversicherungsämter und der Oberversicherungsämter sowie zahlreicher Berufsgenossenschaften gesagt, daß in der überwiegenden Zahl der Fälle die von dort gestellten Fragen klar und eindeutig sind. Daß sie uns Ärzten manchmal Kopfschmerzen bereiten, ist eine andere Frage.

Es hat sich überall eingebürgert, daß ein Gutachten gegliedert ist in die Abschnitte Vorgeschichte, augenblickliche Beschwerden, Befund und Beurteilung. Noch einige Worte zur Vorgeschichte besonders in bezug anf Untersuchung Kriegsversehrter. Hier kann die Erhebung der

Vorgeschichte nicht eingehend genug sein, denn es handelt sich hier nicht nur etwa darum festzustellen, ob der Betreffende irgendwann eine Schußverletzung oder einen Unfall erlitten hat, sondern es muß ermittelt werden die gesamte dienstliche Tätigkeit des Betreffenden im Kriege, denn eine Reihe von Erkrankungen, welche jetzt als Kriegsfolgen angeschuldigt werden, liegen auf internem und neurologischem Gebiet, und bei ihnen kann nicht ein einmaliges Ereignis als Ursache diskutiert werden, sondern die gesamte Wehrdiensttätigkeit. Es ist von grundsätzlich verschiedener Bewertung, ob ein Mensch vom ersten bis zum letzten Kriegstage als Infanterist draußen an der Front tätig war oder ob er etwa bei der Brückenbewachung in den rückwärtigen Gebieten in der Heimat oder in Schreibstuben tätig war. Es ist auch ein Unterschied, ob er Gefreiter oder ob er Stabsoffizier war. Und so muß sich denn unsere Anamnesenerhebung chronologisch darauf beziehen, was hat der Mann, den wir zur Begutachtung haben, während des Krieges gemacht, von Monat zu Monat, auf welchem Kriegsschauplatz, in welcher Dienststellung. Und wir müssen dann auch fragen, auf welche dienstlichen Ereignisse der Betreffende selbst das bei ihm etwa vorhandene Leiden zurückführt. Also bei der Kriegsversehrtenbegutachtung spielt die Anamnesenerhebung eine noch viel größere Rolle als in der Unfallbegutachtung.

Zu der Erhebung der augenblicklichen Beschwerden ist nichts Besonderes zu sagen. Es ist allgemein bekannt, daß man bei manchen Leuten die Beschwerden direkt herausfragen muß und daß andere Leute einen überschütten mit einem Schwall von Belanglosigkeiten, die zu fixieren manchmal gar nicht notwendig ist. Und doch erleben wir es heuzutage häufig, daß Gutachten aus dem Grunde in ihrem Wert angefochten werden, weil die Verletzten im Spruchverfahren sagen, daß nicht alle ihre Beschwerden berücksichtigt worden sind, und daß dann also das Verfahren ausgesetzt wird, ein neuer Gutachter gehört wird, der dann auch diese Beschwerden berücksichtigt. Und auch wenn das geschehen ist, kann man mitunter erleben, daß an der Sitzung des Oberversicherungsamtes weitere Beschwerden auftauchen, die dann immer wieder geklärt werden müssen. Es hat sich besonders beim Berufungsverfahren bewährt, daß man den Leuten, welche über viele Beschwerden klagen, sagt: „Bitte, diktieren Sie meiner Sekretärin in die Maschine, was Sie für Beschwerden haben, unterschreiben Sie es nachher." Dieses Schriftstück wird dann dem Gutachten beigefügt. Dann kann der Mann nachher nicht mehr sagen, irgendwelche Beschwerden seien nicht berücksichtigt worden.

Zu dem Abschnitt „Befundschilderung" ist ebenfalls nichts Neues zu sagen. Man kann erleben, daß die Befunde mehr als dürftig sind, man kann auch erleben, daß sie zu eingehend sind. Vielleicht ist die Formulierung richtig, daß man sagt: Der Befund muß alle die Symptome aufzeichnen, welche für die Beurteilung des gerade vorliegenden Falles von Wert sind. Es kann weggelassen werden alles das, was für die Beurteilung unwichtig ist. Im Zweifelsfalle jedoch soll man im Befund lieber zu ausführlich sein als das Gegenteil.

Wichtig ist, daß das aufgeführt wird, was tatsächlich untersucht worden ist. Was nicht verzeichnet ist, wurde nicht untersucht. Wertlos sind

die leider beliebten Redewendungen: Innere Organe o. B., oder Reflexe
o. B. Was soll das heißen? Sind etwa die mehrere hundert bekannten
Reflexe untersucht worden? Sicher nicht. Also muß man angeben, welche
Reflexe untersucht wurden.

Wenn man nun die Untersuchung durchgeführt hat, so ist es absolute
Notwendigkeit, daß die Beurteilung beginnt mit einer exakten, klaren
Diagnose. Das, was wir heutzutage so häufig lesen: „Zustand nach . . .‟
oder „Herzleiden‟ oder „Kniegelenkschaden‟, meine Herren, das sind
keine brauchbaren Diagnosen. Daß der Mann irgendeinen Kniegelenkschaden hat, das weiß er selbst. Deswegen braucht er nicht zu einem
Arzt zu gehen. Der Arzt muß sowohl zum Zwecke einer sinnvollen Therapie als auch zum Zwecke der Begutachtung herausbekommen, ist es
eine Tuberkulose oder ist es eine Arthrosis deformans oder eine traumatische oder degenerative Meniscuslösung, oder ist es ein reizempfindliches
Kniegelenk oder eine Osteochondritis dissecans, um nur einige Diagnosen
herauszuholen. Es ist selbstverständlich, daß jede dieser einzelnen Diagnosen wesensverschiedene Leiden darstellen, deren Beurteilung, ob sie
Folge eines Unfalls oder meinetwegen des Kriegsdienstes sind, ganz verschieden ausfallen wird. Wenn man etwa das Wort „Herzleiden‟ nimmt,
so kann man dasselbe sagen, was ich eben vom Kniegelenkschaden sagte.
Aber auch die Diagnose „Zustand nach . . .‟ bedeutet gar nichts. Zustand nach Oberschenkelschußfraktur kann sein ein amputiertes Bein.
Es kann ebenso gut aber auch sein eine reizlose Narbe am Oberschenkel
ohne jede Funktionsbehinderung. Sie sehen daraus, wie wichtig die klare
Diagnose ist. Und ich gehe sogar so weit, wenn ich in einem Gutachten
lese eine Diagnose wie „Zustand nach . . .‟, dann muß ich mir zwangsläufig sagen, daß der Mann, der dieses Gutachten verfaßt hat, keine
Ahnung von der Begutachtung hat.

Es ist keine Schande, wenn ein Arzt nicht viel weiß von der Unfallbegutachtung. Man kann heutzutage nicht alles wissen. Aber es ist eine
Schande, wenn er sich seiner Grenzen nicht bewußt ist. Wenn er nicht
in der Lage ist, ein Gutachten zu machen, so soll er die Akten zurück-
schicken und soll sagen: „Bitte, schicken Sie den Akt irgendeinem anderen Kollegen.‟ Es ist verwerflich, wenn ein Arzt sich an einen operativen Eingriff heranmacht, dem er ausrüstungsmäßig, erfahrungsmäßig
und operativ-technisch nicht gewachsen ist. Genau so verwerflich ist es,
wenn ein Arzt sich an eine Begutachtung heranmacht, ohne die sachlichen und sonstigen Voraussetzungen zu besitzen, die er haben muß,
um ein Gutachten machen zu können. Dazu gehören nicht nur die rein
untersuchungstechnische Fähigkeit und die Klarheit der Diagnosenstellung. Es gehört auch dazu die Kenntnis der rechtlichen Grundlagen der
Begutachtung, ganz gleich, ob es sich um die Reichsversicherungs-
ordnung oder um das Bundesversorgungsgesetz handelt.

Diese Auffassung hat sich leider noch nicht überall bei den Ärzten
durchgesetzt. Zahlreiche Ärzte glauben, Begutachtung wäre so eine
kleine Sache, die man nebenbei macht. Und wenn das Formular ausgefüllt ist, dann wäre es erledigt. Meine Herren Ärzte! Glauben Sie nicht,
daß das richtig ist. Die Juristen, welche Ihr Gutachten bekommen, wis-

sen sehr viel von Medizin und haben eine große Erfahrung, und sie lesen aus dem, was Sie dort schlecht oder recht geschrieben haben, heraus, ob der Betreffende Kenntnisse auf dem Spezialgebiet hat oder nicht, und bilden sich danach ihr Urteil. Meine Herren! Es sei einmal ganz offen gesagt: Was man an Bescheinigungen behandelnder Ärzte in den Akten sieht, und wenn man das vergleicht mit dem Menschen, den man selbst begutachten soll, dann kann man manchmal beschämt sein. Beschämt aus dem Grunde, nicht weil vielleicht eine Befundschilderung nicht ganz exakt ist. Das wäre nicht so schlimm. Fehler machen wir alle. Auch nicht deswegen, weil vielleicht die Einschätzungen verschiedener Symptome different sind, darüber kann man streiten. Aber beschämt darüber, mit welcher Leichtfertigkeit der Zusammenhang irgendeines Leidens mit einem entschädigungspflichtigen Unfall oder mit dem Kriegsdienst anerkannt wird. Ich kann mir nicht helfen, in manchen derartigen Fällen habe ich mir ganz ehrlich sagen müssen, daß es sich bei solchen Bescheinigungen um ein Gefälligkeitsattest handelt. Ich verkenne nicht die Schwierigkeit, in welcher der Praktiker ist, aber er sollte es sich nicht angewöhnen, jedem Kranken zu bescheinigen, was er von ihm verlangt. Besonders auf dem Gebiete der Bundesversorgung ist es sehr wichtig, daß man die Beurteilung, ob irgendein Leiden Folge des Kriegsdienstes ist oder nicht, nur dann vornimmt, wenn einem die Akten darüber zur Verfügung stehen, wenn man also lückenlos weiß, was hat der Betreffende im Kriege gemacht, welche Erkrankungen hat er durchgemacht u. ä. Man kann nur auf Grund einer einzigen Untersuchung in sehr vielen Fällen nicht entscheiden, ob ein Leiden Folge des Kriegsdienstes ist oder nicht ist. Und man soll das auch dem Patienten selbst sagen, denn nichts ist schlimmer, als wenn man mit hohen Worten sagt: „Selbstverständlich, das ist Folge des Krieges." Und nachher wird einem im Spruchverfahren nachgewiesen, du hast ja Unsinn gesagt, das ist gar nicht so. Dann wird auch dieser Patient, der Ihr Patient ist, den Sie später immer wieder behandeln müssen, keine Hochachtung mehr vor Ihrem Wissen haben, denn er wird sagen: „Ja, damals hat der Doktor gesagt, es wäre so, und die anderen Ärzte haben nachgewiesen, das stimmt nicht." Dadurch leidet auch in der Zukunft das Vertrauen zu Ihnen. Und Sie fahren besser, wenn Sie dem Betreffenden sagen: „Ich kann Ihnen wohl bescheinigen, daß Sie die und die Symptome und Leiden haben. Aber die Anerkennung, ob das die Folge eines Unfalls oder eines Kriegsdienstes ist, die kann ich nicht geben. Das kann ich nur, wenn ich die gesamten Unterlagen habe."

Ein weiterer Trugschluß, der oft gemacht wird, ist der, daß argumentiert wird, der Mann ist im Jahre soundso gesund zum Militärdienst eingezogen worden. Er hat den Krieg mitgemacht, und jetzt ist er krank. Also ist diese Erkrankung Folge des Kriegsdienstes. Die seit langem bekannte und falsche Argumentierung post hoc ergo propter hoc kehrt immer wieder. Man muß sich davor bewahren, und man muß wissen, daß nachgewiesen werden muß, daß irgendein Leiden, welches der Betreffende hat, in ursächlichem und nicht nur in zeitlichem Zusammenhang mit wehrdienstähnlichen Verrichtungen steht. Das ist im Einzelfalle unendlich schwer. Wir wollen darauf hier im einzelnen nicht eingehen. Nur auf diesen leider noch häufigen Trugschluß wollte ich hingewiesen haben.

Und wenn wir dann die richtige Diagnose gestellt haben, dann ist eigentlich die Zusammenhangsbegutachtung gar nicht so schwer. Man muß sich nur klarmachen, was hat der Mann für ein Leiden, man muß sich klarmachen, was wissen wir von der Entstehung dieses Leidens. Und aus dieser Kombination muß dann in der Beurteilung entspringen, ob es Unfall- oder Wehrdienstfolge ist oder nicht. Meine Herren! Das klingt in dieser Deduktion sehr einfach, und doch wissen wir alle, wie schwierig es im Einzelfalle ist und wie manches Kopfzerbrechen wir wohl haben. Nur Ärzte, die über eine gute Kenntnis auf dem Gebiete der allgemeinen und speziellen Pathologie verfügen und welche klar logisch denken können, werden einwandfreie Gutachten erstellen können.

Hauptgrundsatz aller unserer Überlegungen muß absolute Sachlichkeit sein. Wir begutachten nicht „für den Verletzten" oder „für die Berufsgenossenschaft", sondern wir untersuchen und begutachten den Gesundheitszustand „des Herrn X". Den juristischen Begriff des „Parteigutachtens" halte ich vom ärztlichen Standpunkt aus für verwerflich und im höchsten Grade schädlich. Es würde verschwinden, wenn alle Ärzte sich absoluter Sachlichkeit befleißigen würden.

Wenn wir dieses Postulat anerkennen, dann müssen aber auch aus ärztlichen Gutachten Äußerungen wie „bei wohlwollender Begutachtung schätze ich..." verschwinden. Wir haben nicht „wohlwollend" oder „streng" zu beurteilen, sondern einzig und allein sachlich. Wenn irgendwo Härten auftreten, dann hat der Gesetzgeber Möglichkeiten des Härteausgleichs vorgesehen. Die Anwendung der betreffenden Paragraphen ist aber nicht Sache des ärztlichen Gutachters, sondern der Versicherungsträger und der Berufungsinstanzen. Lassen wir ihnen ihre Verantwortung. Wir haben an der unserigen als verantwortlicher Gutachter genug zu tragen.

Nach der Diagnosenstellung muß im Gutachten aufgeführt werden, was als Folge des Unfalls anzuerkennen ist. Diese Aufstellung kann nicht exakt genug sein, denn irgendwann einmal wird ja eine Nachuntersuchung kommen, irgendwann einmal muß eine Besserung oder Verschlimmerung begründet sein, und wenn man sie dann auf eine exakte Aufzählung der Folgen der Verletzung basieren kann, ist die spätere Arbeit wesentlich erleichtert. Weiter muß geschätzt werden die Höhe der Erwerbsfähigkeitsverminderung. Dafür gibt es eine Reihe von Tabellen, die wohl im Grunde genommen allgemein anerkannt sind. Leider stimmen sie nicht alle überein. Es ist mein Bestreben, einen Vorstoß bei den zuständigen Behörden zu machen, doch einmal diese Sätze zu vereinheitlichen, denn beispielsweise im Bundesversorgungsgesetz sind derartige Prozentsätze behördlich vorgeschrieben, während bisher die Rententabellen z. B. im Liniger nur Anhaltspunkte waren, an die sich ein Arzt halten kann, an die er sich aber nicht zu halten braucht. Wenn ein Arzt von den üblichen Schätzungen abweicht, dann ist es zweckmäßig, kurz zu begründen, warum er es tut. Notwendig ist die Erörterung des

Termins der Nachuntersuchung und die Erörterung, ob ein Heilverfahren notwendig ist.

Damit habe ich Ihnen einen kleinen Überblick gegeben über das, was mir aus dem großen Gebiete der Begutachtung nochmals erwähnenswert erschien. Die kurze Zeit, die mir noch für meinen Vortrag geblieben ist, möchte ich dazu verwenden, um einige in letzter Zeit häufig diskutierte Diagnosen in ihrem Zusammenhang mit Unfällen zu beleuchten.

Anfangen möchte ich mit einer Differenz zwischen der Unfallbegutachtung und der Begutachtung von Kriegsversehrten, und zwar bei den Hernien. Die Grundsätze, nach welchen eine traumatische Hernie anerkannt werden kann, sind allgemein bekannt und haben überall Zustimmung gefunden. Es geht aus ihnen hervor, daß die traumatische Hernie äußerst selten ist und nur nach schweren Unfällen einmal auftreten kann. Die Unfallgesetzgebung wird also sehr selten eine Hernie entschädigen. Anders aber beispielsweise bei Kriegsfolgen. Wir wissen, daß die Hernie als Basis die Bindegewebsschwäche des Körpers hat, also einen Zustand, welcher angeboren ist. Wenn nun aber beispielsweise ein Mensch beim Militär war und in Gefangenschaft geriet, wenn er dann in der Gefangenschaft schwer an Körpergewicht abnahm und gleichzeitig auch noch schwere Arbeit leisten mußte, dann ist sicher die Voraussetzung gegeben, daß bei bestehender Bindegewebsschwäche, die angeboren ist, das Auftreten einer Hernie im Hungerzustand bei gleichzeitiger Arbeit zumindest wesentlich verschlimmert wurde. Also ich werde bei einem Menschen, der längere Zeit in einer Gefangenschaft gewesen ist und jetzt eine Hernie hat und bei dem sonst das gesamte Krankheitsbild dazu paßt, Verschlimmerung der Hernie durch den Krieg anerkennen. Ich werde allerdings sagen, man kann diese Hernie mit einer sehr hohen Wahrscheinlichkeit und einem geringen Gefahrengrad operieren. Dies nur als Beispiel für die Differenz der Zusammenhangsbegutachtung für die verschiedenen Versicherungsträger.

In bezug auf die Kontusionsschäden des Hirns haben wir bisher etwa nach dem Schema gehandelt, daß eine Hirnerschütterung sich in ein bis höchstens zwei Jahren zurückbildet. Wir haben nur schwer die Möglichkeit gehabt, exakt zu diagnostizieren, ist es nun tatsächlich nur eine Hirnerschütterung, hat also sicher keine Gewebsverletzung im Gehirn vorgelegen, oder war es doch eine Kontusion. In dieser Beziehung muß unsere Diagnostik in letzter Zeit wesentlich verfeinert werden. Unter der Führung von TÖNNIS sind wir sehr viel weiter gekommen. Für den gewöhnlichen Gutachter sind die neurologischen Untersuchungsmethoden noch etwas zu fein. Sie werden wohl dem Spezialisten vorbehalten bleiben müssen. Und nicht einmal jeder Neurologe dürfte in der Lage sein, diese Diagnose in schwierigen Fällen genau zu führen, denn es gehören dazu eben doch die röntgenologischen und sonstigen Methoden, die es erlauben, Hirnnarben, Verziehungen des Ventrikels usw., darzustellen. Seit Einführung der Elektrencephalographie haben wir einen weiteren großen Schritt vorwärts getan, trotzdem wir uns nicht einbilden sollen, bereits auf diesem Gebiete alles zu wissen. Aber man kann doch beispielsweise Hirnnarben größerer Art mit Elektrencephalographie nachweisen, und für die Unfallbegutachtung ist dieses Verfahren aus dem Grunde von unschätzbarem Wert, besonders weil es eine Untersuchungsmethode darstellt, welche dem Betreffenden zumutbar ist. Es passiert mit ihm nichts. Er setzt sich auf einen Stuhl. Es werden ihm kleine Elektroden an den Kopf angebunden, und dann wird die Hirnstromkurve geschrieben. Das Tragen einer Dauerwellenhaube ist sehr viel lästiger als die vielleicht eine Stunde dauernde Untersuchung mit Elektrencephalographen.

Ich habe Ihnen heute eigentlich nicht das geringste Neue bringen können. Das war einfach nicht möglich, weil es kaum etwas Neues gibt. Zum Schluß sei mir noch gestattet, auf eine weitverbreitete Fehlanschauung hinzuweisen. Es gibt Leute, die glauben, die Begutachtung wär eine langweilige Tätigkeit. Meine Herren! Diese Männer sind nur zu bedauern. Langweilig ist jede Tätigkeit, die mechanisch abläuft und bei der der Geist nicht mitarbeitet. Natürlich ist es keine große Kunst, bei einem Menschen mit Fingerverlusten an Hand einer Tabelle von LINIGER oder sonst jemand nachzusehen, er hat 30 oder 40% zu beanspruchen. Das ist eine schematische Tätigkeit. Aber, meine Herren, die lückenlose Erfassung des gesamten Krankheitsbildes verbunden mit der Überlegung, welche der Symptome, die er bietet, sind auf den Unfall zurückzuführen oder nicht, diese Tätigkeit ist meiner Auffassung nach ungeheuer interessant und oft auch recht schwierig. Sie zwingt uns zu klarem Denken, und sie zwingt uns auch, unsere Gedanken so klar auszudrücken, daß wir einen wildfremden Mann, der weder den Begutachter noch den Verletzten selbst sieht, sondern der sich nur auf unsere schriftlich fixierten Worte verlassen muß, dazu bringen zu sagen: „Das, was der Begutachter dort in seiner Beurteilung gesagt hat, ist schlüssig und richtig." Das ist die große Kunst des Gutachters. Und wenn er sein Gutachten daraufhin einmal durchsieht, was wird wohl ein anderer sagen, der das liest, und wenn es ihm gelingt, diesem anderen ihm unbekannten Mann, z. B. dem Vorsitzenden der Spruchkammer des Oberversicherungsamtes, seine Meinung plausibel zu machen, dann wird er ein guter Gutachter sein.

Frau SCHMIDTMANN, Stuttgart: Leider gehen nicht alle Unfälle in Heilung aus, ein Teil der Unfallkranken stirbt längere oder kürzere Zeit nach dem Unfall. Zuweilen denkt man nicht mehr daran, daß der Tod Unfallsfolge sein könnte und der Unfallstod wird nicht gemeldet. Dann soll die Sektion nach einem halben oder dreiviertel Jahr oder noch länger herausfinden, was die Todesursache gewesen ist. Immer wieder haben wir die Erfahrung gemacht, daß wir durch Sektion der exhumierten Leiche Fälle klären sollten, wenn ein Regierungswechsel war. Dann sind die neuen Bürgermeister noch nicht dahin geschult, daß derartige Unfallstode gemeldet werden müssen. In solchen Zeiten sollten die Ärzte mehr daran denken, daß Todesfälle, welche irgendwie mit einem Unfall in Zusammenhang stehen könnten, gleich gemeldet werden, und eine Sektion rechtzeitig gemacht wird.

Wenn ich z. B. Akten bekomme, nach welchen ein Internist die Sektion unterlassen hat, weil nach seiner Meinung der Pathologe feinere gewebliche Gehirnveränderungen nicht nachweisen kann und er glaubt, daß die modernen Theorien in der Medizin die Annahme eines ursächlichen Zusammenhangs zwischen einer 29 Jahre zurückliegenden Gehirnverletzung und einem frischen Magenbluten wahrscheinlich machen, so ist das ein bedauerlicher Standpunkt. Bei einem Mann von 67 Jahren kann eine Magenblutung ebensowohl bei einem Magenkrebs wie bei einem Magengeschwür vorkommen. Ich glaube aber nicht, daß unsere modernsten

Theoretiker schon so weit gehen, daß sie die Entstehung eines Magenkrebses bei einem 67jährigen auf eine 29 Jahre zurückliegende Hirnverletzung zurückführen.

Da ich in den ersten zehn Tagen des Januar bereits drei exhumierte Leichen sezieren mußte, möchte ich Sie alle bitten, denken Sie beizeiten an die Unfallssektion.

F. WARNER, Mannheim: Manuskript nicht eingegangen.

DEMIANI, Mannheim: Sie brauchen nicht zu erschrecken, wir wollen heute nicht die ansonst mit großem Eifer gepflegte Tradition des Landesverbands Südwestdeutschland doch noch aufleben lassen, daß wir Sie nämlich mit juristischer Gedankenakrobatik erfreuen. Denn das ist ja eigentlich schon von Ihrer Seite her geschehen. Die Herren MÜLLER und KÖSTLIN haben uns Juristen gewissermaßen unlautere Konkurrenz gemacht, so daß ich mir schon überlegt habe, ob ich nicht auf der nächsten Tagung als Revanche über Marknagelung oder ähnliches sprechen soll. Ich möchte nur auf Wunsch der Tagungsleitung auf einige Gesichtspunkte hinweisen, die sich vom Standpunkt der Berufsgenossenschaften immer wieder aufdrängen.

Wir sind uns darüber klar, daß wir die Ärzte, wenn wir von ihnen Gutachten erbitten, häufig in eine Rolle drängen, in die sie eigentlich nicht hineingehören. Die eigentliche Aufgabe des Arztes ist, den kranken Menschen zu helfen. Dieses Problem spielt bei den Begutachtungen, die wir von Ihnen verlangen, auch sehr häufig eine wesentliche Rolle, aber außerdem drängen wir Sie leider häufig in die Rolle eines Kriminalisten, und das ist etwas, was eigentlich nicht im Wesen des ärztlichen Berufes liegt. Bei den Begutachtungen für uns handelt es sich nicht nur darum, daß Sie aus den gegebenen tatsächlichen Grundlagen naturwissenschaftliche Schlüsse ziehen, sondern Sie müssen für uns meist noch den Kriminalbeamten spielen, nämlich prüfen, ob das, was der Patient behauptet, auch richtig ist, ein Problem, das normalerweise nicht in dieser Form auftritt, wenn ein Mensch Sie als Helfer in der Krankheit aufsucht. Wir sind uns über die Verantwortung völlig klar, die wir Ihnen damit zuschieben.

Andererseits ergeben sich für uns erhebliche Schwierigkeiten aus der Verantwortung für die Entscheidung, die wir auf Grund Ihrer Gutachten treffen müssen, sei es, daß wir als Verwaltungsbeamte Leistungen bewilligen oder ablehnen, sei es, daß wir als Richter entscheiden müssen. Es ist leider nicht so, daß die Ärzte die Entscheidung über die naturwissenschaftlichen Fragen in der Weise treffen können, wie die Geschworenen beim Schwurgericht alter Art über die Schuldfrage entschieden, so daß wir dann daraus nur die rechtlichen Konsequenzen zu ziehen hätten. Wir sind vielmehr in der unangenehmen Lage, daß wir diese doch auf naturwissenschaftlichen Gedankengängen beruhenden Gutachten von dem Standpunkt unserer juristischen Logik aus nachprüfen müssen. Das bedeutet nicht, daß wir uns dabei stets in die naturwissenschaftlichen Fragen hineinmischen müssen, aber ganz läßt sich das nicht immer vermeiden. Nehmen wir einen Fall, in dem zwei Gutachter mit bekannten Namen tätig gewesen sind. Der eine nimmt einen bestimmten Ablauf der Ereignisse und ihre ursächliche Verknüpfung an, während der andere einen solchen Ablauf der Ereignisse naturwissenschaftlich für unmöglich hält. In einem solchen Fall muß der Jurist entscheiden. Das könnte er so tun, daß er es an den Knöpfen abzählt, aber das dürfte er dann im Urteil nicht sagen. Er muß vielmehr im Urteil eine Begründung dafür geben, warum er sich der einen naturwissenschaftlichen Ansicht angeschlossen hat und nicht der anderen. Dabei erleben wir es gerade in der medizinischen Wissenschaft durchaus nicht selten, daß sehr bedeutende Gutachter verschiedener Ansicht sind. Wenn sehr viele Gutachten da sind, könnte man sich an das „Torverhältnis" der Gutachten halten. Aber auch das dürfte man natürlich nicht offen sagen, sondern man muß auch dann begründen, warum man sich dieser Gruppe von Gutachtern anschließt und jener nicht. Wir Juristen können es — leider — nicht so machen, daß wir in dem roten Gutachten-Formular nur nach dem Prozentsatz sehen oder daß wir in einem langen Zusammenhangsgutachten nur auf der letzten Seite nachsehen, zu welchem Ergebnis der Gutachter kommt. Infolgedessen müssen die Gutachten in ihrem Aufbau gewissen Mindestansprüchen genügen, damit sie logisch, d. h. nach den Regeln dessen, was wir für Denkgesetze halten, nachprüfbar sind. Bei den Gutachten, die sich nur mit dem Grad der Minderung der Erwerbsfähigkeit befassen, muß mindestens der Befund genau angegeben sein. Das sollte an und für sich selbstverständlich sein, ist aber leider nicht immer der Fall. Es kann z. B. vorkommen, daß versehentlich trotz der diktierten 30% im Vordruck 50% geschrieben und vom Gutachter unterzeichnet worden sind. Wenn dann der Befund genau angegeben ist, wird das dem Sachbearbeiter in vielen Fällen auffallen, der sich durch seine langjährige Tätigkeit eine gewisse Erfahrung erworben hat. Er wird dann den beratenden Arzt der Berufsgenossenschaft zu Rate ziehen und gegebenenfalls auf dessen Empfehlung eine nochmalige Untersuchung veranlassen. Im übrigen müssen aber bei allen Gutachten die Grundlagen genau ersichtlich sein, auf denen der Arzt seine Gedankengänge aufgebaut hat. Das ist erst recht bei großen Zusammenhangsgutachten wichtig, die für uns Juristen oft schwer zu übersehen sind. Es gibt Gutachten, gerade großer Kliniken, die viele Seiten mit Befunden enthalten, obwohl der größte Teil davon für die Urteilsbildung des Gutachters ohne Bedeutung gewesen ist. Für den Nichtmediziner ist das oft nicht erkenntlich, und er steht dann etwas fassungslos vor diesen vielen Seiten von Befunden, denen nur eine ganz kurz gefaßte Schlußfolgerung folgt. Um ein derartiges Gutachten verstehen zu können, muß er dann erst wieder einen Arzt zu Rate ziehen, der ihm erklärt, auf welchen Befunden diese Schlußfolgerung des Gutachters beruht. Die Gedankengänge des Gutachters und ihre Grundlagen müssen aber vor allem deshalb klar erkenntlich sein, damit nachgeprüft werden kann, ob diese Grundlagen auch richtig sind. In dieser Beziehung bestehen gerade die meisten Möglichkeiten für eine wirkliche Nachprüfung. Ist z. B. aus einem Gutachten ersichtlich, daß für den Arzt offenbar die Annahme von Bedeutung war, der Verletzte sei längere Zeit bewußtlos gewesen, dann wird das ganze Gutachten in Frage gestellt, wenn sich z. B. aus den Polizeiakten ergibt, daß der Verletzte gar nicht bewußtlos war. Aus dem Gutachten muß aber hervorgehen, ob die Bewußtlosigkeit nur in der Anamnese erwähnt ist, ohne für die Schlußfolgerungen eine Rolle zu spielen, oder ob der Gutachter daraus Schlüsse gezogen hat. Sonst muß der Jurist wieder einen Arzt zur Auslegung des Gutachtens heranziehen. Sie sehen aus diesem Beispiel, wie notwendig es ist, daß im Gutachten klargelegt wird, welche Gedankengänge zu dem abschließenden Ergebnis geführt haben. Glücklicherweise spielt sich das Denken der Juristen und das naturwissenschaftliche Denken der medizinischen Wissenschaft nicht in völlig verschiedenen Welten ab. Auch ein Skeptiker wird anerkennen müssen, daß gewisse Übereinstimmungen in den Grundformen des Denkens vorhanden sind.

Der logische Aufbau eines Gutachtens muß auch noch aus einem anderen Grunde für den Juristen deutlich erkennbar sein. Da Ihre Gutachten als Grundlagen für eine juristische Urteilsbildung verwendet werden sollen, müssen auch die jeweils maßgebenden juristischen Begriffe zugrunde gelegt werden. Es läßt sich also nicht vermeiden, daß Sie wenigstens versuchen, sich auch mit diesen Begriffen näher vertraut zu machen. Ich hätte deshalb z. B. sehr gerne versucht, mit längeren Ausführungen über den juristischen Ursachenbegriff den letzten Rest von Klarheit bei Ihnen zu beseitigen. Leider haben mir die Herren MÜLLER und KÖSTLIN das vorweg genommen. Dieses Thema wäre deshalb besonders dankbar gewesen, weil das Zivilrecht von einem anderen Ursachenbegriff beherrscht wird, als das Strafrecht, und die Sozialversicherungsrechtsprechung wiederum auf einem eigenen Ursachenbegriff aufgebaut ist. Auch ein scheinbar so tatsächlicher Begriff, wie der Begriff der Minderung der Erwerbsfähigkeit, ist in Wirklichkeit juristisch verhältnismäßig kompliziert, und die Gedankengänge, auf Grund deren man zur Einschätzung dieser Minderung der Erwerbsfähigkeit im Einzelfalle gelangt, müssen verschieden sein, je nach dem, ob es sich um die Unfallversicherung oder um einen Fall der Kriegsopferversorgung handelt. Bei den Unfallverletzten muß der Gutachter von dem Zustand ausgehen, der im Zeitpunkt vor dem Unfall bestand, muß diesen Zustand für die Schätzung in % = 100 setzen und muß prüfen, wieviel von diesen 100% nunmehr durch den Unfall verlorengegangen sind. In der Kriegsopferversorgung soll der Gutachter, vereinfacht und damit ungenau dargestellt, den jetzigen Zustand mit dem Normalzustand eines normalen Menschen vergleichen und dann abschätzen, wieviel von dem Unterschied, den er dabei feststellt, auf Auswirkungen des Krieges fällt. Auch das wäre ein dankbares Thema für ein sehr eingehendes Referat, für das zu Ihrem Glück jetzt keine Zeit ist.

Ich möchte wegen der vorgeschrittenen Zeit nur noch eine Bitte aussprechen: nämlich, daß die Herren, die an großen Kliniken an leitender Stelle tätig sind, sich darum bemühen, die jüngeren Ärzte auch in die Kunst der Begutachtung einzuweihen, denn die Abfassung eines Gutachtens ist tatsächlich eine Kunst. Es kann jemand ein ausgezeichneter Arzt sein und trotzdem Gutachten liefern, mit denen Juristen nicht viel anzufangen vermögen, während es andererseits Gutachter gibt, die wir als solche sehr schätzen, weil sie es nämlich verstehen, ihre Gedanken klar und in einer für uns verständlichen Weise deutlich zu machen, von denen man sich aber nur ungern als Patient behandeln lassen würde.

Abschließend möchte ich nur noch einmal das unterstreichen, was schon Herr Prof. Rostock zu dem Ausdruck „Parteigutachten" ausgeführt hat. Bei meiner Berufsgenossenschaft wird es stets beanstandet, wenn in einer Berufungsschrift ein Gutachten mit dem Hinweis angegriffen wird, daß es sich um einen Vertrauensarzt der Berufsgenossenschaft handle. Wir weisen dann, obwohl das Oberversicherungsamt oder das Landesversicherungsamt das selbstverständlich wissen, zur Unterrichtung des Berufungsklägers ausdrücklich darauf hin, daß die Ärzte, die als Gutachter für uns tätig werden, von uns völlig unabhängig sind und ihre Aufgaben lediglich unter dem Zwang ihres eigenen Gewissens und der ihnen als Standespflicht obliegenden Objektivität erfüllen, ohne Rücksicht darauf, ob die Meinung, die sie in ihrem Gutachten vertreten, den Versicherungsträger finanziell belastet oder nicht.

R. Glauner, Stuttgart: **Fehler und Irrtümer in der Begutachtung unfallchirurgischer Röntgenbilder.** (Mit 5 Abb.)

Der Aufforderung, über Fehler und Irrtümer bei der Beurteilung unfallchirurgischer Röntgenbilder zu sprechen, bin ich einerseits gerne, andererseits nur zögernd nachgekommen. Zögernd deshalb, weil ich Ihnen nichts grundsätzlich oder methodisch Neues bringen kann. Seit über 50 Jahren werden Röntgenbilder des Skeletts gemacht und so gut wie alles, was zur Unfallbegutachtung wichtig ist, ist in der Literatur niedergelegt, das meiste ist sogar lehrbuchmäßig erfaßt. Andererseits bin ich gerne bereit, an einigen Beispielen die vielen Täuschungsmöglichkeiten im Röntgenbild, soweit die Zeit reicht, zu erörtern, lehrt doch die tägliche Erfahrung im Umgang mit Kollegen, die eigene Gutachtertätigkeit und die außergewöhnlich große Gutachtertätigkeit meines verstorbenen Lehrers Grashey und nicht zuletzt unsere Erfahrungen in der Röntgenkommission der KV, daß gerade bei der Beurteilung nativer Röntgenbilder doch relativ häufig schwere Fehler begangen werden, die sich selbstverständlich für den Patienten, aber auch für den Kostenträger unheilvoll auswirken.

Es sind vor allem zwei Faktoren, die hier zusammenwirken und die man sonst in der übrigen Medizin nicht so kraß beteiligt findet, nämlich die Aufnahmetechnik und die medizinische Ausbildung. Natürlich sehen wir Fehler dieser Art nicht nur auf dem Gebiete der Begutachtung, sondern überall dort, wo Röntgendiagnostik mit ungenügenden Mitteln und ungenügender Sachkenntnis durchgeführt wird. Ich möchte nur darauf hinweisen, daß in Nordwürttemberg jeder fünfte Arzt einen Röntgenapparat besitzt, und daß es deshalb sehr wohl möglich ist, daß bei klei-

neren und zunächst klein erscheinenden Unfällen das so entscheidende
erste Röntgenbild unsachgemäß angefertigt oder falsch gedeutet wird.
Ein Fehler, der immer wieder gemacht wird ist der, daß mit einer ungenügenden Apparatleistung eine Aufnahme versucht wird, die einfach
technisch unmöglich ist, so z. B. wird immer wieder versucht, mit einem
Halbwellenapparat eine seitliche LWS aufzunehmen. Diese Beispiele
ließen sich beliebig vermehren. Ein zweiter grundlegender Fehler ist,
daß die technischen Möglichkeiten nicht ausgenützt werden. Es kommt
sogar heute noch vor, daß eine Extremität nur in einer Ebene geröntgt
wird. Daß keine Vergleichsaufnahmen der anderen Seite durchgeführt
werden, daß keine sog. gehaltenen Aufnahmen dort durchgeführt werden, wo es nötig wäre. Wir werden das gleich an einigen Beispielen sehen.

Über den Stand der Ausbildung der Ärzte, die einen Röntgenapparat
besitzen, möchte ich mich ganz kurz fassen. Ich möchte nur darauf hinweisen, daß der Medizinstudent in Deutschland so gut wie nichts von
der Röntgenologie auf der Universität hört, daß dieses Fach an den
meisten Universitäten ja jetzt nicht einmal mehr Pflichtvorlesungsfach
ist, während es im Auslande in den meisten Kulturstaaten sogar Prü-
fungsfach ist. In seiner späteren Ausbildungszeit hat der chirurgische
Assistent bei der heutigen ungeheuren Ausdehnung seines Faches meistens nur sehr wenig Zeit, sich mit röntgenologischen Dingen zu beschäftigen.

Überflüssig scheint es mir, darauf hinzuweisen, daß das Röntgenbild
auch in der Unfallbegutachtung nur ein Teil der Untersuchung ist. Aber
es ist gerade bei der Skelettbeurteilung meistens von ausschlaggebender
Bedeutung und daher wohl auch unerläßlich. Ich möchte mich im übrigen
auf die Begutachtung von Skelettveränderungen beschränken, obwohl es
verlockend wäre, diese Ausführungen auch auf die inneren Organe aus-
zudehnen, denken Sie nur an das Auffinden von Zwerchfellrupturen,
Zwerchfellhernien, mediastinale Emphyseme, Blutungen in den Thorax-
raum usw.

Ich habe mich bemüht, den natürlich außerordentlich großen Stoff
etwas aufzugliedern und habe vier größere Abschnitte aufgestellt.

I. Die Differentialdiagnose von unfallbedingten Veränderungen gegen
Varianten und Mißbildungen des Skeletts.

II. Die Differentialdiagnose von traumatischen und posttraumatischen
Veränderungen gegen andere pathologische Skeletterkrankungen.

III. möchte ich einige Frakturen und Luxationen demonstrieren, die
erfahrungsgemäß häufig übersehen werden.

IV. möchte ich Ihnen zeigen, was für Hilfsmittel uns zur Verfügung
stehen, um Irrtümer und Fehldeutungen möglichst zu vermeiden.

*I. Differentialdiagnose von unfallbedingten Veränderungen gegen
Varianten und Mißbildungen des Skeletts.*

Bei diesen Überlegungen stehen uns eine ganze Reihe von Hilfsmitteln
zur Verfügung, die leider nicht in der genügenden Weise ausgenützt werden. Auf der jetzt wieder neu aufgelegten Wandtafel von Grashey sind

sämtliche Varianten des Skeletts verzeichnet und übersichtlich angeordnet. Diese Tafel sollte an jedem Platz hängen, an dem chirurgische Röntgenbilder beurteilt werden. Dann gibt es das schöne Buch von KÖHLER, das in sämtliche Weltsprachen übersetzt wurde, das ebenfalls ein unentbehrlicher Ratgeber bei derartigen Entscheidungen ist. Es ist selbstverständlich manchmal schwierig zu entscheiden, ob eine Knochenverletzung oder eine Variation oder eine Mißbildung vorliegt, aber man muß die typischen Mißbildungen und die typischen Varianten unbedingt kennen.

Es wird an Hand von einigen Beispielen auf diese differentialdiagnostischen Fragen eingegangen.

1. Bei einem 29jährigen Mann bestand eine Distorsion des Fußes mit einer Schwellung an beiden Knöcheln und über dem Fußrücken. Auf dem Röntgenbild fand man ein dreieckiges os supra-naviculare, unter dem im Calcaneus eine kleine Defektbildung zu erkennen war. Dieses os supra-naviculare wurde fälschlich als eine Knochenabsprengung gedeutet.

2. Bei einer 25jährigen Frau bestanden nach einem Unfall Schmerzen und eine geringe Schwellung am äußeren Knöchel. Vom Unfallvorgang weiß man nur so viel, daß kein Sturz auf den Vorfuß stattgefunden hat. Das Röntgenbild zeigt eine Aufhellungslinie an der Basis des 5. Mittelfußknochens. Sie wurde als eine Fraktur gedeutet.
Es handelt sich sicher nicht um eine Fraktur, sondern um ein os Vesalianum.

3. Bei einem 53jährigen Mann, der auf die rechte Hand gestürzt war, fand man ein Sesambein am 2. Mittelhandknochen. Dieses Sesambein war insofern etwas ungewöhnlich, als an dem benachbarten Hauptknochen ein runder Knochendefekt war. Von verschiedener Seite wurde geäußert, daß hier eine Knochenabsprengung vorläge. Die scharfe Begrenzung des Defektes und die schöne Begrenzung des Sesambeines, das außerdem an typischer Stelle liegt, machen die Entscheidung hier leicht.

4. Bei einem 39jährigen Mann, der auf die Schulter gestürzt war, zeigt das sagittale Röntgenbild der Schulter keinen auffälligen Befund. In der axialen Aufnahme wurde wegen einer Aufhellungslinie im Oberarmkopf, die sich auch etwas auf den Schaft fortsetzt, der Verdacht auf eine Fissur geäußert. Es handelt sich um ein os acromiale, das sich so in den Oberarmkopf projiziert, daß die Aufhellungslinie im Oberarmkopf zu verlaufen scheint.

5. Im Gegensatz hierzu zeigt das Röntgenbild der rechten Schulter eines 51jährigen Mannes im Sagittalbild keine Knochenverletzung. Im axialen Bild sieht man eine Frakturlinie im Acromion. Es bestand eine Prellung der Schulter mit einem großen Hämatom über der Schulterhöhe. Auch dieses Beispiel zeigt die Wichtigkeit der Aufnahmen in zwei Ebenen.

6. 64jähriger Mann, frischer Unfall, Sturz auf den Ellbogen, Hämatom über dem Olecranon. Geringe Beuge- und Streckhemmung. Im Röntgenbild findet man eine typische Patella cubiti, die für eine Absprengung am Olecranon gehalten wurde. Nach 10 Tagen war das Hämatom verschwunden, der Arm frei beweglich.

7. Immer wieder geben die Epiphysenlinien und die Knochenkerne bei Jugendlichen Anlaß zu Verwechslungen mit traumatischen Veränderungen. Ich zeige Ihnen hier die Aufnahmen eines Ellbogens eines 11jährigen Jungen, der klinisch ein großes Hämatom im Ellbogengelenk hatte. Die Kerne der Trochlea, es finden sich immer mehrere Kerne, wurden für Knochenabsprengungen gehalten.

8. 30jährige Frau (Abb. 1a—c). Vor einigen Jahren angeblich Unfall beim Reckturnen. Damals wurde anscheinend kein Röntgenbild gemacht. Das rechte Handgelenk war geschwollen, es bedurfte aber nur einer kurzen Behandlung. Seit diesem Unfall verspürt die Patientin dauernd Schmerzen im rechten Handgelenk, die sich zeitweise bessern. Die auswärts angefertigte Röntgenaufnahme des rechten Hand-

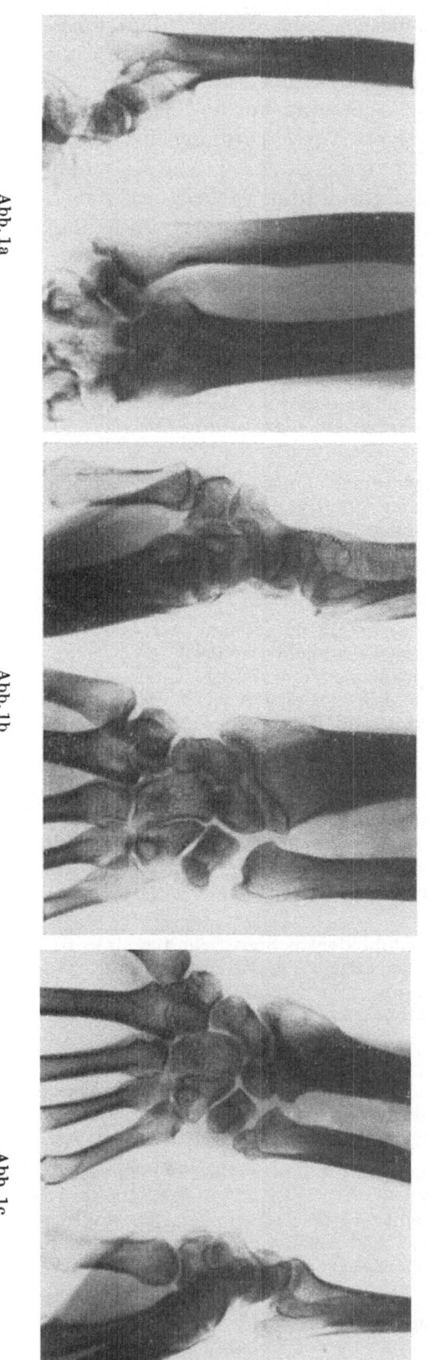

gelenks wurde verschieden gedeutet. Von chirurgischer Seite wurde ein traumatischer Madelung angenommen, von anderer Seite wurde das bestritten und eine angeborene Mißbildung angenommen (echter Madelung). Mehrfach wurde der Patientin gegenüber geäußert, daß es doch möglich sei, daß damals eine Fraktur vorgelegen habe. Ich zeige Ihnen hier das rechte Handgelenk mit einer typischen Madelungschen Deformität und die Vergleichsaufnahme des linken Handgelenks, in dem nie Beschwerden bestanden und schließlich das rechte Handgelenk der Mutter. Alle drei Aufnahmen zeigen die typischen Veränderungen der Madelungschen Deformität. Leider wird immer wieder, auch in bekannten Lehrbüchern der Unfallheilkunde, von einem „traumatischen Madelung" gesprochen. Dieser Ausdruck ist irreführend und man sollte ihn auf jeden Fall vermeiden. Es handelt sich dabei eben um eine schlecht verheilte Radiusfraktur.

II. Differentialdiagnose von traumatischen und posttraumatischen Veränderungen gegen andere pathologische Skeletterkrankungen.

In diesem Abschnitt kann es sich natürlich auch nur darum handeln, einige Beispiele zu bringen. Eine erschöpfende Darstellung würde viel zu weit führen.

Erfahrungsgemäß sind einige wenige schwer zu deutende Knochenveränderungen immer wieder auf ein Trauma zurückgeführt worden. Dabei handelt es sich weniger um die Beurteilung, ob ein frisches Trauma und eine Knochenverletzung vorliegt, als vielmehr um die Frage, ob die im Röntgenbild gefundenen Veränderungen Folgen eines Traumas sind. (Hinweis auf Vortrag Brocher über Spondylolisthesis.)

1. Das Röntgenbild eines 60jährigen Mannes zeigt im Oberarmkopf bzw. in der proximalen Humerusepiphyse und übergehend auf den Schaft, ziemlich im Zentrum knollige Kalkeinlagerungen. Vor acht Wochen war der Mann von einer Leiter gestürzt und hatte eine erhebliche Schwellung im Bereich des Oberarmkopfes und

der Schulter. Die Bilder (Abb. 1a - c) wurden mir vorgelegt mit der Frage, ob es sich um Traumafolgen handeln kann. Man kann sich nun allerdings schlecht vorstellen, wie im Zentrum des Knochens evtl. eine Blutung verkalken könnte. Es handelt sich um alte Knocheninfarkte, differentialdiagnostisch kämen vielleicht noch Enchondrome in Frage, was aber viel unwahrscheinlicher ist.

2. Immer wieder wurden an der WS Keil- und Fischwirbelbildungen als traumatisch angesehen. Ich zeige Ihnen hier das Röntgenbild eines 60jährigen Mannes (Abb. 2), der vor sechs Wochen von einem vollbeladenen Heuwagen auf den Kopf stürzte. Er hatte heftige Rückenschmerzen. Im Krankenhaus wurden Frakturen des 5., 6. und 7. BW angenommen. Es handelt sich zweifelllos um Keilwirbelbildungen bei einer Altersosteoporose. Diese Fehldiagnose ist recht häufig. Ich erinnere mich noch an einen Fall, dessen Röntgenbilder ich Ihnen nicht zeigen kann. Ein älterer Mann war von einem Kirschbaum heruntergefallen und hatte sich den Oberschenkel gebrochen. Er wurde sachgemäß behandelt, und nachdem er etwa nach 10 bis 12 Wochen aufstehen konnte, klagte er über Rückenschmerzen. Es wurden Röntgenbilder der WS angefertigt, auf denen man neben Keilwirbeln auch Fischwirbelbildung bei einer

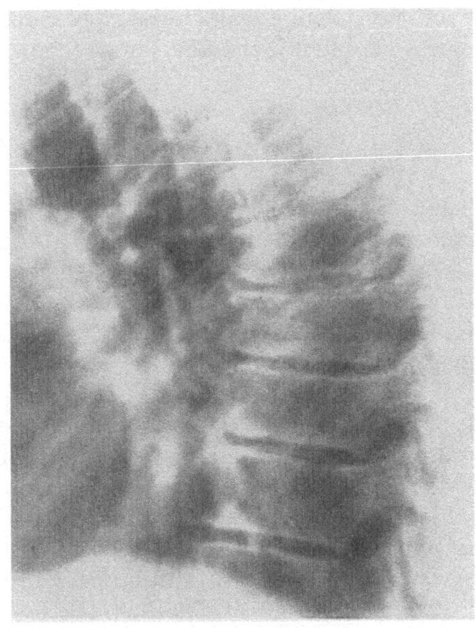

Abb. 2.

ausgesprochenen Osteoporose erkennen konnte. Der behandelnde Chirurg machte sich große Vorwürfe, daß er die „Wirbelfrakturen" übersehen hätte.

3. Dann gehört hierher auch der folgende Fall: 34jähriger Mann, 1924 Sportunfall, Verletzung des linken Kniegelenks. Anschließend Meniskusoperation. 1936 Autounfall, Bluterguß im linken Kniegelenk. Die Röntgenaufnahme acht Jahre nach dem letzten Unfall zeigt zahlreiche freie Körper im Kniegelenk. Es handelt sich hierbei sicher um multiple Chondrome (echte Geschwulstbildung).

4. Unklarheiten bestehen auch oft in der Beurteilung des Faktors Zeit, in der Ausbildung von posttraumatischen Veränderungen. Ich zeige Ihnen hier das Bild eines 58jährigen Mannes, der am 8. 8. 1951 einen landwirtschaftlichen Unfall hatte am linken Kniegelenk. Am Kniegelenk konnte keine Knochenverletzung nachgewiesen werden. Die zweite Aufnahme am 29. 8. 51, also nach drei Wochen, zeigte einen typischen STIEDAschen Schatten.

5. Auch die SUDECKsche Knochenatrophie wird m. E. viel zu spät erkannt und oft auch falsch gedeutet. Das Kniegelenk einer 64jährigen Frau zeigt Ihnen eine isolierte SUDECKsche Atrophie der Patella. Die Frau war Mitte Juni auf das Knie gestürzt. Es bestand keine Weichteilverletzung. Ein Röntgenbild wurde nicht gemacht. Anfang September bestand immer noch eine geringe Schwellung des Kniegelenks. Die Röntgenaufnahme wurde im September gemacht. Die SUDECKsche Atrophie wurde mehrfach als eine Tuberkulose angesprochen.

Auf das bisher nicht gelöste Problem der traumatischen Entstehung von jugendlichen Knochencysten und braunen Riesenzelltumoren der Knochen möchte ich hier nicht eingehen. Im allgemeinen herrscht heute die Ansicht, daß die braunen Tumoren echte Geschwülste seien.

Sie werden heute in der angelsächsischen Literatur als Osteoklastome bezeichnet. Dieser Auffassung hat sich heute auch Schinz angeschlossen. Auf der andern Seite gibt es aber auch noch wichtige Argumente, die für eine traumatische Entstehung der jugendlichen Knochencysten und auch der braunen Tumoren sprechen. Es ist leider nicht möglich, auf dieses Problem hier näher einzugehen.

*III. Beispiele von einigen Frakturen und Luxationen, die erfahrungs-
gemäß häufiger übersehen werden.*

1. zeige ich Ihnen das Röntgenbild eines fünfjährigen Jungen. Das Schlüsselbein zeigt keine Fraktur. Die zweite Aufnahme nach fünf Tagen läßt einen deutlichen Frakturspalt erkennen. Durch Knickung und Resorption ist der Frakturspalt sichtbar geworden. Dieses Beispiel zeigt Ihnen, worauf wir nachher noch zu sprechen kommen werden, die große Bedeutung der „zweiten Ebene", eine Forderung, die beim Schlüsselbein nicht erfüllt werden kann.

2. zeige ich Ihnen das Röntgenbild einer echten Lunatumluxation mit typischer Verlagerung und Drehung des os lunatum.

3. eine mehrfach übersehene perilunäre Luxation der Handwurzel.

4. zeige ich Ihnen mehrere Aufnahmen der Handwurzeln, die in verschiedenen Ebenen aufgenommen wurden. Die beiden Standardebenen zeigen keinen sicheren krankhaften Befund, dagegen sehen Sie auf der hier wiedergegebenen Aufnahme (Abb. 3) einen Abriß der tuberositas

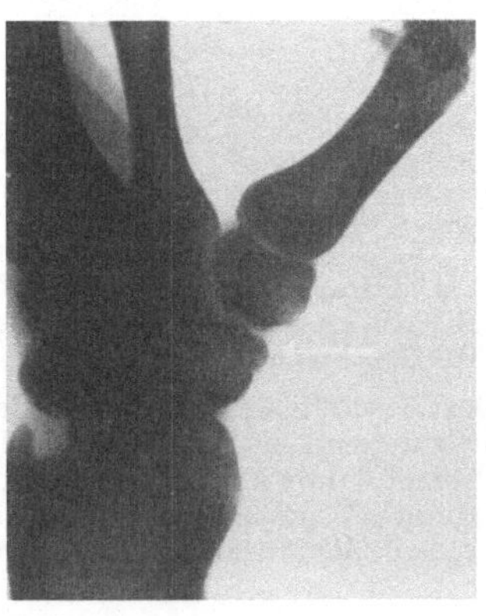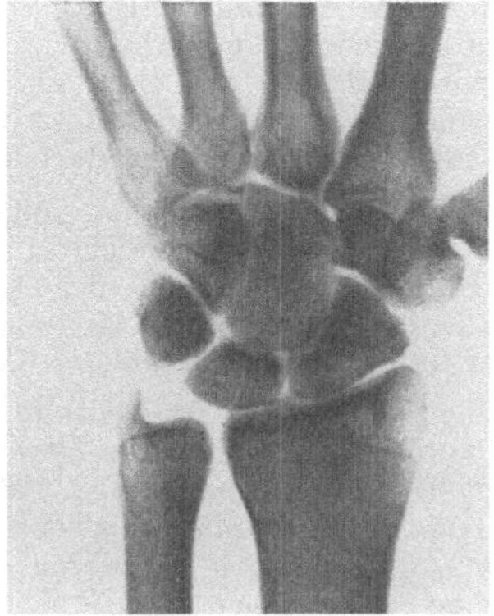

Abb. 3.

ossis navicularis. Sicher eine seltene Fraktur, die aber ohne volle Ausnutzung der röntgenologischen Möglichkeiten nicht erkannt worden wäre.

5. Nach meiner Erfahrung werden auch häufig, besonders bei Kindern, Luxationen des proximalen Radiusendes übersehen. Auch diese Luxation nach volar war mehrfach übersehen worden.

6. Schließlich noch ein Beispiel für eine Epiphysenfraktur an der distalen Tibiaepiphyse. Erfahrungsgemäß werden diese Epiphysenfrakturen, die selten sind, häufig übersehen. Häufig ist aber auch nach mei-

ner Erfahrung die Annahme einer Epiphysenfraktur, ohne daß eine solche vorliegt, besonders dann, wenn der Epiphysenspalt nicht senkrecht von den Röntgenstrahlen getroffen wird, und sich vordere und hintere Epiphysenbegrenzungen überschneiden.

Diese Beispiele mögen genügen.

IV. Diagnostische Hilfsmittel.

Einige von diesen uns zu Gebote stehenden Hilfsmitteln haben wir ja schon kennengelernt. Unerläßlich ist es, Aufnahmen in zwei senkrechten Ebenen zu machen. Eine Aufnahme genügt nicht. Ich zeige Ihnen hier das Röntgenbild eines 63jährigen Mannes, der auf die rechte Schulter gefallen war. Es bestand ein geringer Druckschmerz am Oberarmkopf. Die Bewegung im Schultergelenk war wohl etwas schmerzhaft, aber kaum behindert. In der Sagittalaufnahme sehen Sie nichts von einer Fraktur. Das axiale Bild zeigt eine eingekeilte subcapitale Humerusfraktur.

Schwierig ist die Forderung zu erfüllen, zwei aufeinander senkrechte Ebenen zu gewinnen beim Becken und beim Schädel. Beim Becken helfen oft stereoskopische Aufnahmen, die nach meiner Erfahrung auch viel zuwenig angefertigt werden. Beim Schädel haben wir verschiedene andere Möglichkeiten, um uns traumatische Veränderungen sichtbar zu machen. So empfiehlt es sich, bei Verdacht auf eine Schädelbasisfraktur, hauptsächlich wenn eine Blutung aus dem Ohr vorliegt, eine Aufnahme der Pyramiden nach STENVERS zu machen, wobei es häufig gelingt, Frakturen, die auf den gewöhnlichen Schädelaufnahmen nicht zur Darstellung kommen, nachzuweisen. Viel zu wenig wird auch die axiale Schädelaufnahme angewandt. Schwierig ist es auch manchmal, eine Fraktur des Kieferköpfchens nachzuweisen. Hier sei daran erinnert, daß man auf Aufnahmen des Warzenfortsatzes nach SCHÜLLER das Kieferköpfchen sehr gut darstellen kann.

Eine zweite Forderung geht dahin, in zweifelhaften Fällen, vor allem bei der Entscheidung, ob es sich um Varianten des Skeletts oder um Mißbildungen handelt, die andere Seite zum Vergleich heranzuziehen. Nicht immer führt dieses Verfahren zu einer Klärung, da auch Varianten des Skeletts einseitig sein können. Ich zeige Ihnen hier die Röntgenbilder eines 24jährigen Patienten, der am 22.11.49 einen Hufschlag auf das

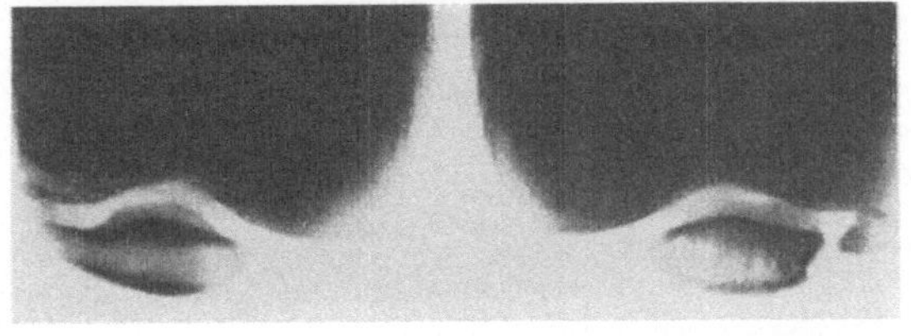

Abb. 4.

rechte Knie erhielt. Es bestand eine komplizierte Patella-Fraktur. Behandlung mit gefenstertem Beckengipsverband. Die Aufnahmen im November 1951, also nach zwei Jahren, die zur Begutachtung gemacht wurden, zeigen den Frakturspalt der rechten Patella noch sehr deutlich. Die Vergleichsaufnahme der linken Seite zeigt eine Patella bipartita (Abb. 4). In diesem Fall machte die Begutachtung ja keine Schwierigkeiten, weil man die alten Röntgenbilder zur Verfügung hatte. Auch kann man deutlich den Unterschied zwischen rechts und links erkennen. Rechts nämlich sind die Bruchränder noch unscharf, und links an der Patella bipartita sind die Konturen völlig glatt. Wenn dieser Fall einige Jahre später zur Beurteilung käme ohne alte Röntgenbilder, wäre es wohl kaum möglich, zu unterscheiden, ob rechts eine alte Patellarfraktur oder auch eine Patella bipartita vorläge, wie links. Bis dorthin hätten sich zweifellos die Frakturränder noch mehr abgeschliffen.

Schließlich stehen uns auch noch einige technische Hilfsmittel zur Verfügung. Die Stereoskopie wurde oben schon erwähnt. Manchmal genügt auch eine geringe Röhrenverschiebung bei gleicher Lagerung des Aufnahmeobjektes, um eine Fraktur deutlich zu machen. Sie sehen das hier am Beispiel einer Bennetschen Fraktur. Das erste Röntgenbild zeigt keinen sicheren krankhaften Befund. Die zweite Aufnahme, bei der die Röhre nur wenig seitwärts verschoben wurde, zeigt eine typische Bennetsche Fraktur am zweiten Mittelhandknochen.

Manche Fortschritte hat uns auch die Tomographie am Skelett gebracht. An der WS ist es manchmal möglich, Blockwirbelbildungen besser zu beurteilen. Ich zeige Ihnen hier am Beispiel einer Fraktur des Proz. coronoideus mandibulae den Wert der Tomographie. Auf den in mehreren Richtungen aufgenommenen Aufnahmen war die Fraktur nicht nachzuweisen. Sie kommt nur im Tomogramm zur Darstellung (Abb. 5).

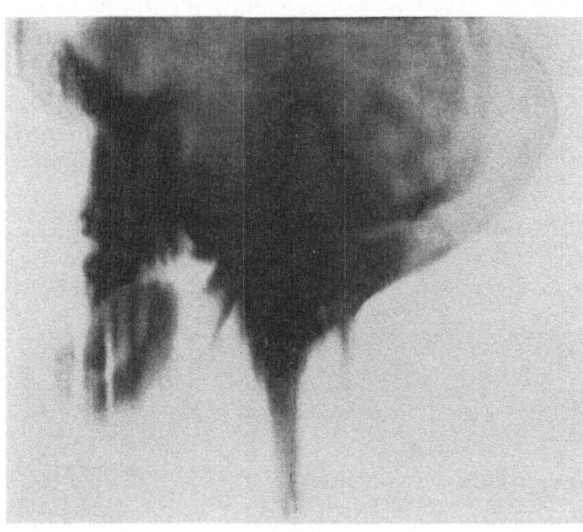

Abb. 5.

Schließlich sei noch darauf hingewiesen und an einem Beispiel gezeigt, daß man den Dens des Epistropheus im Tomogramm viel besser darstellen kann. Der isolierte Dens des Epistropheus ist nicht so selten, und man wird im Tomogramm die Differentialdiagnose zwischen einem Abriß und einem isolierten Dens wesentlich besser stellen können.

Zum Schluß möchte ich noch darauf hinweisen, daß es gelungen ist, eine Feinfokusröhre zu konstruieren mit einem Brennfleck von 0,3/0,3 Millimeter. Mit dieser Röhre ist es möglich, vergrößerte Aufnahmen von Knochen herzustellen. Diese Vergrößerungen zeigen sehr schön die Knochenstruktur und lassen Dinge erkennen, die mit der gewöhnlichen Röntgenaufnahme nicht zu sehen sind.

Weiter möchte ich mich zu diesem Thema, das noch nicht ganz abgeschlossen ist, nicht äußern.

SPRINGER-VERLAG / BERLIN · GÖTTINGEN · HEIDELBERG

Der Anaesthesist

Organ der Österreichischen Gesellschaft für Anaesthesiologie

Herausgegeben von

R. Frey-Heidelberg, **W. Hügin**-Basel, **O. Mayrhofer**-Wien

unter Mitarbeit von

H. Bergmann-Linz, C. Bovay-Lausanne, V. Feurstein-Salzburg, B. Haid-Innsbruck,
H. Holzer-Graz, G. Hossli-Zürich, O. Just-Berlin, F. Koss-Düsseldorf, R. Kucher-
Wien, W. Sauerwein-Saarbrücken, P. Schostock-Gießen, F. Stürtzbecher-Hamburg,
K. Zimmermann-Zürich, L. Zürn-München

Beirat für die Grenzgebiete:

Bluttransfusion: K. H. Bauer-Heidelberg, E. Domanig-Salzburg, P. Fuchsig-Wien,
L. Holländer-Basel, W. Wachsmuth-Würzburg, H. Willenegger-Basel. Bronchologie:
K. Mülly-Zürich. Chirurgie: E. K. Frey-München. Geburtshilfe und Gynäkologie:
W. Bickenbach-Tübingen. Oto-Rhino-Laryngologie: H. Frenzel-Göttingen. Pharma-
kologie: F. Eichholtz-Heidelberg, H. Weese-Wuppertal-Elberfeld. Physiologie:
H. Schaefer-Heidelberg. Zahnheilkunde: R. Ritter-Heidelberg

Korrespondierende Mitarbeiter:

H. K. Beecher-Boston, E. Ciocatto-Torino, T. Gordh-Stockholm, E. Kern-Paris,
R. R. Macintosh-Oxford, R. K. Ritsema van Eck-Groningen

Die Zeitschrift erscheint alle 2 Monate. 6 Hefte bilden einen Band

Preis des Bandes DM 28.—; Einzelheft DM 6.— zuzüglich Postgebühren

Vorzugspreis für Mitglieder der Österreichischen Gesellschaft für Anaesthesiologie sowie
für Studierende und Ärzte in nicht vollbezahlter Stellung DM 22.40 je Band

Zuletzt erschienen:

Band I, Heft 5. Inhaltsübersicht: Originalien: F. Chott und O. Mayrhofer, **Narkose-
erfahrungen bei über 1000 intrathorakalen Eingriffen.** Mit 2 Textabbildungen. — R. Kucher und
K. Steinbereithner, **Zur Pathophysiologie des offenen Thorax.** Mit 3 Textabbildungen. —
L. Holländer, **Prophylaxe der Isoimmunisierungen und hämolytischen Reaktionen bei Blut-
transfusionen.** Mit 1 Textabbildung. — H. W. Friedrich, R. Schautz und H. L. du Mont, **Klinische und experimentelle Untersuchungen über Dextran.** Mit 6 Textabbildungen. — K. Horatz
und F. Stürtzbecher, **Neue Hilfsmittel in der Anaesthesie.** — Verhandlungsberichte: Bericht über den Ersten Österreichischen Kongreß für Anaesthesiologie, veranstaltet von der Österreichischen
Gesellschaft für Anaesthesiologie in Salzburg am 5. und 6. September 1952. — Deutsche Pharmakologen-
Gesellschaft, 19. Tagung vom 4.—6. August 1952 in Göttingen. — 2. Kongreß der skandinavischen Gesellschaft für Anaesthesiologie. — Société Française d'Anesthésie et d'Analgésie. — Übersicht über die
laufende anaesthesiologische Literatur. Fachnachrichten und Kongreßkalender.

Band I, Heft 6. Inhaltsübersicht: Originalien: J. M. Kapferer, **Narkoseprobleme bei
Lungentuberkulose.** — M. J. Halhuber, **Über Kreislaufbelastungsprüfungen bei Tuberkulose-
kranken.** — W. D. Wylie, **Der Wert der Bauchlagerung in der Thoraxchirurgie.** — L. Zürn,
Anaesthesieprobleme bei der feuchten Lunge. Mit 7 Textabbildungen. — Fr. F. Foldes und
E. G. Beer, **Sauerstoff-Äther-Narkose für intra- und transthorakale Operationen.** — P. Uhlbach,
Zur Frage der Hilusanaesthesie bei Lungenresektionen. Mit 2 Textabbildungen. — G. Hossli,
Ein Fall von langdauerndem Herzstillstand bei der Entfernung eines großen Lungenfibroms.
Mit 2 Textabbildungen. — J. Bark, **Säure- und Basengleichgewicht bei kontrollierter Atmung.**
Mit 5 Textabbildungen. — Fehler und Gefahren. — Buchbesprechungen. — Übersicht über die laufende
anaesthesiologische Literatur. — Fachnachrichten. — Sachregister. — Autorenregister.